新型コロナ危機と欧州

EU・加盟10カ国と英国の対応

植田 隆子 編著

文眞堂

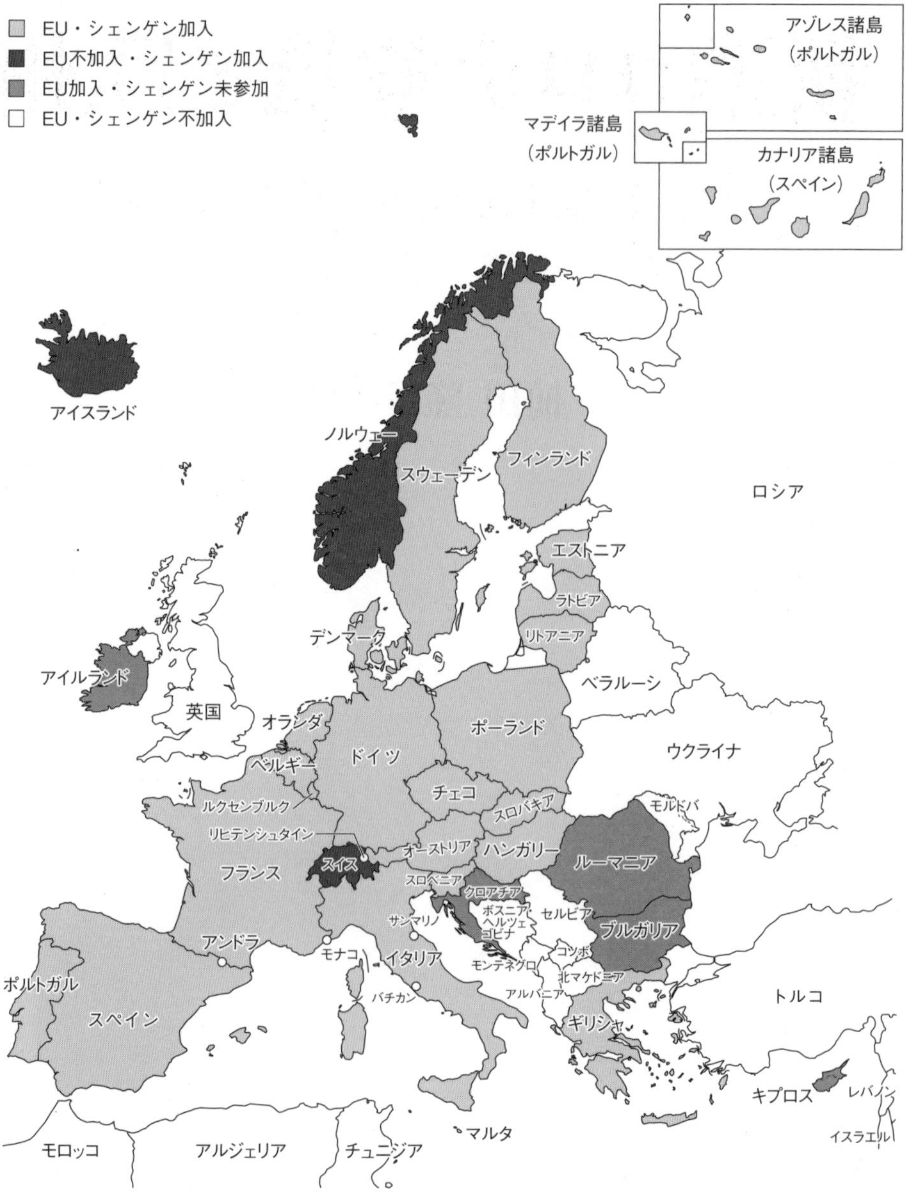

リヒテンシュタインはEU不加入・シェンゲン加入

＊感染状況により，シェンゲン圏内でも国境管理は導入され，圏外でも国境管理を行なっていなかったモナコなどでも実施された。

図　EU加盟国と英国　感染者数・死者数（2020年1月1日-11月29日，各週ごとの集計数）

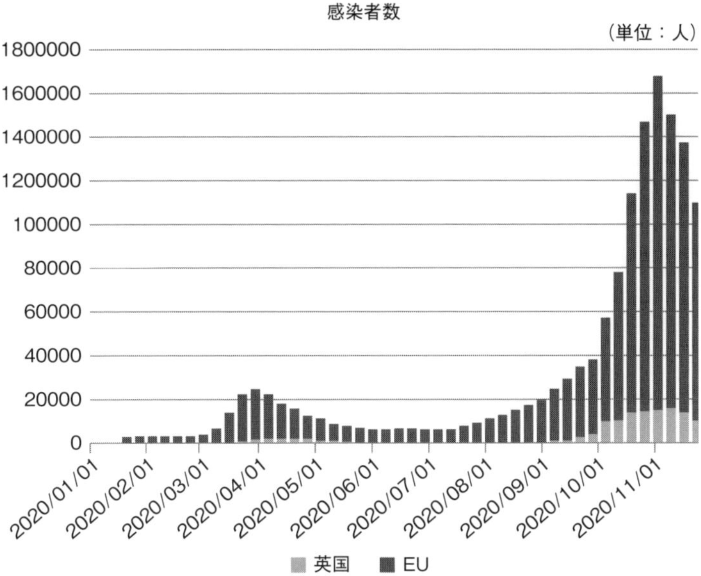

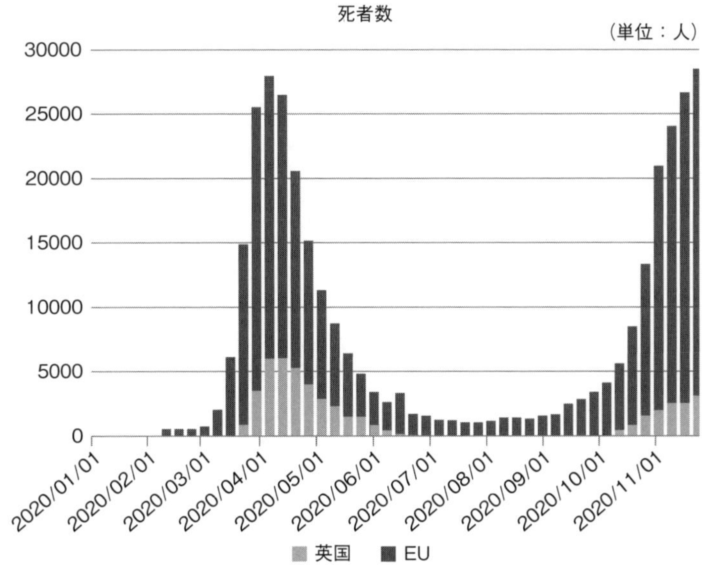

注：2020年3月15日（1〜9カ国）以前の集計値には日によってデータがなく集計に含まれない国がある。また，国別の集計値がマイナスの日は0件として集計してい

出典：European Centre for Disease Prevention and Control, COVID-19 situation update for the EU/EEA and the UK, December 2020より作成。

表　EU 加盟国と英国　感染者数・死者数（2019 年 12 月 31 日―2020 年 12 月 27 日総数）
（1）人口 10 万人に対する過去 14 日間（2020 年 51・52 週）の感染者数　（2）同死者数

国名	感染者数	死者数	（1）	（2）
フランス	2,562,646	63,109	277.25	7.76
スペイン	1,879,413	50,122	271.70	4.49
イタリア	2,047,696	71,925	337.95	12.27
ドイツ	1,651,834	30,126	379.14	9.82
ポーランド	1,261,010	27,147	330.06	11.28
ベルギー	639,636	19,226	260.35	9.51
チェコ	674,340	11,152	875.71	14.49
オランダ	789,494	11,028	906.99	5.75
ルーマニア	618,429	15,334	319.83	10.04
ポルトガル	396,666	6,677	466.32	10.88
オーストリア	351,386	5,872	353.89	16.62
スウェーデン	421,449	8,459	814.99	3.44
ハンガリー	316,669	9,161	335.62	20.78
ブルガリア	197,716	7,164	260.96	21.09
クロアチア	205,246	3,739	720.27	26.96
スロバキア	168,092	1,879	644.13	12.92
ギリシア	135,931	4,672	106.27	9.76
デンマーク	155,826	1,204	793.44	4.53
スロベニア	115,327	2,584	913.69	17.88
アイルランド	86,894	2,205	218.36	1.65
リトアニア	132,369	1,269	1,336.63	15.89
ルクセンブルク	45,849	487	745.57	14.82
フィンランド	35,137	546	78.42	1.54
ラトビア	36,838	578	581.42	11.93
エストニア	25,808	213	585.21	4.83
キプロス	19,657	112	520.15	3.88
マルタ	12,426	215	237.46	8.31
英国	2,329,730	71,109	720.70	10.41

出典：European Centre for Disease Prevention and Control, COVID-19 situation update for the EU/EEA and the UK, as of week 52, 2020より作成

はじめに

ブリュッセルのシューマン[1)]広場に立つと，ベルレモンと呼ばれる欧州委員会の曲線の目立つ壮大な本部庁舎，その向かいに位置し，ユストゥス・リプシウスと呼ばれ，直線が荘厳な理事会の本部ビル，その隣でEU加盟国の首脳会議などが開催されるランタン型とアールデコ建築の部分から成る新ヨーロッパ・ビル，さらに欧州連合（EU）の外務省組織にあたる欧州対外活動庁など，EUの中枢に取り囲まれる。青地に12の金色の星のはためく欧州旗が目に入ってくる。

合計約6年間，ブリュッセルに仕事で在住し，その中で3年間近くはEUの高官やEU加盟国などの代表部と連日のように交流してきた編者には，EUは堅固な実態であり，EUの「崩壊」という表現は，政策の何らかの行き詰まりを表すためのオーバーな比喩に聞こえる。

果たして，ブリュッセルの外からは，確かに稼働しているEUが「視界」に入るのだろうか。EUの加盟国は，国の主権の一部をEUに移譲しているために，「普通の国」ではなくなっている。しかし，日本のような「普通の国」からは，自らの経験を超越した，EU加盟国のEU部分が見えているのだろうか。

コロナ禍に対するEUレベルでの対処については，EUの行政組織である欧州委員会が債券の発行により金融市場から資金を調達するという初めての試みも用いて7,500億ユーロ（約92兆円）の復興基金を設立するなどは日本でも報道されてきた。ここで，EUレベルとともに，加盟国それぞれのコロナ対処を検討することによって，EU部分をさらに可視化できるのではないかと編者は思いついた。

EUの現行の基本条約では，健康・公衆衛生分野は，EUレベルと加盟国が権限を共有することになっている。ただし，コロナ危機では，加盟国がまず対処し，EUレベルではそれを補完してきた。他の分野との比較では，通商分野では加盟国はEUレベルに権限を移譲しており，加盟国は単独で自由貿易協定（FTA）や経済連携協定（EPA）を結べない。外交・安全保障分野は加盟国のみが権限を持ち，EU レベルで調整・協力を行っている。国境管理については加盟国が権限を持っているが，EU 加盟 22 カ国と欧州自由貿易連合（EFTA）の 4 カ国はシェンゲン圏と呼ばれる，パスポート検査などの域内国境管理を廃止した地域を創った（EU 加盟国とシェンゲン圏については巻頭の地図を参照）。しかし，コロナ危機によって，国境管理を復活した国もあった。

EU 圏では 2020 年 1 月末にフランスで新型コロナの最初の感染者が出た。春にかけての第 1 波は夏には収束を見せたが，秋から 2021 年冬には感染規模が増大した。欧州疾病予防管理センター（ECDC）は，EU を 2020 年 1 月末に離脱した英国および欧州経済領域（EEA）のノルウェー，アイスランド，リヒテンシュタインを EU 加盟 27 カ国に加えたデータを同年末まで公表してきたが，12 月 27 日には，累積感染者数は 17,348,389 人，累積死者数は 427,798 人に上っている（EU 圏と英国の関連データは巻頭の表とグラフを参照）。

本書では，欧州で第 1 次大戦中のスペイン風邪以来と言われる大規模な感染症危機である新型コロナウィルス感染症への対処を通じて，EU 部分の可視化をはかり，欧州地域の実態に迫ることを試みている。

第Ⅰ部は EU レベルでの政策を扱い，国境管理，経済，および EU 内での協力の策定や域内および域外諸国に対する協力の実態を，新型コロナが広がった時期に在外に滞在していた EU 市民の EU レベルでの帰還調整も含め，概観している。第Ⅱ部では，EU 内の 10 カ国と英国の対処を描いている。第Ⅰ部，第Ⅱ部とも，それぞれの分野で優れた研究実績のある研究者に執筆をお願いし，極めて短期間での原稿とりまとめだったにもかかわらず，ご寄稿いただいたことは幸いだった。

第Ⅱ部では前述のように欧州域内で最初に多数の感染者を出したイタリア，国外からの患者も積極的に受け入れたドイツ（2020 年後半の EU 議長国），欧州統合推進意欲を持つマクロン大統領に率いられるフランス，コロナ禍に対し，独自政策を遂行していたスウェーデン，多層的な連邦制を持つベルギー，EU の民主主義や法の支配の観点から国内体制を批判されているハンガリーとポーランド（両国は 1989 年の東欧革命により共産主義体制が崩壊し，自由化。両国とも 2004 年に EU に加盟），コロナ禍で閉じられた 3 国間の国境をいち早く開放し，デジタル先進国のエストニアを含むバルト 3 国（両大戦間期には独立国であったが1940年にソ連に編入された。それぞれ，1991年に独立を回復。2004年にEUに加盟)，さらに，2020年1月末にEUを離脱し，同年12月末までの移行期間中にあった英国（大きな混乱を防ぐため，EUの単一市場や関税同盟内の扱いなどを受けた）という合計11カ国を対象としている。

第Ⅲ部では，ベルギーのルーヴェン・カトリック大学（KUL）のヤン・ワータース教授（ジャン・モネ・チェア，グローバル・ガバナンス研究所長)，刀祢館久雄日本経済研究センター研究主幹（日本経済新聞社上級論説委員兼編集委員，日経アメリカ社社長兼米州編集総局長など歴任，ブリュッセルにも駐在）がそれぞれ，コロナ禍との関係で欧州統合の将来や国際秩序の変動についてご寄稿くださった。山本慎一香川大学法学部教授は，ワータース教授の英文原稿の翻訳をお引き受け下さった。

本書は，資料集や教科書ではないので，それぞれの執筆者が限られた字数の中で，重要とみなす諸点を中心に論じていただいている。さまざまな統計資料は，国ごとに統計手法やデータの有無も異なる場合があり，執筆者はいろいろとご苦労を重ねられた。編者としては，本書が少しでも日本における欧州地域やEUの理解増進に役立つことを期待している。本書の発刊をお引き受け下さった文眞堂にも厚く御礼を申し上げる。

EUは世界で数少ない先進民主主義諸国の集まりで，国際社会での多国間協力を推進する点で，日本と共通している。2019年2月には日本とEUの経済連携協定が発効し，多分野の協力を約す戦略パートナーシップ協定も暫定発効した。自由民主主義の価値を共有する世界で数少ない国々の共同体であるEUに対する日本での理解が進み，今後の一層の協力が発展することが期待される。

2020年2月16日

編者　植田隆子

[注]

1）Robert Schuman（1886-1963)。ルクセンブルグで生まれ，ドイツで育った。1950年5月9日，フランス外相時に，独仏間の対立を取り除くため，両国の石炭と鉄鋼業を統合するシューマン宣言を発出し，現在のEUに発展する欧州石炭鉄鋼共同体（ECSC）の発足を導いた。5月9日はEUの祝日。

目　次

第Ⅱ部　EU 加盟国と英国による対処

第Ⅲ部　国際秩序の変動と欧州統合の展望

第 I 部

EU レベルでの動き

第1章

コロナ禍と初動期のEU国境管理
——EU市民権と連帯の行方に焦点を当てて——

本章は，新型肺炎によるパンデミック，いわゆる「コロナ禍」におけるEUの対応を，とりわけ国境管理に関して検討するものである。筆者が本章を執筆している現在（2021年1月）においてもパンデミックは終焉を迎えておらず，むしろ世界は「コロナ禍」の真只中にあるとさえ言える。したがって，本章で示す見解は将来的な再評価に値するものと了承されたい。本章は，パンデミック発生後のEUおよび加盟国の「初動」に焦点を当てることで，この特殊な安全保障上の危機がより本質的には国家や社会のどの部分に影響を与えるか，ということを浮き彫りにすることをその狙いとする。具体的には，パンデミックにより，EUが他に類を見ない権利として尊重する自由移動の権利というEU市民権，そして，EUが国境管理を加盟国間共同で行うとする連帯の原則が，いわば「存続の危機」に立たされている。無論，EUレベルでは両者の安定的な維持が目指されている。しかし，そのためのEU機関や加盟国による一連の政治行為がその目的に照らして十分合理的か，ということには判断を要する。本章が注目し，評価を試みるのはまさにこの点である。

周知のとおり，EU加盟国の多くはシェンゲン圏（Schengen area）と一般に言われる域内自由移動空間の構成国である。シェンゲン圏は，1985年のシェンゲン協定および1990年のシェンゲン実施条約に加盟している国から構成され，その構成国はEU加盟国と同一ではない[1)]。他方で，これらのシェンゲン諸条約は1999年のEU条約改正（通称「アムステルダム条約」と呼ばれる）において附属議定書の中に編成された。以降，シェンゲン法規はEU加盟国（かつシェンゲン圏）にとってはEU法規として，EU非加盟国のシェンゲン圏にとっては条約としての法的拘束力を持つこととなった。

EU 法規としてのシェンゲン関連法規の総体は「シェンゲン・アキ（Schengen acquis）」と呼ばれる。それは，条約のほかには指令（Directive）と呼ばれる EU 法（二次法）から構成される[2)]。指令の採択後においては，国境管理の権限は EU の共同体としての政策形成および執行領域にある。つまり，シェンゲン圏の EU 加盟国政府は EU による決定に従うことが求められる。

他方で，シェンゲン関連法規のうち，条約や後述するシェンゲン国境規約（Schengen Borders Code. 以下 SBC）などは，加盟国が一定の条件の下に独自の国境管理体制を再び導入する権利を認めている。権利の行使においては，欧州委員会への事前通達などが必要とされ，欧州委員会が（加盟国による国境管理再導入の）必要性について検討するという手続きが想定されているが，欧州委員会には，加盟国政府に対して再導入の執行を停止する権限はない。また，加盟国による事前通達を承認するのは欧州理事会（EU 加盟国の首脳会議）となるが，特定の加盟国に対して執行を停止する権限は欧州理事会にも存在しない。したがって，加盟国が独自の国境管理制度を導入する際，EU としては可能な限り短期間で「元の体制」つまりシェンゲン圏における共同国境管理体制の導入を当該加盟国に求めるという政治的なアプローチを図るにとどまり，それ以上の権限を行使することができない。

以上を踏まえて，本章ではまず国境管理の共同執行をはかる欧州委員会と加盟国の攻防を時系列的に追い，パンデミックにより加盟国間の連帯が危ぶまれている政策領域（イシュー・エリア）として，主に自由移動の権利を中心とする EU 市民権の確保の問題と，難民や庇護申請者の受け入れ負担の加盟国間協力枠組みの方向性について言及する。そのうえで，当座の結論として，欧州委員会など EU 機関による一連のコミットメントは，欧州統合を象徴的に正当づけるものとしてのシェンゲン空間（人の自由移動空間）およびダブリン体制（難民受け入れ制度）の維持をはかることに専念していること，また，その結果として EU 加盟国との不調和を生み出す恐れのある危うい性質を含むものとなっていることを指摘する。

第 1 節　加盟国のシェンゲン・アキ適用状況
——国境管理準拠法（条項）の加盟国間格差に焦点を当てて

2020 年 3 月 17 日，新型肺炎（COVID−19）の欧州での蔓延を受けて欧州理事会がビデオ会議の形で開催され，欧州理事会は欧州委員会からの政策指針提言文書（コミュニケーション）を正式に承認した（COM（2020）115 final）[3]。ここでは，一時的な人の往来禁止の手続きに関して第 1 に，シェンゲン圏の域外国境をまたぐ人の往来を全面的に禁止すること，第 2 に，そのために EU 加盟国が共同で，かつ同時期に執行にあたること，そして，第 3 に，当該禁止措置は，EU 加盟国およびシェンゲン参加国の国民には適用されないことなどが確認された[4]。第 3 の事項は EU の正当性との関連において特に重要なものであった。つまり，EU 加盟国民やシェンゲン参加国の国民は引き続き域内自由移動の権利を有しており，またそれが許されているということこそが，EU の連帯や一体性を担保するために必須の条件であった。

しかし，実際は，EU の 17 カ国が新型肺炎を理由に国別の国境管理を再導入した。SBC によると（SBC, Regulation 399/2016），加盟国による国別の国境管理の導入は，公共政策やその他の国内治安に対する脅威（threat to public policy or internal security）が存在するときに認められる（同 25 条 1 項）。この際，当該国は欧州委員会および他のシェンゲン参加国に対し通知義務を有する（同 27 条 1 項）。通知そのものは公開されなければならない。また，公共政策および国内治安への深刻な脅威に対する緊急措置としての国境管理再導入が認められる（同 28 条 1 項）。25 条の場合と同様に，当該国は欧州委員会および他の加盟国への通知義務を有する（同 2 項）。なお，28 条に基づく国境管理は緊急対応という性格上，10 日間までという短期間に限られる。しかし，前述の深刻な脅威が存続する場合は，最終的には最長 2 カ月間の延長が可能である（同 4 項）。

新型肺炎を理由に SBC 25 条を採用するか，あるいは SBC 28 条を採用するかは，パンデミックの収束が「予測可能（foreseeable）」か（25 条）否か（28 条）に左右される。25 条の場合，最大 6 カ月間，更新なしの行使が可能となる。また，手続き的には，25 条に基づく場合，欧州委員会や他の加盟国への通知を毎週行う必要がなくなる。

シェンゲン国境コード（Schengen Borders Code）に基づく域内国境管理（2020 年 4 月時点）

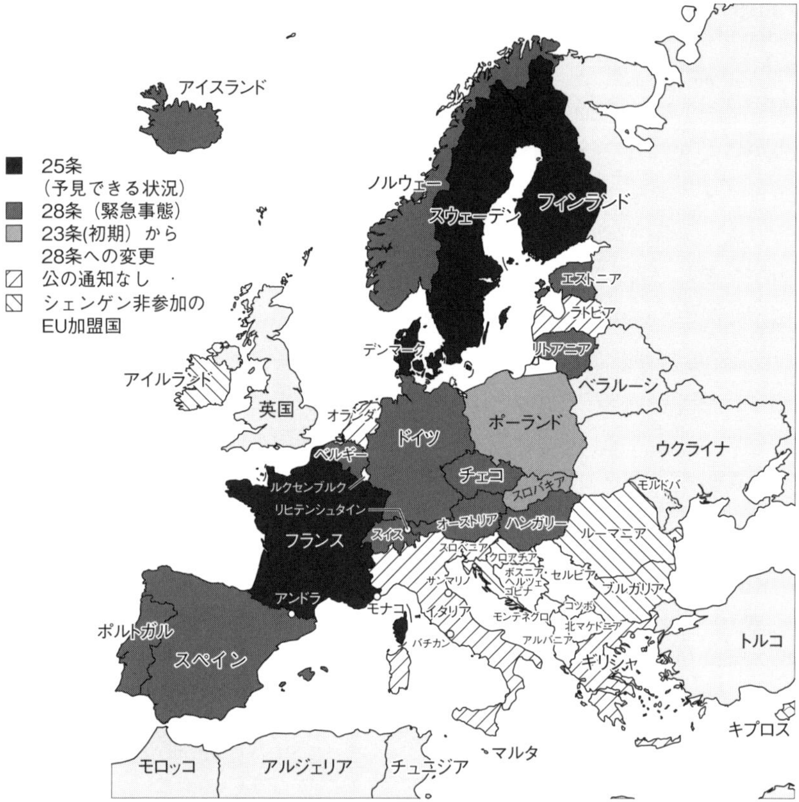

出所）S. Heinikoski（2020）より抜粋（p.4）。なお，データは 2020 年 4 月 28 日時点のもの。

他方で，28 条の適用の根拠は，国境管理導入の緊急性が担保されるか否かに依存する。しかし，同条の適用期間は最大 2 カ月間であり，その後も引き続き導入する場合は，根拠となる規定を 25 条に変更する必要がある。

フィンランド国際問題研究所（FIIA）のサイラ・ハイニコスキ研究員がまとめたところによると，2020 年新型肺炎のパンデミック（当初はエピデミック）に端を発する EU およびシェンゲン加盟国による国境管理再導入の動きは以下のとおりである。まず，SBC 25 条のみに基づく導入を決めた国は，スウェーデン，フィンランド，デンマーク，フランスの 4 カ国，SBC 28 条に基づく導入を決めた国は，スペイン，ポルトガル，ベルギー，ドイツ，オーストリア，チェコ，ハンガリー，エストニア，リトアニアのEU 9カ国と，シェンゲン参加国であるスイス，ノルウェー，アイスランドの3カ国であった。ポーランドとスロバキアは，初期はSBC 23条に基づく警察当局による身分確認にとどまっていたが[5)]，その後SBC 28条による国境管理に切り替えた。そして，国境管理の再導入を通知していないシェンゲン加盟国は，オランダ，ルクセンブルグ，ラトヴィア，イタリア，スロベニア，ギリシャ，リヒテンシュタインの7カ国であった[6)]。

ここで留意すべきは，新型肺炎を理由とする国境管理の導入が，多くの国において「公衆衛生（public health）」ではなく「公共秩序もしくは国内治安への脅威（threat to public policy or internal security）」という安全保障（セキュリティ）の観点で捉えられたことである。SBCには，「公衆衛生」を理由とする国境管理の導入を認める規定は存在しない。したがって，新型肺炎によるパンデミックを国家への脅威と捉えるか否かで加盟国（およびシェンゲン参加国）の間で立場の相違があったとみることができる。

ただし，スウェーデンについては，重要な例外とする必要がある。それは，多くの国ではすでに2020年の4月以前の時点から国境管理の再導入が行われていたという事実に関係している。いわゆる「欧州難民危機」を契機に，ドイツ，フランス，デンマーク，スウェーデン，ノルウェーはすでに2015年以来国境管理を導入していた。これらの国々はSBC 25条に基づき最長6カ月間，そして期限満了後は更新を繰り返すことで，またSBC 29条に定める「例外的な状況（exceptional circumstances）」との欧州理事会による容認に基づく措置として，結果的に2020年4月時点まで国境管理の再導入を続けていた。新型肺炎のパンデミックを受けて，ドイツ，フランス，デンマーク，ノルウェーは新たにパンデミックとの関連における国境管理の導入を（SBC 25条および同28条によって）決定したが，スウェーデンは，あくまで2015年難民危機以降のテロリストによる攻撃可能性への防御措置としてSBC 25条を行使する立場を貫いている[7)]。一連の決定の背景には，スウェーデンが新型肺炎に対してロックダウンをしないという独自の対応をしていることも関連する[8)]。即ち，スウェーデン政府は新型肺炎への対応において，他のEU加盟国に対する「閉鎖のオプションを取らなかった」，という政治的なメッセージを発出することを重視しているものと考えられる。しかし，実際に保健衛生上の効果を評価するにあたっては，EU 諸国に対する事実上の国境閉鎖の影響も加えて検討する必要があることが指摘できる。

他方，オランダは「インテリジェント・ロックダウン」と称される，国境を開放したままカフェなど一部の業態の営業を停止させ，高齢者などへの重点的なケアを行うことで重篤化するような罹患者数を抑えるアプローチを採用した[9)]。この方針が国民に概ね賛同されたことを受け，ルッテ首相はその後も EU あるいはシェンゲン加盟国の国民に対しては国境を開放するアプローチを継続した。

イタリア，ギリシャの場合は，移民（難民）危機にパンデミックの危機が重なり，状況は極めて深刻であった[10)]。特に，世界保健機関（WHO）が「パンデミックの中心」と称する欧州のさらに中核となっていたイタリアでは，すでに 2020 年 2 月 21 日からロックダウンが始まっていた。その後 3 月上旬にはロックダウンの対象地域がイタリア全土となった。イタリアの立場から見れば，EU レベルでの意思決定は遅く，またイタリアを失望させるものであった。他方で，ギリシャは，トルコとの関係において庇護申請者の流入にどのように対応するかという難題を抱えていた。トルコが新型肺炎を理由に 2016 年に締結された EU との合意を事実上破棄し，シリアなどからの庇護申請者の受け入れを拒否したため，庇護審査等にかかるギリシャの負担はさらに増加した。ギリシャは，国境管理を導入しつつも実際には他の EU 諸国の協力を必要とする立場に追い込まれた[11)]。

このように，新型肺炎のパンデミックに対する EU 加盟国の初動の対応は多様であった。しかし，共通しているのは，EU 加盟国のなかで，2015 年難民危機以降すでに国境管理を導入せざるを得ない国が続出していたということである。EU の特殊性はまさにこの点にあると言えるだろう。即ち，重要な点として指摘されるべきは，シェンゲン圏の安定的維持についての問題は新型肺炎によるパンデミック以前から発生しているということである。そして，既存の外生的要因である難民危機といかに関連するか，という観点からパンデミックの影響を考察する必要がある，ということである。実際，これは，ドイツやフランスなど欧州統合を主導する国も共通に抱える問題である。そして，イタリアやギリシャなど特に脆弱な国々においては，まさに政治的な二重苦として重くのしかかっている。

第2節　EU市民権とのかかわり

EUが域外からの人の往来を禁止し，また，大多数の加盟国が独自の国境管理を導入し，他の加盟国からの人の往来も禁止する状況が現実的に長期化する中で，EUにおいて懸念され始めたのは，EU市民の権利の問題であった。まず，喫緊の課題となったのは，EU圏内を移動する旅客の権利（Passenger rights）であった。旅客の権利とは，主に飛行機などの公共交通手段を搭乗拒否，欠航などのために利用できない場合，運賃の払い戻しや金銭的補償などを受ける権利のことである。もともとは，EU単一航空市場（オープンスカイ）の実現に伴う旅客の権利のEUレベルでの標準化の必要に迫られたために2004年に理事会規則（Regulation（EC）No 261/2004）として定められた。

新型肺炎のパンデミックを受けて，欧州委員会は，2020年3月18日に，この規則をいかに適用するかの解釈指針を示した（European Commission Notice, 2020/C 89 I/01）[12)]。ここでは，旅客に交通費の返還かルートの変更を選ぶ権利，空港での待ち時間に食事を与えられたり宿泊先を提供されたりする権利，そして，条件によって一定の金銭的補償を受ける権利が確認された。そして，こうした権利は交通機関の運営会社側の負担によって充足されることとされた。このようなEUの方針に国際航空運送協会（IATA）は難色を示した。すべての返還要求に応じることは多額の短期的資金調達を要するものであること，今回のパンデミックが中長期的な経済停滞をもたらすであろうこと，そして旅行業界がその影響を最も深刻に受けるであろうことがその理由であった[13)]。

もう一つの検討事項となったのは，EU市民の自由移動（Free Movement of Persons）の権利についてであった。2020年3月中旬の段階ですでに，オランダなど一部の国を除くすべてのEU加盟国において，市民が本国に帰還する場合などを除いて，原則として加盟国間であっても新規の人の出入国が禁止される状況となっていた。国別の公式な方針となった場合はもとより，ロックダウンにより事実上往来ができなくなるという事態もあった。

欧州委員会は，欧州統合の理念を象徴する権利である自由移動の権利が侵害されることや，中長期的な観点を含め域内単一市場に悪影響がおよぶことを可能な限り回避しようとした。このため，再三にわたり加盟国に対して自由移動を段階的に再認するための交渉が行われた。まず，2020 年 5 月 13 日，欧州委員会は，加盟国が段階的に，また同調する形で国境管理を撤廃し，域内自由移動空間を復活させるためのガイドラインを示した[14)]。また，2020 年 6 月 11 日には，欧州議会，欧州理事会および閣僚理事会に向けたコミュニケーション文書でありながらも，加盟国に対して，「推奨する（recommend）」という言葉を用いながらも実際には比較的強いトーンで，同年6月15日までに国境閉鎖状況の段階的な解消を図るよう求めた[15)]。また，この際，欧州委員会は加盟国に対し，EU 圏への入国や EU 圏からの出国が認められる非 EU 加盟国の共通リスト（common list of non-EU countries）に 7 月 1 日までに合意するよう求めた。さらに，留学生や高度技能者など，国籍にかかわらず入国を許可されるべき外国人の滞在資格も示された。

一連の EU としての方針は，一方では，EU という地域統合体に特有の権利である，人の自由移動の権利を実効的に確保するべきであるという EU の理念に基づくものであった。しかし，EU という統合体にとってさらに重要なのは「連帯（solidarity）」，つまり，EU としての方針が加盟国に総じて受け入れられ，すべての加盟国において等しく執行されることであった。欧州委員会は，2020 年 5 月以降複数回にわたって，「共通の，そして調整されたアプローチ（common and coordinated approach）」の必要性を訴え続けている。そこでは，パンデミックに端を発する人の自由移動を制限する要件，対象となる人，移動形態などについて EU レベルでの指針が示され，加盟国がそれに従って方針を定めることが求められている。この EU レベルの行為の正統性の確保に関して，欧州委員会は法的根拠（欧州連合機能条約 21 条(2)，46 条，52 条(2)，168 条(6)，292 条），補完性の原則（同 21 条(1)に定める人の自由移動権の実効性確保のために加盟国による単独行動を避ける必要があるという認識に基づき適用された），そして比例原則（ある行政手続きが達成されるべき目的と，そのために対象者に生じる権利や利益の制約が均衡していなければならないという原則）の妥当性を主張している。特に比例原則に関しては，欧州委員会は，加盟国による単独の国境管理導入が EU 市民の権利行使を正当に制約する限度を超えた規制となる可能性がある点を問題と指摘している[16]。

しかしながら，連帯を重視するこのような欧州委員会の方針は，加盟国には必ずしも好意的に捉えられてはいない。ハンガリーなどのように，公然と独自の国境管理の導入を宣言する国は，当然のようにこの欧州委員会の警告を無視し続けている。2020 年 9 月の段階においても，ハンガリー政府はパンデミックの第 2 波に備える新たな独自の国境管理方針を打ち出している[17]。しかし，欧州統合の方向性に，より重要な影響を与えると考えられるのは，表向きは親 EU の方針を取る国々の実際の行動であろう。例えば，オーストリアなどのように，公には「連帯が必要だ」という認識を共有しながらも，実際には独自の国境管理の導入を決めた国もあった[18]。ドイツですら，即時の国境管理導入を決定した。その理由は，「（そうしなければ）罪深い事になる」という自己弁護であった。他方で，ドイツは，欧州委員会の初動が遅いとも批判した[19]。

加盟国が欧州委員会の采配に対してこのように陰に陽に賛同しない姿勢を見せたことは，国境開放という欧州統合の理念そのものへの不承認というよりもむしろ，欧州委員会が国境管理政策決定を実質的に主導することへの本質的な抵抗と捉える方が適切だと考えられる。加盟国は，独自の政策に基づき，実際に国境を管理しているからである。

2020 年 3 月 30 日，欧州委員会は「ガイドライン」という形で，例外的に入国を許可することが望ましい外国人労働者の職種を挙げた[20]。医療関係，公共交通手段の運営（運転手など），漁業，ICT（情報通信技術），社会支援事業，食品産業，農業その他人々の生活の維持のために本質的に必要な業務などがリストアップされた。また，同時期に，欧州委員会は，ドイツ「労働の未来研究所（IZA）」が行った，社会で必要不可欠な労働者，いわゆるエッセンシャル・ワーカー（“Key Workers”）に占める外国人労働者の割合が加盟国平均で 1 割強程度あるという分析結果を取り上げ，外国人労働者受け入れ政策を続行する重要性を喚起した[21]。ここでエッセンシャル・ワーカー（Key Workers）として例示されたのは，教員，農業従事者，医療関係者，看護師，科学技術分野で補助業務にあたる人々，介護士，公共交通機関の車掌や運営にあたる人々，流通業者，そして清掃業者などであった。

これらの職種に就く人々が加盟国において占める割合について，EU 労働力調査（EULFS）によるデータでは，最も大きい国はデンマーク（4 割強）で，最も小さい国はスロベニア（1 割強）で，平均では，およそ 31%となっている[22)]。このうち，本国民以外の労働者，つまり外国人労働者の割合がどの程度かということについて，EULFS のデータは平均で 13%という数字を示した[23)]。しかし，これは加盟国間にかなりのばらつきがある結果としての数字である。ルーマニア，ポーランド，ブルガリア，スロバキアなどの東欧諸国では，外国人労働者の占める割合はほぼゼロに近い。他方で，外国人労働者の占める割合が多いのは，順に，ルクセンブルグ（53%），キプロス（29%），アイルランド（26%），そして 2 割程度を占めるイタリア，ベルギー，ドイツ，スウェーデン，オーストリアと続く。このうち，EU の他の加盟国出身者の割合が大きいルクセンブルグ（外国人労働者総数の約 8 割）と対照的に，キプロス，スウェーデン，オーストリア，ドイツ，ベルギー，イタリア，スペイン，デンマーク，フランス，オランダ，エストニア，ポルトガル，ラトビア，クロアチア，ギリシャ，スロベニア，フィンランド，リトアニアでは，EU 域外諸国出身の労働者の割合が 5 割以上となっている。

このような多様性の中で，パンデミックを受けた外国人労働者（特に EU 加盟国以外の国々）への対応にはさらにばらつきがあった。OECD のレポートによると，農業に従事する季節労働者に対しては，多くの国が独自の対応策を設けた。ヨーロッパでは，ギリシャ，イタリア，ノルウェー，チェコなどがこれに該当する[24)]。また，これら外国人労働者に対して，労働ビザを保持していない場合，また労働ビザの期限が切れた場合の就労を許可したり（ギリシャ，オーストリア，ドイツ，英国，チェコなど），職種の変更を認めたりする国もあった。このほか，ベルギーは庇護申請者に一定期間の就労を認めた[25)]。エッセンシャル・ワーカーの中でもとりわけ医療従事者についてはほとんどの国で寛大なビザ政策を敢行した。例えば，英国政府は，医者，看護師，救命救急士の中で，2020 年 10 月 1 日以前に失効する予定の労働ビザ保有者に対しては，自動的に 1 年更新すると決定した[26)]。英国は EU をすでに離脱しているものの，実態としてEU加盟国との人の移動が当事国経済に影響を与えている現状に照らし合わせると，この措置がEU加盟国に影響をおよぼす可能性についても検討するべきだろう。

EU加盟国以外の国出身の外国人労働者にとっての最大の問題は，雇用先との契約が破棄された場合，また，滞在許可（労働ビザなど）が更新されない場合が生じることであった。初動の対応としては，後者に関しては，許可証の交付センターが新型肺炎の影響により窓口業務を停止したり，急遽電子手続きへの変更を余儀なくされたりといった混乱の中で比較的寛大な対応が取られたようである。また，前者については，例えば，ポーランド，イタリア，チェコ，ハンガリーなどへ比較的大規模に移住労働をしているウクライナ人などが，転職や雇用先の変更の可能性についてそれぞれの移住先国の大使館に照会するなど，一時期混乱が生じたようである[27)]。このうち，エッセンシャル・ワーカーに対しては柔軟な対応が施されたようであるが，それ以外の職業に従事する人々への対応については，現時点では不明である。

第3節　難民受け入れ体制（ダブリン・システム）への影響

欧州内の右翼活動家にとって，新型肺炎は移民や難民をスケープゴートにする格好の機会となった。まず，新型肺炎は中国からもたらされたという説が広がり，中国人をはじめとするアジア人への風当たりが強くなった。また，アフリカから「ボートピープル」として欧州への上陸を図る人々に対して，イタリアでは右翼団体や五つ星運動などのポピュリスト政治家たちが，アフリカと中国との結びつきの強さを引き合いに出し，中国経由で新型肺炎ウィルスをイタリアに運んだのではないかと大衆を煽った[28)]。

しかし，新型肺炎によるパンデミックが深刻さを増す中でほぼすべての加盟国が外国人に対して国境を閉鎖するに至り，新規の難民（庇護申請者）流入は事実上受け入れられない状況となった。実際，国連難民高等弁務官事務所（UNHCR）のデータによると，南欧への庇護申請者数は，2020年3月の時点では5,781人であったが，翌月には1,379人にまで落ち込んだ[29)]。他方で，既存の難民や庇護申請者への対応をめぐり，欧州議会は附属のシンクタンクを通じて，今次パンデミックの影響を最も大きく受ける可能性があるとの認識を示した[30)]。加盟国の中でも，例えばフランス政府やベルギー政府は，WHO の指針に従って，難民や庇護申請者を含めたすべての移住者（migrants）が十分な医療（ヘルスケア）体制に無償でアクセスできるよう定めた[31)]。

同時に，欧州委員会は，庇護政策や帰還政策，第三国定住（resettlement）について，新型肺炎パンデミックの下でも可能な限り既存の EU 法規，とりわけ庇護手続き指令（Directive 2013/32/EU)）に基づく対応をするよう加盟国に求めた[32)]。また，加盟国の執行にあたっては，欧州庇護支援事務所(EASO)，欧州国境沿岸警備隊（FRONTEX）などの EU の外局による十分な支援体制も整えた[33)]。また，ここで，欧州委員会はパンデミック下でも可能な限り途切れなく庇護審査が行われるよう，その理想的なあり方についての情報提供（ガイダンス）も行った。例えば，欧州委員会は，オンラインでのインタビューや，プレキシガラスなどを使ったシールドの利用，一定の距離を保った接触というような方法を提示した。また，加盟国には難民キャンプでの衛生環境への配慮が求められた。

しかしながら，実際には欧州委員会が危惧したとおり，加盟国は庇護申請者や難民への対応を最も後回しにした。フランスやイタリア，ギリシャを含む多くの国で，庇護申請の窓口対応の遅延が生じた。また，いわゆる難民キャンプへの支援体制が縮小された。同時に，ロックダウンの影響で，難民（庇護申請者）が一部のキャンプに集住せざるを得ない事態が生じた。なかには，ポルトガルのように，一時的に全ての移住者（難民申請者を含む）に滞在許可を与え，医療サービスやその他の公共サービスへのアクセスを認める国もあった。他方で，ギリシャは 2020 年 5 月，トルコとの国境付近であるエブロスに軍隊，国境警備隊，および警察を派遣した。このほか，ポーランド，チェコ，ラトヴィア，リトアニア，オランダ，スロバキア，スロベニアも，国境警備に軍隊を導入した。また，ポルトガルも，前述の対応をする一方で，警察に軍事用ドローンの使用を認めるなどの対応を行った[34)]。一連の加盟国の対応を道義的側面からのみ評価するのは単純に過ぎる。難民の医療サービスへのアクセス許可は本国民への悪影響を考慮した措置でもある。また，国境管理の強化は，難民申請の「公式な」件数減少が，必ずしも実際の難民流入の規模の減少につながらない，という認識に基づいている。つまり，公式な受け入れルートがない状況においては，密入国が増える可能性もある[35)]。したがって，出入国管理厳格化に伴う措置として，国境管理の一定の軍事化（militarization）が必要になる場合もある。

もっとも，このような治安強化の試みは，一時的なものとしてはともかく，期間が長期に渡るほど逆効果となるという意味で「悪手」である。2020年9月9日に起こったレスボス島モリアの難民キャンプでの大火災はその端的な例であろう。報道によると，火災以前からこのキャンプでは定員の4倍以上の難民が密集し，劣悪な生活環境が指摘されていたという[36)]。しかし，他方で，ギリシャの政策対応上の限界は，パンデミック下においてトルコの協力が得られなくなった結果であるとも言える。2020年3月初頭，トルコはEUと2016年に合意した「EU-トルコ声明（EU–Turkey statement）」を事実上破棄し，ギリシャやブルガリアに続くルートを開放した[37)]。これに伴って，2020年5月ごろから南東ヨーロッパに向かう人の移動が増加し始め，同年8月には13,000人を超えた[38)]。これは，パンデミックのアウトブレイク前とほぼ同様の数字であった。EUは一連の事態の打開に向けて，トルコとの間の合意の見直しを検討しているが，その内実は現状においては援助額の増額にとどまっている[39)]。また，欧州委員会は，ギリシャの負担を軽減させるため，改めて拘束力の大きなリロケーション案を提示した。2020年9月23日，ウルズラ・フォン・デア・ライエン欧州委員長自らの報道発表と共に，欧州委員会は「人の移動と庇護についての新協定（New Pact on Migration and Asylum）」，あるいは協定改定に向けた法案のパッケージを大々的に表明した[40)]。この「新協定」そのものは既存のいわゆる難民や移民のためのEUレベルでの政策を包括的に統合する性格を備えるものだが，とりわけ加盟国間の協力体制の強化を目的としている。例えば，2015年のシリア難民危機以降懸案となっている，イタリア，ギリシャの難民受け入れ負担を軽減するための「リロケーション」案を実効的に遂行するための規定もここに含まれている[41)]。規定に従わない国は資金面での援助を行うことなどが定められ，ヴィーシェグラード4カ国であるポーランド，チェコ，ハンガリー，スロバキアは即座に新協定に反対の意を表明している[42)]。他方で，この改正案は，ヴィーシェグラード諸国などが難民の受け入れ分担に従わないことを事実上容認するものであるという点で，リロケーション案の実質的な瓦解であるとも批判されうる。

第4節　結びに代えて：ポスト・コロナ世界の展望

新型肺炎によるパンデミックによって浮き彫りになったのは，国境管理についての EU としての主導力と，自由移動の権利という EU 市民権の安定的確保の問題であった。まず，「共同体政策化」によって EU 主導の出入国管理を行おうとする欧州委員会の動きはいささか拙速であったと言える。EU が理事会決定とした域外国境に対する国境閉鎖措置は，事実上，加盟国による国境管理の導入を後追いするものであった。単独で（unilateral），つまり加盟国がそれぞれ国境管理を導入する事態を避けようという欧州委員会の呼びかけは通じなかった。また，国境を段階的に開放すべきと主張したり，国境を開放する域外国のリストを作成したりといった EU レベルでの一連の行動[43]は，シェンゲン空間の安定的な維持を正当性の観点から危惧する，欧州委員会の焦りの一端と捉えても過言ではないだろう[44]。一方でワクチン接種が始まるなど，パンデミックを抑えるための対策が現実味を帯びてきたが，他方では第2，第3のピークを沈静化するために，加盟国の国境は再び閉ざされた。この中で，EU レベルで庇護申請者の一時収容を含む難民政策分野の加盟国間協力枠組みを強化しようとする欧州委員会の試みは，まさに「バッド・タイミング」だとの批判を免れないであろう。

目下のところ，欧州委員会や欧州統合を進めようとする人々の行為は，パンデミックからいかに多くの人々の生命を救うか，また，経済成長の落ち込みをいかに極小のショックに抑えるか，という観点から EU 市民の要請に応えるものというよりは，欧州統合そのもの，つまり象徴的，理想的な存在としての EU を死守しようとする試みであるかのように見える。確かに，超国家機関である欧州委員会にとっては，加盟国の足並みが揃っていないかのような状況は是が非でも避けたいものだろう。しかし，そのような「危機」意識が果たして正しい現状認識に基づいているのか，そして一連の欧州委員会の判断が果たして時宜に叶ったものであるのか，ということについては，後世における検証が必要となるだろう。

また，パンデミックは，人々の日常生活を支える職種やそれに従事する人々に社会が目を向ける機会となった。欧州では，そのようなエッセンシャル・ワーカー全体の約３割を占める外国人労働者を肯定的に受容する政治的土壌が出来上がったと言えよう。国際通貨基金（IMF）は，短期的には，経済成長が見込めない中でこのような職種の人々への賃金は低水準にとどまっているが，過去の事例を照らし合わせると，中長期的には労働需要に相まって賃金の上昇が期待されるとの見通しを立てている[45]。また，世界経済フォーラム（WEF）は，いわゆる右肩上がりの経済成長は今後非現実的であり，社会の成熟を見極めながら経済の安定的維持を求めていく必要があるという見解を示している[46]。

これまで，欧州統合は加盟国間の協力が全体の利益を向上させるというロジックを証明することで発展してきた。しかし，今回のパンデミックは，域内GDPの成長や失業率の低下などといった目に見える形での国家の成長がしばらくは難しくなるという試練をもたらしている。これは，運悪くそれ以前から統合の「停滞」を余儀なくされていたEUにとってはより大きな試練となっている。イタリアやギリシャなど，難民問題と新型肺炎のために二重の試練を強いられている国々や，EUを特徴づける超国家主義の既存のあり方に異を唱えるヴィーシェグラード諸国などの国々，そして，右翼政治家やポピュリストなどによる扇動的なナショナリズムに翻弄される人々を十分に説得することが，EU圏全体の安定につながることは確かだろう。しかし，そのためには，ただ道義的な観点から「連帯」を訴えるだけではおそらく不十分であり，またEU法規範の拘束力を強化しようとする現時点での欧州委員会の傾向は，EU制度の事実上の形骸化を招くおそれもある。現在のEU圏の安定にとって何よりも重要なのは，現行のような「勇み足」ともとれる対応ではなく，加盟国やEU諸機関の政治的リーダーたちによる慎重な外交手腕であるように思われる。新型肺炎によるパンデミック発生後，EU加盟国は再三に渡って欧州理事会において共通の意思を示してきた[47]。概ね，今次パンデミックは加盟国が共通に対処すべき問題であるとの加盟国首脳の認識が共有された形とみてよいだろう。

しかし，それはパンデミックの克服や国家の復興に向けて加盟国が統一的な対応策に同意した，ということなのかどうかは，現時点では不明である。パンデミックの終焉，つまり，ポスト・コロナ時代の幕開けをどのように各国首脳が確認するか，そして，経済や社会の再建に向けた政治的取り組みにおいて加盟国間での連帯が生まれるかどうか，という問いに対する答えも，依然として未知数である。ワクチンの早期接種が現実味を帯びる中，経済再建という目的のために人の自由移動の再開を望む声が早くも目立ってきた。2021年1月21日の欧州理事会では，早期の抗原検査及びコロナウィルス（RT–PCR）検査結果の域内相互認証について承認されたが，議長国のポルトガルはもう一つの提案をした。それは，「共通予防接種証明書（common vaccination certificate）」，即ちEU加盟国間で特定のワクチンに対する認証基準を統一させる方針であった。ワクチン接種を進めることで，域内国境におけるPCR検査などの要件を撤廃し，よりスムーズな域内の人の往来を担保する狙いである。ギリシャ，デンマーク，イタリア，スペイン，アイスランド，そして国際航空運送協会（IATA）が現時点ではこれを支持し，欧州委員会も好意的な姿勢を見せている。

しかしながら，他方で，世界保健機関（WHO）緊急委員会は「ワクチン接種が感染症の拡大を止める効果は検証されていない」と否定的であり，フランスも時期尚早という判断を示した。その結果，今般の欧州理事会においては，医療目的でのワクチン認証の域内標準あるいは認証互換性の確保に向けて努力するものの，実際の適用範囲などについては今後の検討課題とされた。

思惑は多岐に渡るものの，既存のEU制度の充実や発展を後押しする立場は，今般の「コロナ禍」はEU加盟国間の結束を強める契機と見るかもしれない。しかし，加盟国の首脳や選挙民であるEU市民が果たしてそのような見方に同調するか否かは，欧州連合の行く末を展望するための重要な検討課題として，引き続き注視していく必要があると考える。

［注］

1）本書のEU加盟国およびシェンゲン加盟国の地図参照。なお，2020年2月1日時点におけるシェンゲン加盟国は，ドイツ，フランス，ベネルクス三国，イタリア，スペイン，ポルトガル，オーストリア，ギリシャ，デンマーク，フィンランド，スウェーデン，チェコ，バルト三国，マルタ，ポーランド，スロバキア，スロベニア（以上EU加盟国）と，ノルウェー，アイスランド，スイス，リヒテンシュタイン（EU非加盟国）である。なお，英国はEU離脱にかかわらず，アイルランドと共にシェンゲン圏の成立以来，適用除外国（「オプト・アウト」国）という立場を行使し，シェンゲン圏に加盟していなかった（アイルランドは現在もオプトアウト国)。また，キプロス，ブルガリア，ルーマニア，クロアチアは，条約に批准しているが，現在は実施に向けた準備段階となっている。詳細はEUホームページ（https://ec.europa.eu/home-affairs/what-we-do/policies/borders-and-visas/schengen_en）を参照されたい。

2）指令（directive）は，直接適用はなされないものの加盟国政府に対して直接的な法的拘束力を持つ。指令採択後は，加盟国は指定の期限内に同様の効果を発揮する国内立法等の措置を取ることが求められる。

3）Conclusions by the President of the European Council following the video conference with members of the European Council on COVID-19, European Council Press releases, 17 March 2020（https://www.consilium.europa.eu/en/press/press-releases/2020/03/17/conclusions-by-the-president-of-the-european-council-following-the-video-conference-with-members-of-the-european-council-on-covid-19/. 最終アクセス2020年10月9日).

4）Communication from the Commission to the European Parliament, the European Council and the Council, COVID-19: Temporary Restriction on Non-Essential Travel to the EU, European Commission, COM（2020）115 final, Brussels, 16.3.2020.

5）SBC 23条の行使においては，他国への通知義務は生じない。

6）S. Heinikoski, “COVID-19 Bends the rules on border controls: yet another crisis undermining the Schengen acquis?” FIIA Briefing Paper, April 2020/281, p. 4 地図参照。なお，このペーパーではシェンゲン未参加国はブルガリア，ルーマニア，クロアチア，そしてアイルランドとなっており，英国は分析の対象となっていない。

7）“Member States' notifications of the temporary reintroduction of border control at internal borders pursuant to Article 25 and 28 *et seq.* of the Schengen Borders Code”, EU Document（https://ec.Europa.eu/home-affairs/what-we-do/policies/borders-and-visas/schengen/reintroduction-border-control_en. 最終アクセス2020年10月13日）

8）“Sweden and Corona-In Brief”, Swedish Institute（official cite of Sweden）（https://sweden.se/society/sweden-and-corona-in-brief/. 最終アクセス2020年10月9日)。他方で，スウェーデン政府は，スイス，英国，リヒテンシュタイン，アイスランド，ノルウェーを除くEU域外諸国からの不要不急の往来を2020年10月31日まで認めていない。

9）“Dutch PM Rutte: ban on public gatherings is “intelligent lockdown”, Reuters, March 24, 2020（https://www.reuters.com/articleus-health-coronavirus-netherlands-gather-idUSKBN21A39V. 最終アクセス2020年7月28日).

10）“The Schengen zone in the face of coronavirus”, The Conversation（グルノーブル・アルプ大学Pierre Berthelet教授の寄稿), April 30, 2020.（https://theconversation.com/the-schengen-zone-in-the-face-of-coronavirus-134422. 最終アクセス2020年9月15日).

11）詳細は後述。

12）Commission Notice, Interpretative Guidelines on EU passenger rights regulations in the context of the situation with Covid-19, European Commission, 2020/C/89 I/01, Brussels, 18.3.2020.

13）“IATA Criticizes EU's Passenger Rights Guide Amid Coronavirus Pandemic,” Schengenvisainfo news, March 26, 2020.（https://www.schengenvisainfo.com/news/iata-criticizes-eus-passenger-rights-guide-amid-coronavirus-pandemic/. 最終アクセス2020年10月9日）

14）Official Journal of the European Union, C169, Vol. 63, 15.5.2020.

15）Communication from the Commission to the European Parliament, the European Council, and the Council, "On the third assessment of the application of the temporary restriction on non-essential travel to the EU," COM (2020) 399 final, Brussels, 11.6.2020.

16) Proposal for a Council Recommendation on a coordinated approach to the restriction of free movement in response to the COVID-19 pandemic, COM (2020) 499 final, Brussels, 4.9. 2020.

17) "EU warns Hungary over selective use of virus border measures," AP, September 2, 2020. (https://apnews.com/article/7ac207adc027307aecd32931f2020871. 最終アクセス 2020 年 9 月 15 日)

18) "Coronavirus and the EU: The nation versus the Union?" DW Akademie, March 9, 2020 (https://www.dw.com/en/coronavirus-and-the-eu-the-nation-versus-theunion/a-52848640. 最終アクセス 2020 年 7 月 25 日)

19) "Coronavirus and the EU: The nation versus the Union?" DW Akademie, March 9, 2020 (https://www.dw.com/en/coronavirus-and-the-eu-the-nation-versus-theunion/a-52848640. 最終アクセス 2020 年 7 月 25 日)

20) Communication from the Commission, "Guidelines concerning the exercise of the free movement of workers during COVID-19 outbreak," C (2020) 2051 final, Brussels, 30.3. 2020.

21) Fasani, F. and Mazza, J., "Immigrant Key Workers: Their Contribution to Europe's COVID-19 Response", IZA Policy Paper No. 155, April 2020; Fasani, F. and Mazza, J.. "A vulnerable Workforce: Migrant Workers in the COVID-19 Pandemic," JRC Technical Report, European Commission, 2020.

22) Fasanni and Mazza, IZA Policy Paper（前掲文献）2-3 ページ。

23) 同上，4-5 ページ。

24) "Managing international migration under COVID-19," OECD brief, updated 10 June 2020.

25) 同上

26) 同上

27) Minich, R. and Kravchuk, P., "The Impact of COVID-19 on Ukrainian Labour Migrants in Czechia, Hungary, Poland and Italy", Policy Brief, Prague Process (International Centre for Migration Policy Development), April 2020.

28) "Populists seize on coronavirus to stoke immigration fear," POLITICO, February 18, 2020. (https://www.politico.eu/article/populists-cite-coronavirus-outbreak-to-advance-anti-immigration-agenda/. 最終アクセス 2020 年 8 月 10 日)

29) UNHCR Operational Portal, Southern Europe, "Mixed Movements 'New Arrivals' timeline," (https://data2.unhcr.org/en/situations/southeasternEurope. 最終アクセス 2020 年 10 月 1 日)。なお，その半年前（2019 年 10 月）の時点では 15,454 人であった。

30) "Tackling the coronavirus outbreak: Impact on asylum-seekers in the EU," European Parliamentary Research Service, April 2020.

31) OECD 前掲資料，5 ページ.

32) Communication from the Commission, "COVID-19: Guidance on the implementation of relevant EU provisions in the area of asylum and return procedures and on resettlement," C (2020) 2516 final, Brussels, 16.4. 2020.

33) "Stronger together: EU Agencies join forces to respond to COVID-19", EASO Newsletter, 15th July 2020. (https://www.easo.europa.eu/news-events/stronger-together-eu-agencies-join-forces-respond-covid-19. 最終アクセス 2020 年 8 月 23 日).

34) "COVID-19 and Border Politics," Border Wars Briefing, 1. July 2020.

35) 同上

36)「ギリシャ難民キャンプ火災，1 万人超が行き場失う」日本経済新聞（電子版）2020 年 9 月 19 日

（最終アクセス 2020 年 9 月 22 日）。

37）“Turkey 2020 Report,”（European）Commission Staff Working Document, SWD（2020）355 final, Brussels, 6.10.2020.

38）UNHCR 前掲データ.

39）同上

40）Communication from the Commission to the European Parliament, the Council, the European Economic and Social Committee and the Committee of the Regions on a New Pact on Migration and Asylum, COM（2020）609 final, Brussels, 23.9.2020. また，欧州委員長の報道発表の内容については，Press statement by President von der Leyen on the New Pact on Migration and Asylum, 23 September 2020, European Commission（https://ec.europa.eu/commission/presscorner/detail/en/statement_20_1727. 最終アクセス 2020 年 10 月 5 日）

41）「リロケーション案」とその限界については，中坂恵美子「EU における難民等受け入れの責任と負担の分担―ダブリン規則の改正とリロケーション」『広島平和科学』38（2016 年），岡部みどり「欧州移民・難民危機と EU 統合の行く末に関する一考察」『国際問題』No. 662（2017 年 6 月），川村真理「難民・移民の大規模移動と EU 法制の課題」『杏林社会科学研究』33(1)（2017 年 9 月）などを参照されたい。

42）“Visegrad Four grouping push back on new EU migration plan,” Reuters, September 24, 2020（https://www.reuters.com/articleus-europe-migrants-hungary-idUSKCN26F1T6. 最終アクセス 2020 年 10 月 5 日）.

43）“Confirmed: EU marks 15 third countries as “Safe” – EU members not obliged to open borders to all,” Schengenvisainfo news, June 30, 2020（https://www.schengenvisainfo.com/news/confirmed-EU-marks-15-third-countries-as-safe-eu-members-not-obliged-to-open-borders-to-all/）.

44）“Covid-19 is threatening Europe's Schengen passport-free zone: The real value of Schengen zone is not economic but political,” The Economist, August 22nd 2020 edition.

45）Jorda, O., Singh, S. R., and Taylor, A. M., “The Long Economic Hangover of Pandemic: History shows COVID-19's economic fallout may be with us for decades,” Finance and Development（International Monetary Fund）, June 2020.

46）「グレート・リセット（The Great Reset）」についての世界経済フォーラムにおける諸々の議論。（世界経済フォーラムホームページ。例えば，https://www.weforum.org/agenda/2020/10/great-reset-dialoogue-revitalizing-global-partnerships-globalisation-podcast/）

47）新型肺炎パンデミック確認後，執筆時最新のものでは，2020 年 10 月 15-16 日欧州理事会声明など（https://www.consilium.europa.eu/en/policies/coronavirus/. 最終アクセス 2020 年 10 月 22 日）.

48）“Council agrees on strengthening the use of rapid antigen tests and on the mutual recognition of COVID-19 test results,” Council of the European Union, Press Release, 22 January 2021（https://www.consilium.europa.eu/en/press/press-releases/2021/01/21/council-agrees-on-strengthening-the-use-of-rapid-antigen-tests-and-on-the-mutual-recognition-of-covid-19-test-results/. 最終アクセス 2021 年 1 月 23 日）.

49）“Portuguese Minister Urges Creation of Vaccination Certificate to End Testing at EU Borders,” Schengenvisainfo news, 22 January, 2021.（https://www.schengenvisainfo.com/news/portuguese-minister-urges-creation-of-vaccination-certificate-to-end-testing-at-eu-borders/. 最終アクセス 2021 年 1 月 23 日）.

（岡部みどり）

第2章

新型コロナ危機の欧州経済への影響とEU経済政策

2020年，新型コロナの感染拡大は欧州経済に激震を与えている。当初，アジアの問題としてこれをとらえていたが2月に入り，イタリア，スペイン，フランスでの感染がしだいに拡大することによって新型コロナは欧州自身の問題と受け止めた。具体的には3月に入り，イタリアでの移動制限が行われ，そのため経済活動が減退した。スペイン，フランスでも同様に経済活動が停滞し，欧州経済の景気は大きく落ち込むこととなった。6月には感染拡大がいったん収まったかに見えたものの，8月に入って感染が再び拡大している。フランス，スペインをはじめ欧州各国で経済活動を再開させ，特に夏の観光が重視され，感染拡大に拍車をかけたといえる。さらに，EU諸国では，20年8月には4月の感染水準を越え，10月にはその水準を大幅に上回っている。そのことが，今後の経済活動にも大きく影を落としている。

OECDは11月時点のユーロ圏の実質GDP成長率予測として，マイナス7.9%と予測し[1)]，欧州委員会11月の秋季経済予測でも2020年第4四半期をマイナス7.8%と予測し，さらに欧州中央銀行（ECB）も12月に20年はマイナス7.3%，21年は3.9%と予測し，大幅な景気後退が見込まれる。

また，景気後退の影響は加盟国間・産業間で差があるものと予想される。例えば，図表1には各国の産業別閉鎖状況を示しているが，それによればドイツでは経済全体の閉鎖が17%弱であるものの，イタリア，スペイン，英国ではGDP比30%程度となり，経済活動の制限によって各国に差があることを示している。また，一国内でも産業に差がある。例えばスペインでは輸送機器やホテルなどすべて閉鎖されているものの建設業はほとんど閉鎖されていない。そ

図表1　各国の産業別閉鎖状況（2020年5月時点）

（各産業のうちでの閉鎖割合：単位%）

	ドイツ	スペイン	エストニア	フランス	英国	イタリア	ポルトガル
産業全体	14.8	23.3	n.a.	38	46	55.9	30
製造業	14.6	24.2	27	n.a.	55	n.a.	35.3
輸送機器	41	100	n.a.	69	n.a.	n.a.	78.7
建設	3	5	8	75	70	55	26.5
卸売り・小売業	18.6	64	26	47	50	51.8	35.6
輸送・倉庫	30		21	59	35	n.a.	57.4
航空	76	75	n.a.	n.a.	n.a.	n.a.	87.1
ホテル・飲食	68	100	82	90	85	63.9	70.3
不動産（賃料を除く）	5.2	71.2	10.4	5.4	66.7	n.a.	79.7
専門業	10	23	0	4.4	40	n.a.	23.4
芸術・娯楽	43	100	90	76	60	65.6	62.2
その他	31	0	0				
経済全体の閉鎖（対GDP比）	16.6	28.2	13.4	33	35	27.6	30.7
OECDの推計による経済全体の閉鎖（対GDP比）	29.2	29.1	24.9	25.9	26.4	26.3	26.6

出所）OECD Economic Outlook 2020 June, p. 74を著者修正。

のため，産業間での景気の差異が生まれるものといえる。

この経済活動の停滞には2つの効果がある。都市封鎖などにより人の移動が制限され，労働者が出勤することができなくなり，生産が停滞した。また海外からの部品など生産に必要な資材の搬入も制限され，従来の水準で生産供給を行うことが難しくなった。これはサプライショックとしての新型コロナの影響である。一方，人の移動が制限されたことにより，小売業，旅行，娯楽業を利用する消費者が激減し，経済の総需要が減退した。これはディマンドショックとしての新型コロナの影響である。新型コロナの影響がサプライショックなの

図表 2　ユーロ圏インフレ率と消費者信頼感指数

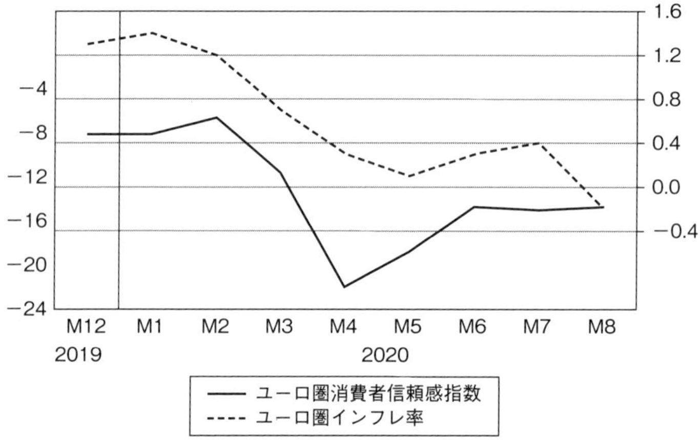

注）消費者信頼感指数は左軸を，ユーロ圏統合消費者物価指数インフレ率は右軸を使用している。
出所）Datastream より，著者作成。

かディマンドショックなのかを識別することは重要である。なぜなら，それによって影響を受ける経済状態が異なり，経済対策も異なるからである。新型コロナの影響は，どちらも負のショックとなるので，GDP は減退するが，異なるのは物価への影響である。

サプライショックがディマンドショックよりも影響が大きいならば，需要減退よりも供給量が減少するため物価が上昇する傾向となる。逆にディマンドショックの方が大きければ需要減退の方が大きくなるため，物価は減少する。では，物価の動きはどのようなものなのか。物価の動きは粘着的といわれるように動きは鈍く，また統計も月毎となり認知が遅い。それらに留意した上で，物価の動きを見ると，20 年 2 月から 8 月にかけて下落している。封鎖が解けた5月から7月にかけていったん上昇したものの，8月に入って下落している。また，消費者のセンチメントを表す消費者信頼指数も 2 月から 4 月に大きく下落し 6 月にかけて改善されたものの 8 月までマイナスで維持され，消費マインドが改善されてはいない。

したがって，負のディマンドショックが強く表れているといえ，経済全体の需要を改善することがひとまずは重要となることを示唆している。第 2 節で述べるが，実際，そのような経済対策が実施ないしは計画されている。今後，新型コロナの下で欧州の経済状況がどのようになるのか，以下で検討したい。

第 1 節では都市封鎖（ロックダウン）にともなう EU 金融市場へのインパクトを検討する。第 2 節では，経済対策を中心に各国，欧州中央銀行，EU の取り組みを概観し，それらの評価を行う。第 3 節では，今後の EU 経済統合の意義について検討する。

第 1 節　都市封鎖にともなう EU 金融市場へのインパクト

さて，新型コロナによる都市封鎖などの感染対策によって，実際に経済状況はどのように影響を受けたのだろうか。本節では，それを検討する。まず，経済の先行きを予測する指標として，また投資家の将来のリスク感応度を表す指標といえる代表的な株価指数を取り上げた。それを示したのが図表 3 である。ここではドイツの株価指数 DAX（DAX30），フランスの株価指数 CAC（CAC40），イタリアの株価指数 MIB（FTSE_MIB_ITA），スペインの株価指数 IBEX（IBEX35），そしてスウェーデンの株価指数 OMX（OMX_STOCKHOLM：右軸）を取り上げた。これよりすべての国で都市封鎖が導入される前，感染が拡がり始める 2 月中旬から株価が低下し始めている。3 月中旬に底となり，徐々に上昇している。ただし，都市封鎖をせず経済活動の制限もしていないスウェーデンの株価は 3 月下旬から上昇し続けており，7 月中旬には感染拡大前の水準に近づいている。すなわち，経済活動の制限を導入した国の株価は低迷しているものの，制限を導入していないスウェーデンの株価は回復を見せており，感染対策のあり方が経済に影響を与えることは明らかとなっている。

これを別のデータで確認してみよう。グーグル社はモビリティレポートとして，グーグルユーザーでロケーション履歴のデータを承認している者の位置情報を集計したデータを提供している。ここでは小売店と娯楽施設に関する人の移動データをグラフにしたのが図表 4 である。これらデータは，小売店や娯楽施設への訪問者（またはその場所に滞在した時間）が曜日別基準値と比べてどのように変化したかを示す。曜日別基準値は，該当する曜日の標準値を表し

図表 3　欧州各国の株価の推移

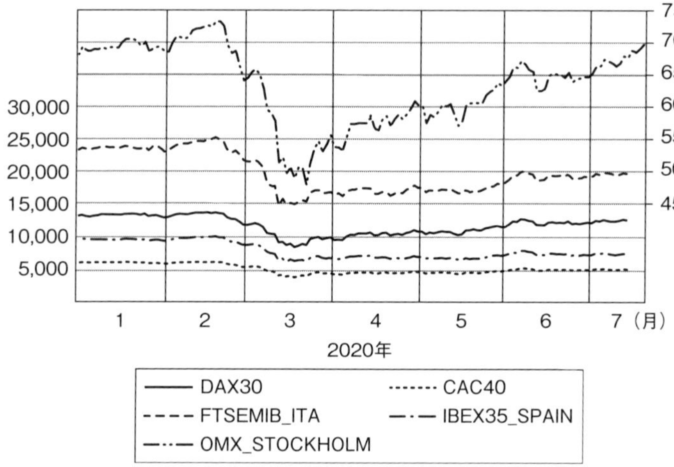

注）DAX30 はドイツの代表的株価指標，CAC40 はフランスの代表的株価指標，FTSEMIB はイタリアの代表的株価指標，IBEX35 はスペインの代表的株価指標，OMX はスウェーデンの代表的株価指標を示す。また，IBEX35 と OMX は右軸を利用し，それら以外は左軸を使用している。

出所）Datastream より著者作成。

2020 年 1 月 3 日～2 月 6 日の 5 週間の曜日別中央値としている。

図表 4 より，スウェーデンを除く 4 カ国でほぼ同時に 2 月末から人手が大きく落ち込んでいることがわかる。感染が拡大しはじめ，イタリアのベルガモ州で 3 月 8 日に移動行動制限法令によって人々の経済活動が制限され，データでも大きく人出が落ち込んでいる。また，それを追うようにドイツ，フランス，スペインでも人出が大きく減少している。また，スウェーデンでも 3 月，4 月には人手が落ち込んでいるが，これは感染拡大によって人々の自主的な判断によってスウェーデン国内の人の移動が落ち込んでいるといえる。人の移動制限を含む強力な感染対策は，やはり経済にはマイナスのインパクトを与えている。

また，加盟国間での経済活動の低迷は他の加盟国に波及したのだろうか。EU の市場統合によって各国経済は相互依存関係にあるため，景気の波及が他地域に比べて迅速で大きい衝撃があるものと推察される。それを検証するため，先程の株価データを利用し，グレンジャー因果性検定を行う。これはある

図表4　欧州での小売業・娯楽業への人出の推移

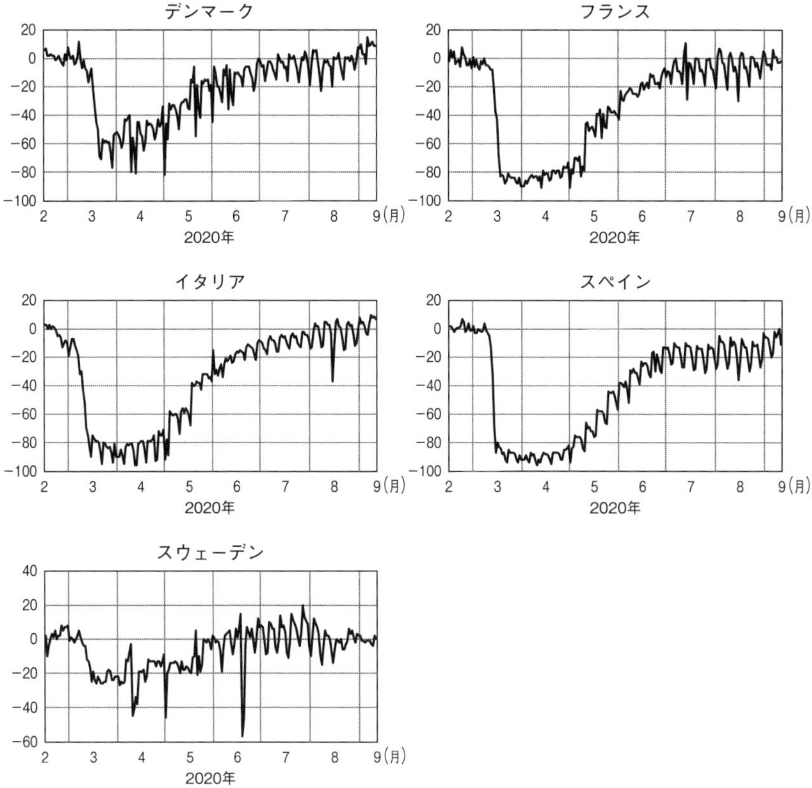

注）期間：2020年2月15日〜2020年9月11日。
出所）グーグル社 COVID-19 コミュニティ モビリティ レポートより，著者作成。

株価指標の変動がある場合に，それが別の株価指標に影響を与えないという帰無仮説を棄却できるかどうかをF検定によって検証するものである。それによって一方向に影響を与えるという株価指標の組み合わせを検証する。ただし，ここで用いる株価は水準のデータではなく収益率に変換したデータを用いた。

グレンジャー因果性の結果を示したのが，図表5である。この結果より，多くのケースでイタリアの株価指数の収益率が他の株価指数収益率に影響を与えないという帰無仮説を棄却している。したがって，イタリアの株価指数の下落

図表 5　株価収益率のグレンジャー因果性の結果

帰無仮説			F 検定	P 値
CAC40	↛	DAX30	1.089	0.371
DAX30	↛	CAC40	0.757	0.583
FTSEMIB	↛	DAX30	4.527	0.001
DAX30	↛	FTSEMIB	1.436	0.217
IBEX35	↛	DAX30	3.863	0.003
DAX30	↛	IBEX35	2.298	0.050
OMX	↛	DAX30	1.847	0.110
DAX30	↛	OMX	3.636	0.005
FTSEMIB	↛	CAC40	6.150	0.000
CAC40	↛	FTSEMIB	1.391	0.233
IBEX35	↛	CAC40	5.520	0.000
CAC40	↛	IBEX35	2.983	0.015
OMX	↛	CAC40	3.721	0.004
CAC40	↛	OMX	6.507	0.000
IBEX35	↛	FTSEMIB	1.145	0.341
FTSEMIB	↛	IBEX35	2.271	0.053
OMX	↛	FTSEMIB	1.888	0.102
FTSEMIB	↛	OMX	5.220	0.000
OMX	↛	IBEX35	4.439	0.001
IBEX35	↛	OMX	7.325	0.000

注）推計期間　2020 年 2 月 3 日～2020 年 7 月 20 日。
↛印は左から右に影響を与えないという帰無仮説をあらわす。その帰無仮説を F 検定によって棄却できるかどうかを表す。ここでは P 値が 5%（0.05）水準で棄却の可否を判断する。
出所）データは，Datastream より，著者作成。

が別の株価の下落よりも先んじて起こり，その後，各国株価指数が下落しているといえる。すなわち，感染拡大が他の加盟国に比べて早かったイタリアでの株価下落が他国の株価下落に波及した可能性を示唆している。ただし，感染拡大も同時に波及しており，それからの影響もあり得ることは留意する必要はある。いずれにせよ，株式を売買する投資家はイタリア株価の下落により，他の株価も下落するものと予想し，株式の売りを急いだものと推察される。

このように今回の新型コロナの拡大はほぼ同時に，しかも対称的に欧州各国経済に負の影響を与えたといえる。これは2010年からの欧州債務危機とは異なる点である。欧州債務危機では，ギリシャをはじめとした南欧諸国を震源にして，それが金融市場を通じて欧州経済に拡大していった。しかし，ドイツなどの北部欧州の回復は早かったものの，南欧経済の低迷は長期化し，それにより欧州の経済不均衡は是正されないままとなった。今回の景気後退は加盟各国それぞれに対称的であるため，経済対策も対称的に行うことが可能である。ただし，先に述べた経済不均衡が残ったまま，対称的な負のショックが欧州経済を襲ったことと，感染拡大の程度には差があるため，完全に対称的な対策では不十分であろう。次節では，どのような対策が行われているのかを述べ，現段階での評価を行いたい。

第2節　EUによる経済対策とその効果

1. 各国の対応

欧州では，新型コロナの感染拡大にともない，経済活動が停滞することとなった。都市のロックダウンをはじめ，人の移動の制限による小売り業，飲食業，旅行業だけでなくサプライチェーン網をEU域内で展開する製造業も生産が停滞し，需要の低下に直面している。そのため，EU加盟各国政府は独自の対策を行っている。各国政府による財政支出による経済へのインパクトは図表6に掲げている。これによると，各国間で財政支援額に相違があり，EU以外の米国による財政インパクトがもっとも大きい。また，EUは米国に比べて政府保証の割合が高く，即効性の高い財政支援の割合が低い。

次に各国ごとに経済支援策をみていこう。イタリアでは，今後にわたって約1125億ユーロの支援策を発表している。2020年3月に合計325億ユーロの感染および経済対策を発表した[2)]。これには失業対策や予防対策が含まれている。さらに5月15日にGDPの3.5%にあたる550億ユーロの追加的財政支出を再出発パッケージとして決めた。これには，医療，文化，観光，教育，スポーツ面での支援が多岐に含まれている。8月14には，8月令と呼ばれる250億ユーロ

図表6　2020 年の財政支出インパクト（2019 年時点の対 GDP 比率）

国名	即効性の高い財政刺激	繰延分	政府保証など	アップデート日（2020 年）
ベルギー	1.40%	4.80%	21.90%	6月 3日
デンマーク	5.50%	7.20%	4.10%	7月 1日
フランス	4.40%	8.70%	14.20%	6月18日
ドイツ	8.30%	7.30%	24.30%	8月 4日
ギリシャ	3.10%	1.20%	2.10%	6月 5日
ハンガリー	0.40%	8.30%	0.00%	3月25日
イタリア	3.40%	13.20%	32.10%	6月22日
オランダ	3.70%	7.90%	3.40%	5月27日
ポルトガル	2.50%	11.10%	5.50%	5月 4日
スペイン	3.70%	0.80%	9.20%	6月23日
英国	8.00%	2.30%	15.40%	7月16日
米国	9.10%	2.60%	2.60%	4月27日

出所）Brugel（2020）The fiscal response to the economic fallout from the coronavirus. https://www.bruegel.org/publications/datasets/covid-national-dataset/より著者作成。

の経済対策を打ち出した[3)]。

スペインでも，総額約 2540 億ユーロの支援策をまとめている。3 月に GDP 比 20%にあたる 2000 億ユーロの経済対策を発表し，特に企業向けの信用保証 1000 億ユーロを設け，企業の資金繰りを支援する。さらに，労働政策として，通常，災害時に適用される一時解雇（レイオフ）を認め，一時帰休対象者は，失業給付を受けることを可能とした。また 6 月には，生活困窮世帯向けの最低所得保障（ミニマムインカム）を導入した。世帯の人数構成に応じて月額 462～1,015 ユーロの所得を保障するとしている[4)]。また 42.6 億ユーロの観光産業への支援策や電気自動車購入の補助金事業を，そして 7 月には，総額 500 億ユーロの経済パッケージを発表した。このパッケージは環境対策やデジタル化を促すための設備投資への支援（400 億ユーロの信用保証枠）や，航空産業など基幹産業の 100 億ユーロの支援が含まれる。

ドイツでは今後数年間にわたって，総額約 1 兆 2000 億ユーロの支援策を打ち出している。2020 年 3 月に，4 年間で 124 億ユーロの交通インフラと住宅に追加投資を行うことを決めた。また，雇用主は解雇の代わりに労働時間を短縮し，労働者側は給与減少分の一部を政府が補填する短時間労働給付金を受け取ることとした。短時間労働給付金制度は従来からあるものの，今回，その適用を緩和し，いわゆるワークシェアを進めている。さらに国営のドイツ復興金融公庫は 4,600 億ユーロの信用保証枠を設定し企業の資金繰りを支援する。

また 3 月 23 日は追加措置として，1,225 億ユーロの予算を計上し，中小企業への給付金 500 億ユーロ，感染対策 500 億ユーロなどが含まれている。さらに，6,000 億ユーロ規模の企業救済ファンド「経済安定化基金」の設立も発表されている。企業向けの 4,000 億ユーロの政府保証枠，資本強化のための 1,000 億ユーロ以上の与信承認，ドイツ復興金融公庫によるつなぎ融資用の 1,000 億ユーロの追加与信も設定され，今回の景気後退の影響緩和を支援している。4 月 6 日にはドイツ復興金融公庫による新たに中小企業向け融資プログラムも構築された。

さらに，営業禁止措置により影響を受けている飲食業に関連する付加価値税を減税している従来，19%であった店内で提供される料理の付加価値税を 2020 年 7 月 1 日から 2021 年 6 月 30 日まで 7%とする。

また 6 月には経済危機対策パッケージと未来パッケージと呼ばれる経済対策を発表した。前者は付加価値税の減税，企業へのつなぎ資金の給付等が含まれ，後者には環境対策のための電気自動車への車両減税措置や，デジタル化の促進の補助が含まれている。さらに，ドイツの最低賃金委員会は 2021～2022 年の法定統一最低賃金を現在の 9.35 ユーロから段階的に 10.45 へと引き上げるよう政府に対して勧告した。所得の落ち込みによる消費低迷を回復させるため，最低賃金を引き上げて需要を回復させることを狙っている。

フランスでは，9 月 3 日までに総額約 5700 億ユーロの支援策を発表している。このうち 400 億ユーロは EU からの支援額となる。3 月 17 日に総額 450 億ユーロの企業向け支援策と，企業倒産を回避するための連帯基金設立（3 月と 4 月で約 20 億ユーロを拠出）を発表した。後者の連帯基金からは，感染対策で休業を求められた食品を扱わない小売業，飲食業，観光関連業のうち 3 月の売上高が前年同月比で 70%以上減少し，年間売上高が 100 万ユーロ未満の企業を対象に1企業当たり1500ユーロが支給される。また，企業向けの新規銀行融資に総額3,000億ユーロの公的保証を行うとした。3月31日には仏公共投資銀行（Bpifrance）を通じて輸出信用の拡充を発表している。

4月15日には総額1,100億ユーロ超の緊急経済支援を決定した。先の連帯基金は10億ユーロから70億ユーロに増額され，一時帰休制度予算を約80億ユーロから240億ユーロに増額されている。さらに，先程の零細企業向け1500ユーロの支給を増額し，追加支援額の上限を5000ユーロにした（その後，1万ユーロに増額）。また社会経済開発基金を7,500万ユーロから10億ユーロに引き上げ，中小企業向け政府貸付を増やすこととした。

また，フランス政府はエールフランスKLM航空に70億ユーロ融資（政府保証40億ユーロ，政府貸付30億ユーロ）することを決め，ルノーについても政府保証を約50億ユーロをつけることを決めている。5月14日には，総額180億ユーロ超の観光産業支援策を発表している。5月26日には自動車産業に対し総額80億ユーロの支援計画を発表し，電気自動車の購入補助や10億ユーロの自動車部門のデジタル化投資を行う。6月9日には，総額150億ユーロの航空機産業向け支援計画を発表した。2020年，21年に若年者の雇用をした企業に対して補助金を支出する若年者雇用促進策を65億ユーロとする（後述するはEUの復興基金設立の合意により成立)。さらに，9月3日には総額1000億ユーロにのぼる経済復興策を発表した。環境政策，企業の競争力強化，そして社会的結束を目標とする振興策とする。競争力強化には，次世代技術への投資や医薬・デジタル技術への投資が含まれ，社会的結束には，雇用維持政策や地方自治体への支援策も含まれている。

欧州主要国は，以上のような経済対策を行うことを表明し，その他の加盟国政府も類似した経済対策を行うことを表明している。欧州ではEU全体としての対策も表明しており，次にそれらをみてゆく。

2. ECBの金融緩和

ECBは3月の感染拡大による景気後退に対応するため，流動性供給の増加措置と，資産買入プログラムの拡大を行っている。これをパンデミック緊急資産購入プログラム（PEPP）と呼ばれ，当初7500億ユーロの購入としたが6月4日には購入規模を1兆3500億ユーロとし，21年6月まで延長して行うことを決めている（図表7参照）。ただし，PEPPの買入ペースは当初のペースよりも逓減してきている。8月に入ってからは前の週よりもプラス3%弱のペースで買入れている。もし直近のペースで買入を続けると2021年4月24日には上限額に達してしまうため，ペースの鈍化か，上限の引き上げかが必要となる。

また従来の資産購入プログラム（APP）のもとで，月200億ユーロのペースでの資産購入，及び1200億ユーロの年末までの時限的な資産購入を必要な限り継続することを決めた[5)]。さらには4月22日には，金融機関がECBから融資を受ける際の担保資産要件を大幅に緩和し，投資不適格となっていたギリシャ国債も担保として認めるまでになっている。LTROの推移は図表8で示しているが，大幅に金融機関への長期貸出が増加していることがわかる。これは金融機関による企業向け貸出を促すため，金融機関が利用できる資金を潤沢にすることが狙いである。

4月30日の政策理事会でユーロ圏内の金融機関へ長期資金供給を拡充するため貸出条件なしのパンデミック緊急長期リファイナンシングオペ（PELTRO）と貸出条件付き長期資金供給オペ（TLTOR3）を導入した。ただし，前者は標準的金融緩和の延長にあり，後者は非標準的金融緩和の延長である。以上のよ

図表7　ECBによるパンデミック緊急資産購入プログラムの推移（2020年中）

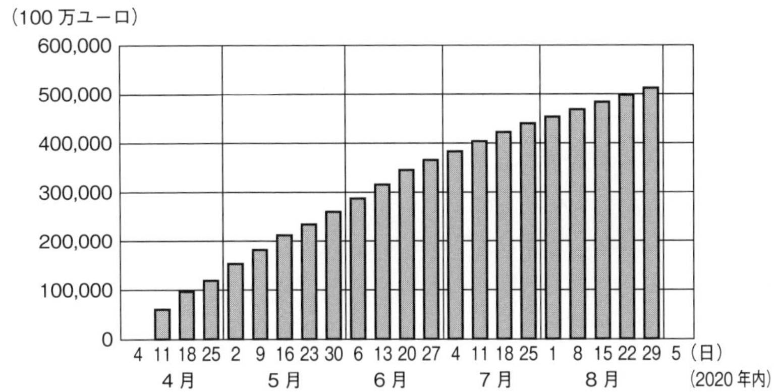

出所）ECBデータより著者作成。

図表 8　ECB 長期リファイナンシグ・オペの推移（2020 年中）

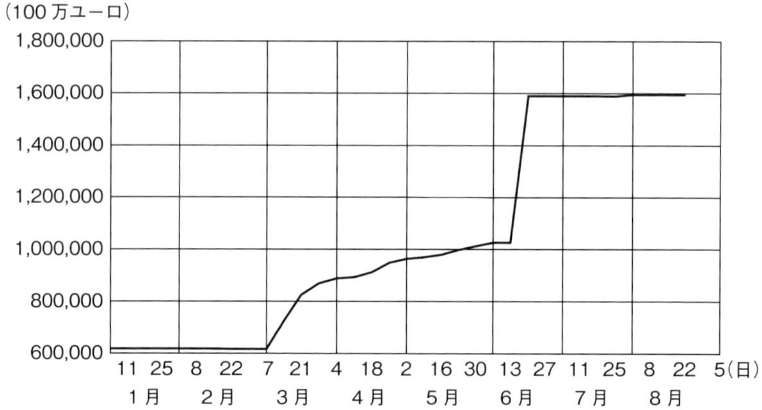

出所）ECB データより著者作成。

うに従来の金融緩和に加え，感染対応のためにさらなる金融緩和を実施しているといえる。

では，実際に貸出は増加しているのだろうか。それを確認するため，図表 9 にはユーロ圏の金融機関の企業向け貸出と家計向け貸出の推移を示している。これより，企業向け貸出のうち 1 年から 5 年未満満期の貸出が大幅に増加していることがわかる。今回の ECB による金融緩和の狙いが企業の流動性支援にあるとされるが，それを端的に表している。次に 5 年以上満期の貸出も増加している。しかし，家計向け貸出は低下しており，今回の金融緩和に効果があるのは企業の流動性支援であることが確認される。

ただし，このような企業向け貸出の増加が，景気回復にどこまで効果があるのかは不明である。現時点では急減した総需要に対応するため，多くの企業は短期的な借入を金融機関に求めていると推察される。これは存在するはずであった需要の減退による手元資金の減少に対応するだけのものであり，企業利益が維持されるとはいえない。しかも借入であるため将来，返済をしなければならず，満期までに企業財務が改善されているのかも不明である。さらに，将来の成長には長期借入による設備投資が欠かせないが，その需要はプラスであるものの弱いものと言える。したがって，企業努力による景気回復ならびに長期成長はかなり厳しいもの考えられ，金融緩和による今回の景気下支えの限界

図表9　金融機関による貸出の推移（前年同期比）

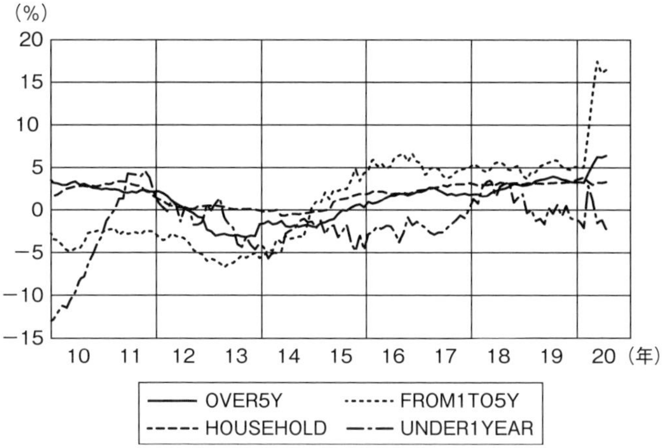

注）OVER5Yは企業向け満期5年以上の貸出，FROM1TO5Yは企業向け満期1年以上5年未満の貸出，UNDER1YERARは企業向け満期1年未満の貸出，HOUSEHOLDは家計向け貸出を示す。
出所）ECBデータより著者作成。

を示すものであろう。

一方，このような金融緩和により，ECBのバランスシート上の資産・負債額が大きく膨張している（図表10）。2010年からの欧州債務危機への対応策としてECBはいわゆる非標準的な金融緩和を行い，長期流動性供給（LTRO）をはじめ，加盟国の国債購入，マイナス金利政策，金融機関への貸出時の担保要件の緩和，貸出条件付き長期流動性供給（TLTRO）などの緩和措置を行ってきた。なかでも無制限の国債買い切りとしたOMT（アウトライト・マネタリー・トランザクション）の導入により，国際金融市場は沈静化した。ただし，OMTは発動されなかった[6)]。

いったん債務危機が沈静化したことにともない，証券購入は減少したものの15年半ば以降，LTROを増加させている。2015年以降にインフレ率が政策目標値の2%に届かず景気拡大のためECBは金融緩和を継続してきた。そのため，2020年までにECBが保有する資産残高は大きく拡大していた。その後，2017年に景気拡大がみられたものの2019年にはドイツ経済の停滞により再び景気が後退し始めていた。そのなかで今回の感染による経済停滞が起きたこと

図表 10　ECB の資産残高

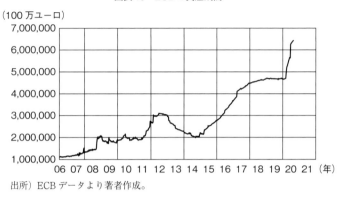

出所）ECB データより著者作成。

により，金融緩和をさらに拡大することとなった。

預金ファシリティの推移を示したのが図表 11 である。欧州債務危機時に大きく増加したが，その後低下したものの 2015 年以降，残高が積み上がっている。預金ファシリティとは金融機関が ECB に一時的に過剰資金を預け入れる付利される預金口座であるが，預金ファシリティ残高の増加は金融機関が資金を貸出に回さず ECB に預けて金利収入を得ていることを示す。2019 年に預金ファシリティ金利が引き下げられたことにより，急減したものの，再び増加傾向にある。これは ECB の資金供給増加により金融機関の貸出も増加するものの，貸出に使われない資金が預金ファシリティとして ECB に預けられ，それが増加傾向にあるといえる。いいかえると，ECB の資金供給の一部が ECB のもとに還流しており，市中の資金需要に十分には応えられない可能性を示唆している。もしこれが今後も積み上がる傾向が続けば，金融緩和の効果が一部，相殺されているといえよう。

6 月の政策理事会時のインフレ予想は 2022 年に 1.3％としており目標値の 2％を達成できないとしている[7)]。そのことが ECB を新型コロナ感染拡大のため金融緩和をさせている。ただ，これは今回の感染対策のためのロックダウンやその他の経済活動の停止が供給ショックよりも需要ショックの方が大きいと見なされ，物価が低下し，金融緩和によって対応することが可能となった[8)]。

その後，ECB は 7 月，9 月，10 月，12 月，2021 年 1 月と頻繁に政策理事会

図表11　ECB 預金ファシリティの推移（中央銀行当座預金）

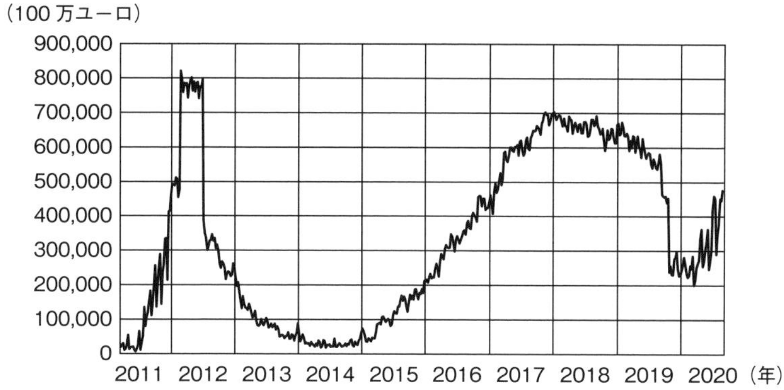

出所）ECB データより著者作成。

を開催し，政策対応を行ってきた。特に12月の理事会では新型コロナ対応の新たな緊急緩和策が出された。すなわち，PEPP を5000億ユーロ増額し，総額1.85兆ドルへと拡大し，さらに償還期間も1年延長した。TLTRO3 を21年12月まで実施することを決め，貸出枠も引き上げた。20年12月で終了予定であったPELTRO についても21年にも実施することを決めており，緩和を継続することを決めている。ただし，PEPP で設定された購入枠をすべて使い切るわけではないとしたことと，また追加購入枠を設定していたAPP の追加は決定されず，月額200億ユーロの購入枠に戻ることとなった。

以上より，ECB による金融緩和措置は企業への運転資金など資金供給には対応できるものの，おそらく長期な需要減退による景気後退への対応として十分に効果を発揮できるとはいえないであろう。これは債務危機の時にも経験したことである。そこで次に述べるEU 全体の財政支援が不可欠になる。

3. 欧州復興基金構想とその限界

欧州委員会は，まず3月23日にEU の財政ルールである安定成長協定の運用を一時的に緩和し，感染対策による加盟国の財政赤字拡大を容認することで合意した。その後，4月1日に370億ユーロを結束基金と呼ばれるEU の開発資金から新型コロナ対策として拠出可能とすることで合意された。また，加盟国政府が自国企業を支援することは競争の公平性から制限していたが，今回の感染拡大よる緊急性に配慮して一時的に加盟国による企業への助成金給付，銀行融資の政府保証などの財政支援も認めることとなった。

本格的な新型コロナにともなう経済対策としては，4 月 7 日～9 日での EU 財務相会合で決定された 5400 億ユーロの経済パッケージである。このパッケージには 1) 欧州安定メカニズム（ESM）から 2400 億ユーロのパンデミック危機支援と呼ばれる与信枠設定，2) 汎欧州保証基金（EGF）と呼ばれる欧州投資銀行（EIB）による 2000 億ユーロの融資保証，3) 各国政府が実施する時短勤務手当に対して EU からの融資支援 1000 億ユーロがある。2) の EGF は 20 年末に 60 億ユーロの保証を完了し，企業支援を行った。21 年上半期には 500 億ユーロに達する見込みである。3) の時短手当への融資は，2020 年 6 月 1 日から「緊急時の失業リスク緩和のための一時的支援策（SURE）」として運用されている[9)]。

さらに，EU は「次世代 EU」と呼ばれる 2021 年以降の中期予算を増強する復興基金と，複数年度中期予算枠組み（Multiannual Financial Framework：MFF）の導入を 2020 年 12 月 10 日の欧州理事会で決定した（図表 12）。通常，

図表 12　次世代 EU の内訳

第 1 の柱	復興のための加盟国支援	復興・強靭化ファシリティ	6725 億ユーロ
		内　補助金	3125 億ユーロ
		内　融資	3600 億ユーロ
		REACT-EU	475 億ユーロ
		公正な移行基金	100 億ユーロ
		農村開発補助金	75 億ユーロ
第 2 の柱	経済再起動・民間投資支援	InvestEU（民間投資支援）	56 億ユーロ
第 3 の柱	感染危機からの教訓	Horizon Europe	50 億ユーロ
		RescEU	19 億ユーロ
合計			7500 億ユーロ

注）「次世代 EU」での融資分は，復興・強靭化ファシリティの融資とある額のみである。その他の項目は補助金として拠出される。

出所）European Commission（2020）より著者作成，2020 年 12 月 7 日現在
（https://www.consilium.europa.eu/en/infographics/ngeu-covid-19-recovery-package/#）

単年度予算であるEU予算からの拠出を複数年にわたって支出できるよう，MFFのもとで復興基金から21年から24年にわたって復興計画として7500億ユーロ規模を拠出するものである。3900億ユーロは返済不要な補助金とし，3600億ユーロを融資とした。この予算枠組みと復興基金に関して，当初，ポーランドとハンガリーが承認しなかった。基金からの資金利用に関し，「法の支配の尊重」が条件となったことに反発し，承認を拒否していた。しかし，理事会議長国のドイツからの提案を両国は暫定的に受け入れたことで，「次世代EU」が動き出すこととなった。「法の支配」に関しては，基金の資金利用に際してのみに客観的に適用されるとされ，またEU協定から逸脱していないか，欧州司法裁判所に判断を要請できるものとされる。

さらに，資金調達方法としてユーロ共同債発行によって金融市場から調達する。ユーロ共同債では，発行主体をEUとし比較的高い信用力を用いて，ユーロ建て債券発行を計画している。高い信用力の発行なので，信用力の劣る加盟国単独で発行するよりも低い金利での資金調達が期待される。ユーロ共同債は欧州債務危機時にも研究者やシンクタンクが発行を提言していたものの実現できなかった。ユーロ共同債を発行することにより，将来の南欧諸国が負担すべき債務返済をEU全体で肩代わりすることを怖れた当時のドイツをはじめ北部欧州が反対した。

今回は，仏独が基金設立を共同提案したことで支援体制は大きく前進し，共同債発行によって将来の財政同盟への進展にも期待が寄せられている。特に従来，財政支援には反対であったドイツ政府が賛成に回ったことで，域内での財政支援のあり方を将来，変えるのではないかともみられる。しかし，今回も倹約4カ国と呼ばれるオーストリア，デンマーク，オランダ，スウェーデンの各国は支援額の割合を低めて，融資額の割合を高めることを主張して他の加盟国と対立し，基金設立は難航した。そのため，もし今後，財政移転を含む財政同盟の機運が高まってきたとしても，これらの国々だけでなく反対する加盟国が出てくることも予想され，より難しい案件となろう。また，今回の復興基金はあくまで一時的な設立で永続させることは提案されていない。もしこの基金を長期にわたるものに転換しようとした場合にも，やはり困難が予想される。したがって，今回の基金設立をもって財政同盟への布石と考えるのは早計であろう[10]。

また「次世代EU」基金は，フォン・デア・ライエン委員長が就任後初となる2019年12月4日の欧州委員会会合で示した施政方針にあった，欧州グリーンディール政策と欧州デジタル化対応を進める内容である。これらの2つの戦略的構造政策を優先させ，これらの分野への投資の加速に焦点を当てたものとなっている。特定分野への構造政策を通じて新型コロナにともなう景気後退からの回復をめざす内容といえる。また感染者数が多かったイタリアとスペインには傾斜的に基金を配分することとなっており，これらの国への支援策という特徴を持っている。

構造政策はEU経済の長期的な供給面を強化する投資となり，長期的な経済構造を強化することにつながるかもしれないものの，今回の景気後退に対応した短期的な景気対策として効果があるのかどうかは不明である。たしかに，これらの分野への投資も欧州経済の需要を喚起するものの，乗数効果を通じて特定分野への投資が別の分野，欧州でも特に需要の落ち込みが激しい小売業・観光業などに投資需要が波及できるのかはわからない。

また，基金の傾斜配分に関しては支援策という特徴を持ち，EU内での連帯と結束を示すという点では評価できよう。実際，イタリアでも基金のおかげで国内支援策を増額することもできた。ただしこの基金が一時的なものであり，また補助金とともに返済が必要となる融資として支援策を構築している。はたして融資を受けるイタリア，スペインが返済可能となるまでに経済力を将来，回復できているのかが問題である。もし返済が困難となれば欧州債務危機の時にも見られたように，南欧の財政リスクが再燃する。ただし，当時とは異なり銀行同盟やマクロプルーデンス政策など金融市場のセイフティネットはできており，市場の混乱は回避できるであろう。しかし，加盟国間の経済格差の拡大とともに財政支援策をとりまとめる際の政治的な混乱，さらには加盟国内部での反EUムーブメントの高まりなど，今後の課題は残っている。

第3節　ポスト・コロナのEU経済統合の意義

これまでの節で述べたように，感染が拡大したEU諸国では各国の対応，欧州中央銀行，そしてEUはさまざまな対策を講じてきた。それが功を奏するかどうかは，今後の感染の波が来るのかどうかにも依存しており，現時点の対策で景気回復が期待できるのかはわからない。しかし，ワクチン接種が進めば，いずれ感染は終息する。そのときEU経済統合の姿はどのようになっているのだろうか。EUでの対策の流れを追って考えてみたい。

イタリア，スペインでの感染拡大に対して，EUならびに他の加盟国からの支援はなく，最初に動いたのは各国政府であった。この時期，イタリア国内での不満は高まり，EUへの不信感も拡がった。それを受けるかのようにフランスとドイツが復興基金の設立を提案し，それを契機にEU全体での対応策がまとまり，イタリア，スペインへの支援を行うこととなり，それだけでなく将来のため環境分野やデジタル化の巨額の投資を通じた成長戦略も前に進もうとしている。

2021年1月より，同年上半期のEU理事会議長国にポルトガルが就任した。その際，ポルトガルは3つの最優先項目を明記した政策課題を掲げた。すなわち，1）気候変動とデジタル化を梃子（てこ）にした経済・社会の復興，2）公正さを維持し，包括的なグリーン化とデジタル化とを推進させる要素として「欧州社会権の柱」を実行する，3）気候変動対策をリードし，デジタル化を推進するために，世界に開かれたまま欧州の自立性を強める，とする。このようにEUは，2020年12月に成立した21年～27年の多年度財政枠組み（MFF）のもと，復興基金を用いて気候変動対策となる欧州グリーンディールや，欧州社会のデジタル化を軸に，ポストコロナのEU経済を立て直そうとしている。

これまでも政治的な危機を経験してきたEUであるが，ユーロを導入してからも金融・債務危機を経験してきた。それらにより，ESMや銀行同盟の創設など危機対応のガバナンスには一定の成果があった。今回は，一時的とはいえ復興基金の設立が承認され，いままで頑なに拒絶されてきた加盟国間の財政移転にも扉が開くのかもしれない。そうであれば，EUという枠組みは，加盟国の経済リスクを互いにシェアする超国家的な保険を提供するといえる。経済統合の意義は，単に市場を統一して関税をゼロにしたり，為替リスクをゼロにしたり，また金利を収斂させたりするだけでないであろう。統合された市場機能が不備であったり，思いがけないショックが発生した場合に備え，加盟国への支援という保険機能も必要と考える。今回の復興基金設立が，その保険機能整備への第一歩となることが期待される。

しかし，ポスト・コロナでの EU 経済のリスクも存在する。感染拡大が終息した後，次世代 EU 基金からの融資を受けた加盟国が融資分を返済するための，返済能力を持てるのかどうかが課題である。特にイタリア政府には財政赤字を抱えており，2013 年以降，対 GDP 比 130％以上の政府債務を維持している。またスペインも約 95％の政府債務を抱え，経済成長が進まない限り将来の返済は困難となろう。ただし，2019 年以降にすでに成長が低下し始めていた EU 経済の高い成長を促すのは容易ではなく，先の欧州グリーンディールやデジタル化戦略の効果が表れるのも先になろう。それまでに再び政府債務危機とならないための予防策が必要である。これから信用の高いユーロ共同債を発行し世界的に保有されれば，加盟国の信用リスクの高まりが，この共同債の信用低下に波及し，世界的な金融危機をもたらすリスクもあろう。今後，いっそうの財政管理と成長が望まれる。

さらに従来，北部欧州と南欧との間での構造的な格差が存在する下で，図表 1 で示したように新型コロナによる景気への影響は加盟国間で差があるため，よりいっそう，各国間の経済格差が拡大することが予想される。新型コロナ危機前にも経済格差が問題となっていたものの，格差是正のメカニズムは機能していない[11)]。新型コロナが終息した後，拡大した経済格差に対して，EU がどのように対応できるのかが問われるであろう。「次世代 EU」基金は設立予定であるものの，それは一時的なものであり，また格差是正にどこまで効果があるのかも不明である。今後，財政同盟を議論する必要があろう。

また欧州に限ったことではないが，ECB は伝統的ならびに非伝統的金融緩和によって，巨額の流動性を供給している。いずれこの金融緩和を終息させる時が来て，いわゆる緩和の「出口戦略」が模索される。しかし，これは新たなリスクでもある。すなわち，金融緩和の転換が予想されるとき，長期金利の上昇（長期国債の価格の下落），株価の下落等が金融機関のバランスシートを毀損し，EU域内の金融機関同士の相互不信によって流動性危機が訪れるとも限らない。新型コロナが終息したとしても，ポスト・コロナEU経済の運営は難しいものとなる。

最後に経済と感染対策に関して，わが国を含めて多くの国が悩んでいる。感染抑制のため，人の移動を制限すれば経済が後退し，経済活動を再開すれば感染が拡大する。本章でも紹介したスウェーデンでは図表4で示すように移動制限をせずに感染に対応した結果，2020年第2四半期での景気後退は，ユーロ圏平均マイナス15%よりは軽くマイナス8.3%である。しかし，そうであっても経済の悪化という点では変わりがない。感染リスクを怖れる消費者が購買活動を自主的に制限していると推察され，スウェーデンでも感染収束が経済対策にもなりうることを示唆している。今後の欧州経済のリスクを引き下げられるのかどうかは，EUの結束による感染収束までの経済支援にかかっているといえよう。

［注］

1）OECD Economic Outlook, 108, September 2020.

2）感染の封じ込めや予防対策，医療体制に対する支援，失業対策や雇用に対する支援，家計および企業の資金繰りに対する支援，納税期限の延長など税制面での支援が含まれる。

3）支援策は多岐にわたるが，例えば飲食業に関しては，業界支援と食品ロス回避のため，6億ユーロ規模の基金を設置することを計画している。また感染の影響により業務を停止あるいは減少させた雇用主に対し従業員の給与補助を行う制度を創設する。

4）前年の世帯年間所得が5,538～1万2,184ユーロを下回る世帯としているものの，スペインに1年以上，居住していることを条件としている。また給付条件としては，職業安定所への登録がある。

5）APPの下で購入した資産の満期元本支払の再投資については，利上げ開始後も期間を延長して継続する。

6）ECBは今回のCOVID-19危機に対してもOMTを排除していないと記者会見（4月30日政策理事会）で述べている。ただし，今回の危機の影響は加盟国に対照的であり，そのような場合には，特定国の国債購入ではないPEPPが適切で効果的であるとしている。

7）2020年6月3日政策理事会での記者会見。

8）もしサプライチェーンの分断や物資輸入の停止による供給ショックの方が需要ショックを上回っていれば景気後退と物価上昇というスタグフレーションを経験していたかもしれない。そのとき，ECBが金融引き締めをすれば景気の大幅後退に直面し，ECBの金融政策の舵取りが難しくなっていたであろう。

9）駐日欧州代表部（2020）を参照。

10）著者自身は，EU加盟国間での財政移転を含む財政同盟が必要であると考える。これについては高屋（2020b）を参照。

11）各国間の経済格差については，高屋（2020b）を参照。

［参考文献］

駐日欧州連合代表部（2020）「新型コロナ危機下で EU 経済を守る新支援策「SURE」」EU MAG Vol.38, http://eumag.jp/behind/d0620/.

高屋定美（2018）「EU 財政ガバナンスの問題と新たな展開―緊縮財政は何をもたらし，何をもたらさなかったのか」嶋田巧・高屋定美・棚池康信編著『危機の中の EU 経済統合』所収，文眞堂，19–35。

高屋定美（2015）『検証　欧州債務危機』中央経済社。

高屋定美（2020a）「欧州経済のリスク～ブレグジットとユーロ圏金融市場の混乱の影響」日経研月報 2 月号，日本経済研究所，4–17。

高屋定美（2020b）「EU 経済ガバナンスの課題と挑戦」日本 EU 学会年報第 40 号 34–55。

Campos, N. F., Coricelli, F., & Moretti, L. (2019). "Institutional integration and economic growth in Europe." *Journal of Monetary Economics, 103*, 88–104.

Dhingra, S., Huang, H., Ottaviano, G., Paulo Pessoa, J., Sampson, T., & Van Reenen, J. (2017). "The costs and benefits of leaving the EU: trade effects." *Economic Policy, 32* (92), 651–705.

European Commission (2020), "The EU Budget Powering the Recovery Plan for Europe," COM (2020) 442 final, Brussels, 27.5.2020.

Netsunajev, A. and K. Glass (2017) "Uncertainty and Employment Dynamics in the Euro Area and the US," *Journal of Macroeconomics*, 41, 48–62.

（高屋定美）

第3章

新型コロナ危機とEU統合
——試練による統合強化の展開——

この度の危機は厳しく辛いものである。先例のない危機であり，全世界に悪影響を与え，EU（欧州連合）にここ数十年間で最悪の打撃を与えた。我々にはただ一つの選択肢しかない。我々の市民を守る必要に応えるために，我々は連帯し，腕まくりをしなければならず，単に演説をするのみならず，言葉だけではなく，行動や決定を伴わなければならない。我々の経済を再活性化させ，我々の社会モデルを支援する必要からも，世界中の我々のすべてのパートナーと共に，今後の数週間，数カ月間に，4億5千万のEU市民のために我々は共に前進することができよう。

——2020年10月29日　欧州理事会（EU首脳会議）後のシャルル・ミシェル欧州理事会議長（EU大統領）の発言の大意[1)]。

EUは，ここ10年余りの間に大きな危機にみまわれてきた。2008年9月の米国でのリーマン・ショックは欧州にも伝播し，翌年10月にギリシャの財政赤字の危機的な状態に端を発する欧州債務危機への対処を余儀なくされた。その危機が沈静化された頃，2015年には地中海を渡ってEU圏に到達した難民は100万人を超え，難民危機を迎えた。難民・移民の流入はその後も規模は少なくなりつつも続いている。このような状況下で，EUは感染症というさらに大きな危機に見舞われた。他にEUが対処しなければならない問題は2016年の国民投票による英国の離脱過程だった。EUの前身の欧州石炭鉄鋼共同体（ECSC）発足から約20年後の1973年に欧州経済共同体（EC）に加盟した英国との離脱交渉などは双方にとって難事となった。過去に統合体から離脱した国は皆無だった。2020年1月31日に英国はEUを離脱し，移行期間は同年末に終了した。

難交渉の末，英国と EU の貿易・協力協定は同年 12 月 24 日に合意され，2021 年 1 月 1 日から暫定適用された。

離脱交渉の終盤の時期の 2020 年 11 月初旬には，世界で約 5,000 万人に新型コロナ感染症が広がった。その中で，欧州地域では約 25％の 1,200 万人が感染し，約 25 万人が死亡した[2)]（EU 加盟国と英国の感染者・死者数の累計は巻頭の表を，推移はグラフを参照）。欧州地域での第 1 波は 4 月初めに頂点に達し，一旦収束に向かったが，7 月中旬頃から増え始め，11 月初めには第 1 波の約 7 倍もの感染者を出した。そこからは減少はしているが，変異種の広がりによって翌年 1 月段階では高止まりの状態が続いている。EU 圏は，その歴史的起源である ECSC の発足以来，このような大規模な感染症にみまわれたことはなかった。EU では，貿易などの分野とは異なり，健康にかかわる政策は，EU の支援のもとに加盟国が主要な決定を実施する政策分野である。

同年 2 月末頃には EU 圏の中で，イタリア国内の感染が急拡大したが，その時点で EU レベルでは迅速な対処ができなかった。前例のない事態のため，EU レベルでの広範囲な分野での協力を調整・実施する仕組みがなかった。加盟国は，感染拡大の当初，それぞれ，個別に対策を講じ，EU の域内国境も次々に閉鎖されていった。

欧州統合の根幹は，「人，モノ，資本，サービスの自由移動」であるが，この域内国境の閉鎖措置により，国境地帯に住む人々の日常生活も激変し，加盟国をまたぐ物資の供給網も遮断され，単一市場（域内市場）は一時的に機能を停止した。欧州統合という観点からは，この点が最大の危機だった。モノの移動については，危機の当初，医療機器やマスクなどを国外に禁輸した EU 加盟国もあった

3 月後半頃には EU レベルでの対処は次第に形を整え，域内の協力のみならず，域外諸国支援や国際機関を通じて大規模な協力に乗り出していった。

商品など，モノの移動については，域内での禁輸措置は停止された。欧州委員会は，特に食品や医薬品，医療機器などの必需品のサプライチェーン確保のために，貨物輸送の優先レーン導入などを加盟国に要請した。同様に，医療従事者などの域内の越境移動について，便宜を図るべきとした。

本書第Ⅰ部第 1 章で検討しているように，人の移動についてはシェンゲン協

定によってシェンゲン圏内での出入国審査が廃止されており，EU域外との境界では共通の出入国管理のルールを適用してきた。同協定にはEUの22カ国とEU非加盟の4カ国（アイスランド，ノルウェー，リヒテンシュタイン，スイス）が入っている。同協定では，「例外的な状況」の場合は，国境での入国審査の再導入が認められている。「EU＋」と呼ばれる，コロナ対策としての域外からの渡航禁止区域にはシェンゲン協定に加入途上にあるキプロス，ルーマニア，ブルガリア，クロアチアおよび上記のEU非加盟4カ国も含まれる。

未知の感染症に直面し，EU域内での国境管理を導入する国々もあり，一旦は管理を緩めたケースもあった。しかし，冬にかけての感染の広がりや変異種に対する危機感から管理を強化する国々も出て，欧州委員会は単一市場への影響から懸念を示している。

世界レベルの協力の呼びかけの例として，EUが主催した首脳級の行事が実施され，5月4日に「新型コロナウィルス・グローバル対応サミット」がオンライン形式で開催された。同サミットは，新型コロナに対する治療薬や診断法，ワクチンの開発等のための資金調達を目的とし，日本，フランス，ドイツ，ノルウェー，カナダ，イタリア，スペイン，英国，サウジアラビアが共催国となった。国連事務総長やWHO事務局長，世界経済フォーラムやビル・メリンダ・ゲイツ財団などの市民社会・企業の代表も出席した。EUのキャンペーンは6月27日開催の「世界誓約サミット」で締めくくられた。5月の初日で，目標の75億ユーロに近い74億ユーロが集まり，6月11日には約98億ユーロに，最終的な成果は約160億ユーロに達した。欧州委員会，EU加盟国，EIB（欧州投資銀行）の誓約の合計は約119億ユーロだった[3]。

今回の大きな危機から，EUレベルで執られた多くの対処をアドホックなものとせず，今後のために制度化し，結果として統合の強化を生みだす方向性が出てきている。11月11日には，欧州委員会は，「欧州保健連合European Health Union」を創るとする政策指針提言文書（コミュニケーション）を発出した[4]。経済・通貨分野では，すでに，経済通貨同盟（Economic and Monetary Union, EMU）が置かれており，欧州債務危機の教訓から銀行同盟が進められ，2020年7月24日にはハイブリッド（複合的）脅威など広義の安全保障分野を対象とする「安全保障連合戦略（2020–2025年）」[5]を発表した。非軍事的な脅威として，EU の機関である欧州医薬品庁（EMA，英国の EU 離脱により 2019 年にロンドンからアムステルダムに移転）は，2020 年 12 月 9 日にサイバー攻撃によるデータの不正アクセスを受けたと発表した。被害を受けたデータは第三者機関のものであるとしたが，報道によれば，製薬会社（米国のファイザーとドイツのビオンテック）は，共同開発した新型コロナウィルスのワクチン関連資料が違法にアクセスされたと明らかにした。後述のように，両社は，ワクチンを EU の条件付き販売承認に申請中だった[6)]。

本章では，コロナ禍に対する国境管理問題については前述のように第Ⅰ部第1章が，EU レベルでの経済政策は第Ⅰ部第2章が詳細に検討しているのでこれらの問題については詳述せず，EU レベルでの対処が首脳級に上がるまでの経緯，および首脳級での決定などを概観し，域外国に対する協力についても触れることとする。ここでは，新型コロナ問題に対する対処として，欧州委員会によるイニシアチブについても言及する。

なお，本章では紙幅の関係もあり，EU レベルでのあらゆる対策を網羅的に紹介してはいない。EU での政策の共同決定方式のため，① 政策の執行機関であり，提案を行う欧州委員会，② 法案・予算などの承認権を持つ閣僚理事会や政策方針・優先順位を決定する首脳級の欧州理事会（EU 首脳会議），③ 法案・予算などの承認権を持つ欧州議会という三者の新型コロナ対応についての動向をめぐっては，本章の叙述では時系列的に前後しており，主要事項については重複もあることをおことわりしておく。さらに，対象分野の研究は緒についたばかりであるので本章が主として依拠している出典は EU が発表しているプレスリリースや内外の報道などであり，これも字数の制約の関係で，注は主要な説明事項などに限定して付けている。

本章では，EU 内での協力の具体例として，欧州委員会の市民保護・人道支援総局（ECHO）が調整や支援を行った，在外に滞留した EU 市民の帰還のオペレーションも取り上げている。ECHO の活動は日本ではあまり知られていないが日本と EU 間の重要な協力分野でもあるからである。ECHO は，EU の外務省組織にあたる欧州対外活動庁（EEAS）が遂行する EU の外交政策とは一線を画す人道支援も世界中で実施してきた。

東日本大震災時にも ECHO の市民保護メカニズムが発動された。市民保護メカニズムは，ECHOによるEU域内外での救難活動の枠組である。同メカニズムには全EU加盟国，離脱移行期間中の英国（2020年末の移行期間終了により同メカニズムからも離脱），北マケドニア，モンテネグロ，アイスランド，ノルウェー，セルビア，トルコが参加している。共同活動の必要の75％までをEU予算から拠出できる。市民保護メカニズムは緊急対応調整センター（ERCC）を通じて支援物資の送達や要員派遣などの調整を実施する。筆者はERCCを視察したことがあるが，24時間体制で全世界をモニターしている。

日本の東日本大震災の2週間後に，ECHOのトップのゲオルギエヴァ委員（当時は国際協力・人道援助・危機対応担当，現IMF専務理事）が外国の大臣級としては震災後初めて来日し，毛布などEUからの救援物資第1弾の到着を見届け，被災者を見舞った。約400トンの援助物資に加え，1,720万ユーロの資金援助がなされた。

筆者は欧州連合日本政府代表部勤務時に，日本が優れた防災能力を持つとみなすECHOの高官と出会い，被災した第三国での日EU協力を打ち出す相談をしていた矢先に日本が被災した。同年5月の日EU首脳会議では災害対策および人道支援での協力強化が表明され，日本とEUの経済連携協定（EPA）と同時に署名された日EU戦略パートナーシップ協定（SPA）でも，第12条で防災および人道援助協力が約されている[7]。

コロナ禍について，日本が最初に対処した国際的な問題として2020年2月3日に横浜港に寄港した，3,711人の乗員乗客を乗せたダイヤモンド・プリンセス号内での集団感染が国内でよく知られている。ここでも，EU加盟国からの乗船者の帰還のためにイタリアと英国が市民保護メカニズムを発動した。これにより，イタリアの医療従事者などから成るチームが先発して日本に向かった。次いでイタリア機は，37名（イタリア19人，ドイツ5人などEU市民計17人，セルビア1人）を，英国機は，英国32人，アイルランド2人，合計34人を乗せ，2月21日に日本から帰還の途についた。

第1節　EU レベルでの初期対応

2020 年 1 月 1 日，世界保健機関（WHO）は中国に対し，武漢での新型肺炎のクラスターについて報告を求めた。WHO は同年 1 月 30 日に新型コロナウィルスの流行は公衆衛生上の国際的な懸念事項として，WHO の最高度の警戒を表明し，3 月 11 日には新型コロナ感染症がパンデミック（世界的流行病）であると宣言した。同年 1 月 24 日にフランス政府は，EU 圏で初めてのコロナの感染確認を発表した。中国からの帰国者だった。感染はフランスにとどまらず，短期間で全欧に広がった。2020 年初頭に EU 圏で感染者が出た時点では，どの EU 加盟国も，コロナが EU レベルでの迅速な協力を必要とする疾病であるとはみなしていなかった。この時点での EU 圏の閣僚や首脳レベルの主要関心事項は，英国の離脱問題と EU の 2021–27 年の予算である多年度財政枠組み（MFF）をめぐる交渉だった。

EU レベルでの疾病関連の政策形成の主要機関としては，EU 加盟国の保健衛生部門を担当する大臣および欧州委員会が参加する保健衛生保全委員会（Health Security Committee）が置かれている。本委員会は 9.11 対米テロを契機として，テロや生物兵器による攻撃などに対処するため 2001 年に設置されたが，その後，任務はパンデミックにも拡大された。

EU の機関としては，欧州疾病予防管理センター（ECDC，ストックホルムに所在）が置かれており，この分野の専門家・科学者から成り，EU 加盟国の状況をモニター・分析し，EU 加盟国や EU の機関に助言を行っている。他に欧州医薬品庁が置かれている。同庁は，① 医薬品の開発やアクセスを容易にする，② 医薬品の承認勧告，③ 医薬品の安全性をモニター，④ 医療従事者や患者に情報提供などの任務を持っている。

近年の例として，2009 年の新型インフルエンザ A（H1N1 型，豚インフルとも呼ばれた）については，欧州の死者数は 2,900 人を超えたとのことで，EU 加盟国の感染者・死者の統計方法改善，ワクチンや医療品の共同購入メカニズム，保健衛生保全委員会の強化がはかられた。しかし，この時は，専門家の警告のようには感染者が拡大せず，数カ国の政府や EU が過剰反応をしたとして批判されたという，ベルギーの外交官のペーター・ヴァン＝ケムセーク氏の指摘がある[8)]。2014年にはEU27カ国の病院などから成る臨床研究のネットワークである「EU感染症対策プラットフォーム（Platform for European Preparedness Against（Re-）emerging Epidemics）」（略称PREPARE）が，感染病の流行に備え設置され，すみやかに情報共有して対処することが期待された。

ECDCが新型コロナの人から人への感染の可能性を指摘したのは2020年1月17日で，フランスの保健大臣が1月21日に，EUレベルでの対処の必要性を指摘した。1月27日のEU加盟国の常駐代表大使会議（COREPER，最低週1回開催，主として閣僚理事会の政策決定や，欧州理事会の決定の準備を行う）でフランスの大使が閉会前に，武漢の状況は憂慮すべきであるとした。武漢での公共交通機関の停止，空港，劇場，商店などの閉鎖を指摘し，民間航空便が次々にキャンセルされているので，武漢に居住するEU市民が滞留しており，フランスは帰還便の準備中で，座席に余裕があれば，EU市民にも提供する，と発言した。当時の議長国（半年毎の輪番制）のクロアチアは同日午後，コーディネーションについて議論する会合を招集した。

この会議で，議長国であるクロアチアの提議があり，各国の常駐代表大使は，「政治危機統合対応 Integrated Political Crisis Response（IPCR）」というメカニズムの第1段階の情報共有で合意した。IPCRが最初に用いられたのは2015年の難民危機だった。IPCRはEU議長国によるか，あるいはEU加盟国がEU運営条約222条の連帯条項を発動することによって立ち上げられる。①24時間体制のコンタクトポイント，②ウェブ・プラットフォーム，③状況分析報告が提供され，非公式の大使級あるいは閣僚級の会合が開かれ，閣僚級あるいは首脳級でなされるべきEUレベルでの行動についての決定を提案することになっている[9)]。

1月28日からIPCRは稼働を始めた。コロナ危機の初期には，欧州委員会と欧州対外活動庁が情報を集積・分析し，加盟国やEU機関に提供することになった。議長国クロアチアは，3月2日になってIPCRをフル稼働させ，議長国の率いる危機対応会議でEUレベルでの具体的な対応策を策定することになった。欧州理事会議長官房や欧州委員会，欧州対外活動庁の代表，EU加盟

図表1　新型コロナに対する EU の連帯行動概要（欧州委員会 2020 年 7 月 26 日付資料）

1. 患者の治療

オーストリア	集中治療の必要な患者をイタリアから 11 人，フランスから 3 人受け入れ。 オーストリアの当局者は「劇的な状況からは非常に小さな貢献に過ぎないが，我々が EU を支援しているという象徴的な意味で重要」と述べた。
ドイツ	ドイツ全土の市や州は自らの病院の集中治療床をイタリア，フランス，オランダからの重症患者に提供。 イタリアのために，ドイツの 10 州は 85 の集中治療病床を押さえ，44 人の患者がすでに移送された。 フランスのために，ドイツの 10 州は 98 の集中治療病床を押さえ，130 人の患者がすでに移送された。 オランダからは 46 人の患者が治療のために移送された。 ドイツ空軍は航空機やヘリコプターで集中治療の必要な患者をドイツに移送した。 イエナ大学病院の医療従事者は，ナポリ近くの診療所を支援。
ギリシャ	EU と共同出資した 500 の移動医療ユニットにより，市民の自宅での検査を可能にする。
イタリア	EU の市民保護メカニズム（以下 UCPM と略記）を通じて，イタリアの 10 人の医師と看護師から成る緊急医療チームがアルメニアでの任務の準備中。
ルクセンブルク	フランスのミュルーズから集中治療の必要な 7 人の患者が 3 月 25 日に航空機で到着し，ルクセンブルクで治療。フランスのティオンヴィルから 4 人が到着。 ルクセンブルクの航空救難隊がフランスから 6 人を帰還させ，ルクセンブルクとドイツで集中治療。フランス人の 5 人の患者はルクセンブルクで集中治療を継続。 ルクセンブルクの航空救難隊の救急ジェット機と 2 機のヘリコプターはフランスの緊急医療支援サービスに統合され，集中治療の必要なフランスの患者をドイツのハンブルグとドレスデンに移送。
ポーランド	WHO に認定された 15 人の医師と医療補助員のチームをイタリアで最も患者の多い地方であるロンバルディアの野外病院に派遣。
ルーマニア	ルーマニアとノルウェーの医師と看護師は，UCPM の下で共同出資され，EU 緊急対応調整センター（ERCC）によって調整され，ベルガモとミラノに派遣された。

2. 公衆衛生部門従事者および市民の保護

EU	5 月 7 日現在，欧州委員会は 150 万枚のマスクを EU の公衆衛生部門従事者保護のために 17 加盟国と英国に配布を開始。欧州委員会が緊急支援措置によって購入した 1 千万枚の一部。向こう 6 週間，毎週，必要とする加盟国や地域に 150 万枚のマスクを配布する。 UCPM の下で，EU の予算で備蓄されていたマスクがイタリア，スペイン，クロアチアへの約 33 万枚の配布に続き，リトアニア（2 万枚），北マケドニア（1 万枚），モンテネグロ（1 万枚）にルーマニアとドイツに置かれている配送センターから送られた。リトアニアはこの備蓄から FFP2 マスクも受領し，今後も同国に配送される。

	6月18日，7トンを越える個人防護具のブルガリアへの試験的な配送が実施された。この貨物の中にはブルガリアが購入した50万枚のマスクが含まれ，輸送費はEUが負担。
オーストリア	150万枚のマスクをイタリアに輸送。 UCPMを通じてイタリアに3,360リットルの消毒剤を送達。 クロアチア，ボスニア・ヘルツェゴビナ，モンテネグロ，モルドバ，アルバニアにも手袋と消毒剤をUCPMを通じて送付。 入国した移民のために，北マケドニアにシェルターと衛生用品，セルビアには毛布，マットレス，テントをUCPMを通じて送達。 ギリシャには移民のキャンプに，シェルターや医療に使える181のコンテナハウスを送った。
チェコ	イタリアとスペインに防護服をそれぞれ1万着提供。 UCPMを通じて，新型コロナの危険にさらされている難民・移民向けにシェルターや衛生用品などをギリシャに送付。
デンマーク	UCPMにより，新型コロナの危険にさらされているギリシャの難民や移民のために，シェルターや医療用にコンテナを送付。イタリアには人工呼吸器，ジョージアには防護用品を提供。
エストニア	UCPMにより，北マケドニア，モンテネグロ，ジョージアに，消毒剤，毛布，シーツを提供。
フランス	イタリアに100万枚のマスクと2万着の防護服を供与。 UCPMを通じて，新型コロナの危険にさらされている難民と移民のためにギリシャにシェルターや医療に用いるコンテナを送達。
ドイツ	7.5トンの医療用品（人工呼吸器，麻酔マスクを含む）をイタリアに送達。 人工呼吸器もスペインに50台，フランスに25台送達。
ハンガリー	ハンガリーは170万枚のマスク，20万枚の手袋やそのほかの器材をクロアチア，スロベニア，ルーマニア，スロバキア，イタリア，セルビア，北マケドニア，アルバニア，ボスニア・ヘルツェゴビナ，モンテネグロに送達。
ラトビア	UCPMを用いてエストニアに478,500枚，リトアニアに6万枚のマスクを供与。
ルクセンブルク	スペインに医療スタッフ用の防護服を製造するための材料として1,440キロの物資を送達。中国からリトアニア宛の100トンの医療用品の送達を支援。
オランダ	UCPMを通じて，新型コロナの危険にさらされている難民・移民のためにシェルターや医療に用いるコンテナをギリシャに送達。
ポーランド	消毒剤，手術用マスク，フェース・シールドなどの個人用防護具をモルドバとウクライナに提供。
スロバキア	UCPMを通じてイタリアにマスクと消毒剤，ウクライナに救急車，マスク，消毒剤，毛布を送達。

3. 帰還協力*

＊EU の 15 カ国は自国民の帰還に UCPM を用いた。本ファクトシート掲載の航空便は大部分，EU による拠出。二国間の帰還便も欧州委員会が明示されたものはここに掲載。

EU	新型コロナ勃発当初から，UCPM の調整や当事国との共同出資により，350 便以上の帰還便により，77,000 人以上の EU 市民が帰国。これにより帰国した市民の 3 分の 1 は，便を組織した国以外の EU 市民だった。 UCPM を用いず，EU 加盟国が直接チャーターした，多くの欧州域内の便は，連日，市民を帰還させていた。
オーストリア	オーストリアが用意した便で，アルゼンチン，オーストラリア，チリ，キューバ，ドミニカ共和国，エジプト，インドネシア，マレーシア，モルディブ，モーリシャス，メキシコ，モロッコ，ペルー，フィリピン，南アフリカ，スペイン，タイ，チュニジア，英国，米国，ベトナムから EU25 カ国の市民を帰還させた。
ベルギー	EU20 カ国の市民を帰還させた。
チェコ	EU22 カ国の市民（数百名）を帰還させた。
デンマーク	マリに向かう便で人道支援物資を運び，同便でマリから EU 市民を帰還させた。
ドイツ	全 EU 加盟国の市民を数千人，帰還させた。
アイルランド	EU17 カ国の市民を帰還させた。
フィンランド	EU10 カ国の市民を帰還させた。
フランス	EU26 カ国の市民を数百人帰還させた。2 月始めの武漢からの便は，フランス人 64 人と 135 人の他の EU 市民を運んだ。
イタリア	東京から EU6 カ国の市民を帰還させた。
ラトビア	EU4 カ国の市民を帰還させた。
リトアニア	EU8 カ国の市民を帰還させた。
ルクセンブルグ	EU9 カ国の市民を帰還させた。カーボベルデからの 3 月 25 日の便は，ルクセンブルグ国民は 20 名にすぎず，他に，131 人の EU 市民を運んだ。
ポルトガル	EU17 カ国の数百人の市民の帰還を助けた。
スペイン	EU19 カ国の 600 人以上の EU 市民を帰還させた。
スウェーデン	EU15 カ国の市民を帰還させた.

＊＊さらに，EU 市民の多くは以下の例示のように，UCPM 外の EU 諸国による便で帰還した。

デンマーク	デンマークの便は 105 人のデンマーク人と 179 人の EU 市民をフィリピンから帰還させた。この他，モロッコ，イタリア，フィリピン，ペルーから特別便（4 機）で，324 人の EU 市民を帰還させた。
クロアチア	EU5 カ国の市民の帰還を助けた。
ドイツ	フェリーにより，600 人のエストニア人，ラトビア人，リトアニア人の帰還を助けた。

ハンガリー	EU6カ国の市民を帰還させた。
オランダ	230人超のEU市民をスペイン，ポルトガル，ガンビア，カーボベルデ，ペルー，トルコから帰還させた。
ポルトガル	EU15カ国の数百人の市民を帰還させた。
スロバキア	米国からの帰還便1便を用意し，EU4加盟国の300人の市民を帰還させた。さらに，追加の6便を計画済み。
リトアニア	ベトナム，タイ，インドネシア，南米からEU6カ国の400人以上の市民を帰還させた。
ポーランド	LOT航空は，EU18カ国の市民の帰還を支援。 エストニア，ラトビア，リトアニアの市民の安全な帰還のために，フェリーと特別列車を提供。 この他，800台以上の車両で18の車列を作り，これをポーランド警察が警護し，エストニア，ラトビア，リトアニアへの約2,000人の安全な帰還を助けた。

出典：European Commission, Factsheet, Coronavirus: European Solidarity in action, 26 June 2020. 本資料は全訳ではなく概要。本章の帰還関連資料（図表3）も参照のこと。

国やそのほかの関係者が危機対応会議に参集し，理事会での協議や決定の準備をした[10]。在外のEU加盟国の大使館の領事部やEU代表部間も緊密に連絡をとった。

1月28日以降，武漢やほかの中国の都市との英国，ドイツ，オーストリアなどの航空便は次々に欠航していった。30日には，イタリアは中国との全便を欠航させた。EU圏の空港に到着する乗客に対しては，滞在場所，感染者との接触歴の届け出や検温の有無など，対応がそれぞれ異なっていた。

新型コロナ問題は常駐代表大使会議では取り上げられていたが，医療分野での職歴を有する，保健衛生など担当のキリアキデス欧州委員が1月の末から，記者会見で理事会（閣僚級）開催を要請する発言を繰り返した。イタリア，ドイツ，フランスの保健大臣も開催を要請していた。閣僚理事会を招集する権限を持つ，議長国クロアチアの担当大臣がたまたま国内問題で辞任したため対応が遅れ，新大臣が招集して開催されたのは2月7日の非公式テレビ会議だった。13日の正式の会議当時でもEU域内の感染者は44名で死者は出ていなかった。

2月3日，欧州議会の保健衛生委員会では医師でもある議員などからEUレベルのコーディネーションの欠如についての批判やECDCの強化の必要性が指摘され，同委員会議長は欧州委員会やクロアチア議長国宛に，ECDCにより強力な役割を与えるよう書面を送った。当時はまだ，EU 内での感染者は 23 名で，域外での死者は中国の 362 人だった。EU 加盟国が危機感を共有するのは2月末のイタリアでの感染拡大後だった。それに先立ち，EU は中国に対する支援に乗り出していた。

2月1日には，レナルチッチ危機管理担当欧州委員は，その前の週のフォン・デア・ライエン欧州委員長と李克強首相の電話会談を踏まえ，EU は中国が新型コロナを封じ込めるために必要な支援を行う用意があり，中国が個人防護具（マスクなど）を必要としているため，市民保護・人道支援総局の ERCC が中国への送達のために全加盟国と連絡をとっているとした。欧州委員会は，初期対応として，合計 12 トンの防護用品が中国に送られているとの声明を発表している[11)]。同月には，さらに，フランス，ドイツ，イタリア，ラトビア，エストニア，オーストリア，チェコ，ハンガリー，スロベニアが提供した防護服，消毒剤および医療用マスク約 56 トンが中国に届けられた[12)]。この送達にも，市民保護メカニズムが活用された。

EU 圏内で感染規模が急速に拡大したのはイタリアだった。イタリア国内では 1 月末に中国人旅行者の感染が確認され，イタリア保健省の 2 月 27 日正午（現地時間）の発表では，感染者数 528 人（死亡事例 14 人）に急拡大し，その中で 305 人が北部のロンバルディア州に集中していた。2 月 28 日にイタリアは市民保護メカニズムを発動し，マスクなどの送達を依頼した。しかし，速やかな反応はなかった。3 月に入ってすぐに，ドイツはマスクや防護用品の輸出を禁止し，フランスは「徴用」扱いにした。

イタリアに EU 諸国よりも早くマスクなどを届けたのは中国だった。4 月 6 日付の EU のプレスリリースは，欧州委員長と中国首相の合意により，中国からローマに，外科手術用マスク 200 万枚，N95 マスク 20 万枚および検査キット 5万セットが届いたとしている。EU の ERCC がイタリアへの配布を調整した[13)]。

4 月 7 日付の EU のプレスリリースでは，EU の支援として，市民保護メカニズムを通じて，ルーマニアとノルウェーの医師・看護師のチームがイタリアの医療従事者支援のため，ミラノとベルガモに向かうと報じている[14)]。オーストリアも同メカニズムを通じて 3,000 リットル余りの消毒液をイタリアに提供した。6 日には個人防護具が ERCC の調整を通じて到着し，他にも EU の数カ国は人工呼吸器やマスクなどを送り，イタリアから患者も受け入れた。同月21日のプレスリリースではスロバキアもイタリアにマスクや消毒液を送り，他の国々からもイタリア支援の申し出があった[15)]。

欧州委員会の市民保護・人道支援総局のホームページではコロナ対処のEU諸国間の相互支援の概要の一覧（本章図表1）を掲載している。

4月16日にフォン・デア・ライエン欧州委員会委員長（元ドイツ国防大臣，医学博士）は，欧州議会での演説で，イタリアの感染拡大の初期に準備がなく，EUとして必要な支援を送れなかったことを謝罪し，謝罪にとどまらず，お互いに守りあわなければならないことが認識され，協力が稼働してきていることを具体例を挙げて指摘した[16)]。

第２節　担当部門から首脳級へ

1. 欧州委員会の初動対応・偽情報問題

イタリアで感染の爆発的な急増が発生する前の２月13日の保健大臣によるEUの閣僚理事会では，前年12月に中国で始まった新型コロナの感染およびWHOの前述の１月30日の宣言を受け，同感染症への対応が議論された。結論文書では，国外への旅行が極めて頻繁に行われているため，人から人に伝染する新型コロナウィルスは公衆衛生上の「潜在的なグローバルな脅威」であるとした。感染拡大を防ぐためのWHOの対応策（２月３日）に留意し，感染が広がった中国に対する連帯も示した。さらに，EU加盟国が共に，欧州委員会と協力して取るべき行動の指針も列挙し，欧州委員会への分野をまたぐ情報共有等の促進を求めている[17)]。

３月２日の報道発表では，欧州委員会は，感染拡大防止のため５名の欧州委員から成る対策本部を立ち上げた。レナルチッチ危機管理担当欧州委員，キリアキデス保健問題担当委員，ヨハンソン国境問題担当委員，ヴァレアン・モビリティ担当委員，ジェンティローニ・マクロ経済担当委員が参加し，①医療分野（予防，救援措置，情報，予測。ECDCやEMAと緊密に協力），②可動性

（輸送，渡航勧告，シェンゲン関連問題），③経済（観光・運輸・貿易セクター，バリューチェーン，マクロ経済）が柱となっている。同日，欧州委員会はEU20カ国間で個人防護具の共同調達を加速する手順（市場の分析を通じて特定された企業への入札参加招聘も含む）を打ち出した。同月3日には，担当欧州委員が新型コロナをめぐる偽情報に関して，グーグル，フェースブック，ツイッター，マイクロソフト社などの代表との会合を招集することも明らかにされた[18)]。

従来，欧州統合の結束に疑いを持たせる偽情報の多くはロシア関連が発出源とされていた。新型コロナ対応については，EUをめぐり，中国からも多くの偽情報が出されたなどの指摘がある。新型コロナが最初に広がった中国では，自由民主主義とは異なる政治体制のもとに感染拡大を収束させ，感染が広がる国々に対し，個人防護具やワクチンを供与する，いわゆる「マスク外交」や「ワクチン外交」を展開している。マスクはイタリアが典型的な例であるが，EU加盟を目指すセルビアなどで，「EUを凌駕する」支援であるとの中国による宣伝が広められた[19)]。

EU諸国は中国との経済関係による利益を追求してきたが，2019年3月の欧州委員会による対中戦略文書[20)]ではルールに基づく国際秩序に中国を引き込むなどとし，中国国内の人権状況の悪化も指摘し，香港については基本法に基づく高度の自治は尊重される必要があるとしている。2018年版を2019年5月に更新したフランス国防省のインド太平洋の安全保障に関する政策文書は，北朝鮮問題，多国間協力や国連海洋法条約に挑戦する国々による緊張，環境問題の悪化などを指摘し，2020年8月に出されたドイツのインド太平洋政策指針文書[21)]もルールに基づく国際秩序，人権と法の支配の尊重などを挙げている。2020年12月に大筋合意されたEUと中国の投資協定はEUの観点からは，EUが推進する国際ルールに中国を引き込む手段の一つとみなすこともできよう。

偽情報の問題については，6月10日に欧州委員会とボレル外務・安全保障政策上級代表兼欧州委員会副委員長（以下，ボレル上級代表と略記）が，民主主義やEUおよび加盟国や地方政府の信頼性を損なうことを追求する内外の諸団体によって実施されているキャンペーンに加え，コロナ禍は，市民が偽情報による犯罪の犠牲になるなどの新たなリスクへの門戸を開いたと警告した。ここで，加盟国間やパートナーとの協力が重要とし，偽情報に対する今後に向けての提言をなした[22]。

欧州委員会は個別の分野について，対策や指針を発表していった。EUの全加盟国に感染者が広がり，EU市民，社会，経済にとっての深刻な公衆衛生上の危機とみなされ，経済的に大きな打撃を与えるとの認識のもとに，緊急経済対策を3月13日に発表した。①単一市場やバリューチェーンの生産と流通の一体性を維持することにより，医療に必要な備品・消耗品の供給を確保，②所得と雇用におよぶ不均等な影響や今回の危機の影響の永続性を回避するため，EU市民を支援，③企業を支援し，金融部門の流動性が経済支援の継続を可能にするようにこれを確保。④国家補助，安定・成長協定の枠組みを最大限柔軟に活用することによって，EU加盟国が協調し，断固とした対策を講じられるようにする[23]。

以下，感染拡大に直面したEUがこの時期に矢継ぎ早に打ち出した重要な対策を列挙する。

EU域内での供給を確保するため，3月15日には，マスクなどの個人防護具の域外への輸出は欧州委員会の認可が必要になった。4月26日には措置は延長されたが対象品目は削減され，5月26日には認可制を終えるとの発表があった[24]。

欧州委員会は，3月16日にはEU市民の健康のために必要不可欠な物資や医療サービスなどの提供を確保するため，緊急事態下における保健衛生に関し，単一市場の一体性を維持しながら健康を守る，効果的な国境管理への統合的な取り組みの指針を打ち出した[25]。感染拡大を受け，翌日，EU首脳は，欧州委員会の指針に基づき，第三国からの域内への不要不急の渡航（シェンゲン協定参加国民は例外）を30日間制限することで合意した[26]。欧州委員会は感染の拡大を防ぐため，4月8日にこの措置を5月15日まで延長するよう要請した[27]。

3月19日には，欧州委員会は，加盟国支援のため，人工呼吸器など集中治療用の医療機器，マスクなどの個人防護具のEUとしての最初の共同備蓄（rescEU stockpile）を作ることを決定した[28]。

欧州委員会は4月3日には，EU域外からのマスク，防護具，検査用品，人工呼吸器などの医療機器の輸入に対する関税と付加価値税について，EU加盟国や英国の要請を受け，一時的に免除することを承認した[29]。

4 月 15 日，欧州委員会は，感染拡大防止措置の段階的緩和に関する共同行程表を提案した。EU 域内の国境管理措置の加盟国間での連携のとられた形での解除，経済活動の段階的再開，ウィルスの感染拡大防止の取り組みの維持などの具体的勧告を伴っていた[30]。5 月 8 日には，欧州委員会は 6 月 15 日までの域内への不要不急の渡航の制限を提言した[31]。6 月 11 日に欧州委員会は，域内の国境管理を 2020 年 6 月 15 日までに解除し，現下の域外からの不要不急の渡航の一時的規制を 2020 年 6 月 30 日まで延長するよう提議し，本規制の漸進的な解除に向けた取り組み方を示した[32]。

4 月 16 日には欧州委員会は，感染症対策のためのアプリの個人情報保護規格の指針を発表した[33]。6 月 16 日には，EU 加盟国は，接触・追跡アプリの加盟国間の相互運用のための技術仕様について合意した[34]。10 月 19 日，欧州委員会は運用開始を発表した[35]。

5 月に掲載された欧州委員会のファクトシートでは，マスクなどの個人防護具や医療機器の不足に対処するため，欧州委員会のさまざまな支援のもとに，EU 加盟国内の製造業者は増産体制を作り出した。日本で知られている企業を例にとれば，スウェーデンのファッションブランド H&M はその供給網を使い，マスクや手袋，ガウンなどの防護具を生産し，最も感染者の多い国々に無料で届け（イタリアとスペインへの 10 万枚のマスクを含む），ZARA を保有しているスペインのアパレルメーカーのインディテックス社は主としてマスクを生産し，スペインへの 200 万枚の寄贈を誓約した。イタリアで香草酒を製造するラマゾッテイ社は，消毒剤の生産のためにカネッリの生産ラインを変更した。医療機器を生産しているオランダのフィリップス社は，毎週 1,000 機だった人工呼吸器の生産を 2,000 機に倍増した。ドイツのメルセデス・ベンツ社は，自社の 3D プリント能力を医療機器生産支援のために提供した[36]。

2. 首脳級の対処

EU 圏での感染が拡大前の 2020 年初頭の時点では，前述のように EU 加盟国の首脳や閣僚にとっての主要関心事項は 2021 年からの 7 年間の予算（MFF）

策定と英国離脱に関する交渉だった。しかしながら，域内の感染者数や死者数は急増し，対処すべき分野は経済のみならず，国境管理，保健衛生，域外国の支援など多方面にわたったため，新型コロナ対策は首脳級に上げて，合意形成を図ることになった。首脳会議は通常は年4回開催であるが，理事会ホームページの情報によれば，以下のように頻繁に開かれ，テレビ会議方式も活用された。

2020年3月10日，17日，26日，4月23日，6月19日（すべてテレビ会議），7月17-21日（対面），8月19日（テレビ会議，ただし，ベラルーシ，東地中海，マリに集中），10月1-2日（対面），15-16日（対面），29日（テレビ会議），11月19日（テレビ会議），12月10-11日（対面），2021年1月21日（テレビ会議）

3月10日の会議にはフォン・デア・ライエン欧州委員長，ラガルド欧州中銀総裁，ユーログループのセンテノ議長，ボレル上級代表も参加し，新型コロナの対処をめぐるEUによる調整について意見交換がなされた。イタリアや大きな悪影響を受けている国への同情の念が表明された。

首脳は，加盟国の共同のアプローチと欧州委員会との緊密な調整の必要性を強調し，適切な調整および共通の指針のために，加盟国の保健大臣や内務大臣が日常的に協議することで合意した。首脳は，優先分野として以下の4分野を特定した。① ウィルスの拡散の限定，関連情報の共有。② 特に，マスクと人工呼吸器に重点を置く，医療品の供給。欧州委員会に不足を防ぐための必要性の分析と提言を委任。欧州委員会からは，業界との連携，合同の公共調達が説明され，市民保護メカニズムを通じての購入の意向も示された。③ ワクチンを含む研究の増進。欧州委員会からはすでに1億4千万ユーロの拠出がなされ，17の研究プロジェクトが選定された。④ 社会・経済上の重大な影響に対する取り組みとして，流動性に対する影響への対処並びに中小企業や特に悪影響を受けたセクターへの支援およびその雇用者への対処。国家による補助や安定・成長協定の柔軟な運用が必要。欧州委員会は，経済情勢を緊密にモニターし，必要なイニシアチブをとることになった[37]。

3月17日の会議では，医療品や食品などの輸送，EU市民の本国への帰還の確保などに関する国境管理について欧州委員会が前日に発出した指針が是認された。ウィルスの拡散を防ぐため，対外国境については，欧州委員会の提言に基づき域外からの不要不急の入境に関する 30 日間の一時的制限も合意された。医療品の域外への輸出の事前許可制に関する欧州委員会の決定も首脳によって歓迎された。経済対策については，3 月 16 日のユーログループの声明も是認され，欧州委員会による単一市場に関する上述の国家補助関連などのイニシアチブが支持された。

新しく出たポイントとしては，第三国に滞留している EU 市民の帰還に関し，加盟国の現地の大使館や EU 代表部も加わり，合同での帰還を策定し，可能な場合は EU の市民保護メカニズムを用いるとされた[38]。

3 月 26 日の会議は先の会議に基づき，以下の 5 分野について加盟国の共同声明を発出した。以下に概要を記す。

① ウィルス拡散の制限　　全加盟国はそれぞれの官庁の助言や ECDC の指針，および欧州委員会の諮問パネルの勧告により，断固とした措置を執ってきており，今後も ICPR を通じて追い続ける。我々は EU 圏への不要不急の渡航の一時的制限により，対外国境の管理を強化した。我々は状況を評価し，かかる措置を延長するかどうかについてそのうちに決定する。我々は域内国境管理を一時的に導入しているが，人とモノについての円滑な国境管理および機能する単一市場の維持を 3 月 16 日の欧州委員会の指針などに基づいて確保する。欧州委員会の支援のもとに，域内国境内で立ち往生し，帰還を阻まれている EU 市民，国境をまたぐ通勤者や季節労働者の問題などについては早急に対処する。偽情報については断固として対抗し，欧州委員会とボレル上級代表は閣僚理事会に報告を行う。
② 医療機器の供給　　欧州委員会に対し，EU 圏全域に医療機器の緊急かつ十分な供給確保を支援する努力をさらに加速することを要請。時宜を得た信頼できるデータの提供面で加盟国は欧州委員会に対し緊密に協力すべき。欧州委員会は，産業界との協力のもとにストック，生産，輸入の概要を提供し，状況の改善をはかる。欧州委員会は個人防護具，人工呼吸器，検査用品の共同供給イニシアチブを追求し，我々は欧州委員会に手続きの迅速化を求める。欧州委員会は備蓄関連予算も増加する。個人防護具輸出の認可制は，域内のあらゆる規制解除につながるべき。WHO の勧告に照らし，検査能力の増大は緊急性がある問題で，全加盟国は欧州委員会に状況を報告する。
③ 研究の振興　　EU 圏での研究支援のために可能なことはすべて行う。1 億 4 千万ユーロをワクチンを含む 17 の研究プロジェクトのために運用済み。G7 や G20 の主要パートナー国とも共働。とくに，短期間でのワクチン開発のために地理的制限なく科学情報の共有が必要。我々は欧州の研究チームや企業の支援を加速する。欧州委員会などの関連イニシアチブを歓迎する。
④ 社会経済面での取り組み　　我々は新型コロナ危機の重大な影響を十分承知しており，連帯の精神のもとにあらゆる必要な対処を実施。ユーロ圏のすべての国々に対し，ECB が好条件の決然たる行動をとることを支持。ユーログループに 2 週間以内の提案を招請。国家補助について欧州委員会の柔軟な対応は主要な前進であり，安定・成長協定の免責条項の前例のない発動も同様。欧州委員会は結束政策のもとで 370 億ユーロの投資を公衆衛生上の今次の危機に使えるようにするなど提案しており，我々は迅速な採択を期待。欧州委員会の更な柔軟性を歓迎。EIB グループによる欧州

の企業，特に中小企業に対する支援を推賞。財務大臣にEIBグループの対応を増大させる可能性について迅速な検討を招請。外国からの直接投資をスクリーニングする欧州委員会の指針を歓迎。加盟国に対し，外国の投資から自らの戦略的なアセットや技術を守ることを要請する。この措置は危機状況下や以後のEUの戦略的自立性に貢献。新型コロナは世界中の人々を害し，グローバルな経済と貿易にも長期的影響を与えるので，これに対し，EUは国際協力と多国間による解決に取り組む。EUはコロナ危機との闘いにおいて諸外国や社会集団（communities）を最大限支援する。グローバルに統合されたバリューチェーンとサプライチェーンの維持強化も同様に支援。

⑤ 第三国で立ち往生のEU市民　　本国への帰還を求めるEU市民の支援をボレル上級代表と欧州委員会の支援を得て格段に強化する。領事タスクフォースが欧州対外活動庁によって設置され，欧州委員会および加盟国との密接な調整が確保されている。欧州委員会の緊急対応調整センターは市民保護メカニズムを通じて帰還を支援する。

新型コロナとの戦いは現下の急務であるが，とくに環境やデジタル化を含む，持続する成長などの平常状態に戻るため，この危機からの教訓を踏まえ，必要な準備も始めるべきである。このために，調整された出口戦略，包括的な回復計画と前例のない投資が必要。我々は，欧州委員長と理事会議長に，特にECBを含む他の諸組織との協議のもとに，行動計画を伴う行程表策定に着手することを招請する。さらに，今次の危機の教訓に基づき，EU内に，より野心的かつ広範な危機管理体制を置く時期が到来しているため，欧州委員会にこの点についての提案を依頼する[39]。

3.　経済回復計画

すでに，4月15日に出された新型コロナ封じ込め対策を解除するための共同行程表に続き，欧州委員長と欧州理事会議長はEU加盟国の3月26日の共同声明に基づき，4月21日に「回復のための行程表」[40]を発出した。この経済回復の行程表は，まず，「連帯，結束，収斂」を掲げ，EUレベルでの活動に焦点をあて，新型コロナの影響についての確実な将来予測は不能のため，柔軟かつ機敏で時宜に応じた対応を掲げた。行程表では「活動の主要分野」として，以下の4分野が挙げられた。

① 完全に機能し，再活性化された単一市場　　グリーンとデジタルへの移行が中核にあり，単一市場は繁栄と回復力の鍵的要素であると位置づけられている。ここで，ダイナミックな産業政策や外国からの直接投資のスクリーニングなどを通じて戦略的自立性を確保する重要性が強調されている。特に，健康関連分野での必需品の生産の緊急な必要性や金融部門の重要な役割が指摘されている。

② 前例のない投資努力　　回復を促進し，経済を近代化するためにマーシャル・プラン型の投資が必要。グリーンやデジタルの循環型経済への移行に多大

な投資をする。次期予算（MFF）やEIBグループが活用される。欧州委員会はEU予算とつながる回復パッケージを提案する。

③ グローバルな活動　ウィルスには国境がない。EUはグローバルなアクターとして，マルチラテラリズムとルールに基づく国際秩序を通じて，国連，WTO，G20，G7のパートナーとともにグローバルな対応の策定を助ける責任がある。同時に，支援を必要とする国々に支援を提供しなければならず，特に，近隣諸国に留意し，アフリカとの強いパートナーシップを発展させるべき。

④ 機能するガバナンス体制　これは危機を克服し，回復を確実なものにするための必須条件である。EUは一層の回復力を持ち，より効率的かつ実働的，すなわち，執行能力や調整された方法での危機管理能力に長けなければならない。法の支配や人間としての尊厳は，社会の回復を確保する最良の方法であり，我々のアプローチの中核にある。

4月23日のテレビ方式の会議では，新型コロナ封じ込めの対策を解除する共同行程表[41]が首脳に歓迎された。EUの戦略的自立性[42]を増大させ，必需品を域内で生産することが最重要であるとされた。4月9日のユーログループの5,400億ユーロ規模のパッケージの安全策を首脳は是認し，6月1日から稼働することを求めた。さらに，回復のための基金を置くことで合意がなされ，欧州委員会にMFFとのリンクを明確にしたうえでの提案を求めた[43]。

6月19日開催のテレビ会議では，首脳級で初めて，MFFと復興基金についての欧州委員会の提案が議論された[44]。.

7月17日に始まった対面での欧州理事会は，90時間もの交渉が続き，予算に合意するために5日目の21日に閉幕した。MFFの総額は1兆743億ユーロ，復興基金は7,500億ユーロで決着した。

ミシェル議長の会議後の発言（7月21日午前7時30分）によれば，「法の支配，ガバナンス，我々の共通の価値は，我々がなしていることの中核にあるべきで，本日の我々の決定の核心にある」[45]とされた。理事会の結論文書の項目A24は以下のとおりである。「EUの財政上の利益はEUの諸条約に組み込まれた一般諸原則，とくに，欧州連合条約第2条の価値に従って守られる。欧州理事会はEUの財政上の利益の擁護に重点を置く。欧州理事会は法の支配の尊重の重要性を強調する」[46]（第2条は，少数者に属する人々も含め，EUは人の尊

図表2　次世代EU復興基金（NGEU）

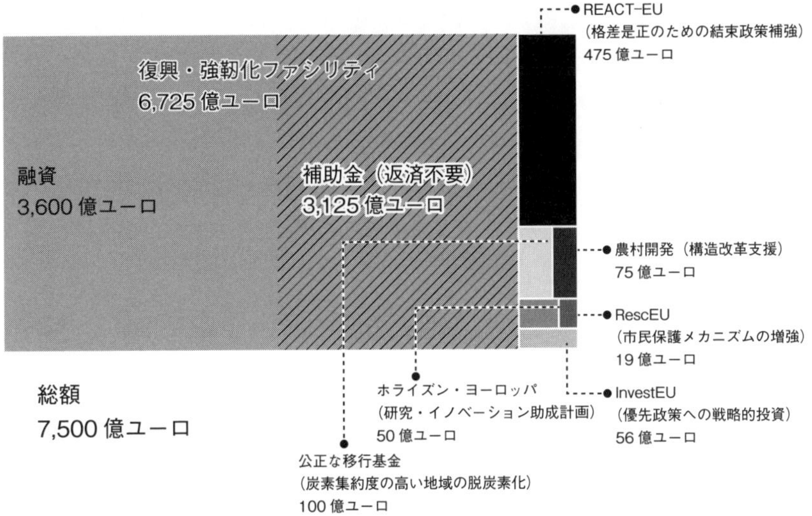

出典）Recovery Plan for Europe, https://www.consilium.europa.eu/en/infographics/ngeu-covid-19-recovery-package/　（アクセス日　2020年12月5日）

厳，自由，民主主義，平等，法の支配，人権の尊重という価値に基づくなどを規定）。

2018年頃から欧州委員会は予算と加盟国内の法の支配を結びつける方針だったと言われ，7月21日にハンガリーとポーランドの首脳はブリュッセルで共同会見を実施し，法の支配との切り離しに両国は成功したと述べた[47]。

4. ワクチンの追求

10月2日の会議も対面で行われ，新型コロナ関係で特にワクチンをめぐって意見交換がなされた。結論文書によれば，理事会に対して欧州委員会とともに，EUレベルでのワクチンの開発と配布について全般的な調整努力のさらなる増大を求めた[48]。すでに6月17日には，欧州委員会はワクチンの開発・製造・展開を加速化させるためのEUのワクチン戦略を発表した。同戦略の目的は，① ワクチンの品質，安全性，効能を確保，② グローバルな連帯の努力を主導しつつもEU加盟国とその国民のワクチンへの時宜を得たアクセスを保証，③可能な限り早期にEUのすべての人々にとって手頃であるワクチンに対する公平なアクセスを確保するものである[49]。10月2日の首脳会議では，加盟国間で検査，旅行，検疫などの分野での協力や調整面で改善の余地のあること，今後，定期的に協議することなどが取り上げられた[50]。

同月15–16日の対面の欧州理事会でも，状況の深刻さに鑑み，首脳は，理事会，欧州委員会，加盟国に対し，検疫規則，国境を越える場合の接触歴の追跡，検査の戦略，検査方法の合同のアセスメント，検査の相互承認，EU圏への不要不急の入境の一時的な制限について全般的調整努力を続けることを要請した[51]。

10月29日のテレビ会議では，第2波の広がりの中で，検査，追跡，ワクチンについて取り上げた。検査結果の相互承認，迅速に結果の出る検査方法は，最も必要とされている自由移動や単一市場が機能する上で，否定的な影響を削減するからである。追跡アプリの相互運用に関する欧州委員会の提案についても加盟国の参加が提唱された。追跡を容易にする共通の旅客位置情報書式（Passenger Locator Form）の制定も進められるべきとされた。検疫期間の調和の可能性についても議論された。ワクチン開発についても議論がなされ，グローバルレベルでの協力などが推奨された。これらの問題について，議長国ドイツは，問題点などを整理した報告書[52]を発出した。

欧州委員会が一括事前契約をしているワクチンについては，①加盟国への配布の公平性，②可能な限り，加盟国間の調和を図るため，それぞれの国内でワクチンが投与される優先グループについて意見交換がなされ，③現実的な問題として，保管方法や温度などの多大な物流管理の準備の仕事がある。④ワクチンに対する偽情報やフェイクニュースを防止しなければならないとされた。さらに，経済回復のためには，7月に合意したパッケージの速やかな履行の重要性が指摘された[53]。

11月19日のテレビ会議について，ミシェル議長は以下のように説明した。まず，ハンガリーとポーランドが法の支配に関するメカニズムに反対して予算をブロックしている事態に関し，具体的な国名は挙げず，7月の首脳会議で承認されたMFFと復興基金について，「我々は一致していなければならない，経済回復のために必須であり，可能な限り早急に履行の必要がある，全員に受け入れられる解決策をひき続き求める」（大意）と述べた。新型コロナについては，① 検査に関し，PCR検査を補完する迅速な抗原検査について，加盟国の共通のアプローチをいかに進めるか，検査とその結果の相互承認に向けて共働する必要があり，それぞれの国の検査戦略について議論し，ベストプラクティスを交換した。② ワクチンについては全EU市民が入手でき，手ごろであることを確保するために，認可後のそれぞれの国としてのワクチン接種計画の準備を早めるとした。③ さらに，保管や輸送問題に加え，人々の間に増加しているワクチンに対する不信に対し，ワクチンの価値を明確に伝えなければならないとした。④ 年末の休暇シーズンを控え，制限の解除について議論されたが，過去の教訓に学び，徐々に，かつ過去の厳しい措置に戻ることも含むものでなければならないとされた[54)]。

12月10日の対面の会議では，法の支配と予算のリンクの問題に関し，ハンガリー・ポーランドとの間でとりあえずの妥協が成立し（この点については本書のポーランドとハンガリーの章を参照），MFFと復興基金が合意され，新型コロナ対策への2021年からの拠出が可能になった。

首脳は，EUにおける疫学上の状況にひき続き懸念を示し，感染拡大に対抗する努力の維持を要請した。ここでも，加盟国間で経験や将来計画の共有を高め，状況が許せば，徐々に規制解除に備えることで合意した。

より具体的には，首脳は，欧州委員会に，抗原テストの共通の枠組みとその結果の相互承認に関する勧告を理事会に提出することを求め，ワクチンの認可証明に関する調整されたアプローチも進められるべきだとされた。さらに，ワクチンがタイミング良く配布されるための準備，ワクチンに関する偽情報に対し明確で事実に基づく情報提供の重要性が強調された。ワクチンは，グローバルな公共財として扱われるべきだとされ，COVAXファシリティーを含む国際的な対応に貢献を続けるとの表明が繰り返された[55)]。

EU加盟国は6月の首脳会議で欧州委員会にワクチンの共同調達を委任した。加盟国がそれぞれ交渉すると競争になり，さらに，十分な量を確保するための方策で，加盟国は交渉の当初から関与した。欧州委員会は主要な製造会社と予備協議を始めた。8月27日のアストラゼネカ社との事前購入契約発効を始めとし，1 月 8 日の欧州委員会の資料では，サノフィー・GSK 社，ジョンソン・アンド・ジョンソンの子会社のヤンセンファーマ社，ビオンテックとファイザー社（共同開発），キュアバック社，モデルナ社との契約が発効しており，ノババックス社とバルネバ社との予備協議は終了している。EMA による安全性や効能などに関する評価に基づく勧告を受け，欧州委員会は 12 月 21 日にビオンテック・ファイザーのワクチンの条件付き製造販売承認（CMA）を与え，加盟国では同月 27 日から接種が始まった。2021 年 1 月 6 日には，モデルナ社のワクチンも承認された[56)]。

2021 年 1 月 21 日の臨時欧州理事会では，抗原検査の活用拡大と，抗原検査や PCR 検査結果の相互承認が合意された。変異種のリスクに照らし，理事会は域内の旅行および EU 域内への不要不急の旅行に関する勧告の再検討が示唆された[57)]。域内の国境管理を再導入する国も出てきた。この 2 日前に，欧州委員会は新型コロナウィルスに対するさまざまな強化された対策を列挙した政策指針文書[58)]を提示した。

12 月の首脳会議では将来のパンデミックにより良く対応するために，WHO の枠内でパンデミックに関する国際条約を策定することを含む，国際協力の強化を推進するとの提案もなされた[59)]。すでに，ミシェル欧州理事会議長は，12 月 3 日，新型コロナウィルス感染症のパンデミックに対する国連総会の特別セッションにビデオメッセージで参加し，そのスピーチで国際条約を提案した。同条約は，① リスクの監視，② 研究への資金提供と研究連携の向上，③ より効果的な警戒システムと情報共有，④ 医療へのアクセスの改善，⑤ 医療制度の強化やサプライチェーンの確保に対処するものである[60)]。

第 3 節　EU レベルでの 10 項目の新型コロナ対応

理事会のホームページは 12 月 9 日にこの表題の 10 項目の説明を 12 月 9 日に掲載した[61)]。EU としての施策や実績が端的に示されており，以下が概要である。

1．回復支援

7,500億ユーロの復興基金（次世代EU，NGEUと呼ばれるようになった）ではすでに打ち出された政策であるデジタル化と気候・環境への取り組み（グリーンディール政策）が優先される。次期7年間の予算との合計額は1兆8,240億ユーロ規模。これに加え，EUは5,400億ユーロの支援パッケージを提案。ECBは1兆3,500億ユーロの加盟国政府支援を提供。

2．旅行措置の調整

EU圏内で自由移動を守る措置として，圏内を赤，黄，緑のゾーンに分類。ECDCが加盟国から提供されたデータに従った色分けを毎週木曜に公表。加盟国が地域ごとの疫学状況に基づき，旅行手段を決定する助けとなる。利用者のために，Re-open EUという名称の関連情報ウエブサイト（24カ国語）を公開。

3．ウィルス拡散の減速

域外からの不要不急のEUへの入域を一時的に制限。EU圏内の疫学的状況の改善に伴い，7月1日より，一部の第三国からの入域制限の中止に加盟国が賛同。

4．ワクチンを求めて

EUと加盟国は共に安全なワクチンの開発，製造，頒布を促進。事前購入契約により十分な量を確保。すでにワクチン開発会社6社との契約を締結。EMAはこれらのワクチンの審査を始めており，2020年末までに認可の可能性がある（前述のように接種は12月に始まった。）

EUは加盟国とWHOとともに，ワクチンへの世界中からのアクセスのためのグローバルな取り組みを調整している。世界中が安全であって始めて，EUは安全になる。

5．EUの保健システムの支援

EUは，本危機を通じ，加盟国やEU機関との継続的な接触によって危機管理と調整を確保。rescEUと呼ばれる仕組みの下に，EUは個人防護具や人工呼吸器の備蓄を行い，加盟国の利用に供している。主要備品に関し，EU内での恒常的な供給確保のため，共同公共調達や域外への輸出を調整。将来の健康問題の危機に対処するため，EU4Healthというプログラムを提案。

6．職を守る

EU は働き手や自営業者を支援するために欧州委員会が提案した，「緊急時の失業リスク緩和のための一時的支援策（SURE）」を提供。加盟国に有利な条件で 1,000 億ユーロを融資。理事会は 18 カ国への 903 億ユーロの支援を承認。すでに以下の国々に総額 395 億ユーロを拠出済み。イタリア，スペイン，ポーランド，ギリシャ，クロアチア，リトアニア，キプロス，スロベニア，マルタ，ラトビア，ベルギー，ルーマニア，ハンガリー，ポルトガル，スロバキア[62]。

7．EU 加盟国による新型コロナ対応に融資

EU は，「新型コロナウィルス対応投資イニシアチブ」を通じて EU の構造基金から約 370 億ユーロを充てて EU 加盟国の危機対応を支援。

8．EU の連帯の高揚

EU はさまざまな加盟国出身者から編成される医療部隊の派遣を支援。EU 連帯基金の使途を広げ，本年度は 8 億ユーロを加盟国の健康上の危機対応の財政支援に提供。

9．最も打撃を受けた経済セクターの支援

食糧のサプライチェーンを守り，食糧不足を避けるために，新型コロナで悪影響を受けた農業および漁業セクターを柔軟に支援。

10．世界のパートナーを支援

緊急の健康上の危機や人道上の必要に対処のため，チーム・ヨーロッパの仕組みを通じて 385 億ユーロを支援。EU は人道支援物資も空輸。

第 4 節　EU 市民の在外からの帰還

EU レベルでの協力の仕組みを用いた具体例として，航空便が次々に欠航するなどの中で，在外に取り残された EU 市民の帰還オペレーションをここで，概観する。

危機の勃発当時，62 万 5,000 人もの EU 市民が在外で立ち往生し，航空便も次々に欠航した。EU 市民の帰還調整は，通常の国の政府に当たる欧州委員会

の市民保護・人道支援総局が中核になった。ダイヤモンド・プリンセス号からの帰還もその一例であった。

すでに1月28日には武漢に滞在するEU市民への支援を求めるフランスの要請により，市民保護メカニズムが発動された。1月31日，2月1日，2日の3便で合計447名のEU市民が武漢を出発した。EU圏以外の国籍で同乗した帰還者は合計111名だった。

3月17日，EUの外相にあたるボレル上級代表にEU市民の帰還調整が委任された。EUの外務省にあたる対外活動庁の軍事参謀本部内にタスクフォースが置かれた[63]。EU加盟国の国防大臣級のテレビ会議も4月6日と5月12日に開催された。

大規模災害時は，常に軍事部門が活用され，ダイヤモンド・プリンセス号の場合でも，防衛省の資料によれば，自衛隊は医療支援，生活支援，下船者の輸送支援を実施し，対特殊武器衛生隊を含む，救援に費やした延べ人数は約2,700名だった。ウィルス対策には生物・化学兵器に対する備えが役立つ。

EU加盟国の軍隊は医療物資や医療チームを国内外で輸送し，自国内で野外病院や検査施設も急造した。患者や帰還民も輸送した。一例として，ルーマニア空軍は医師と看護師のチームを4月にミラノに，ドイツ空軍は集中治療中の患者もフランスやイタリアなどからドイツの病院に輸送した。

通常の国であれば外務省と国防省は別組織であるが，EUの対外活動庁は双方の要員から成っている。タスクフォースにはECHOやEU加盟国の領事部の代表なども参加し，関係国の国防省は情報共有のためにオンラインで結ばれた。救援の具体的な調整は，ECHOのERCCがあたった。タスクフォースは非公式にNATOとも情報を共有していた[64]。

5月16日に，ボレル上級代表は，帰還を必要とする約60万人を超えるEU市民の中で約59万人以上が帰還し，同日，タスクフォースは任務を成功裏に終えたと述べている。ECHOは，その後も要請があれば，帰還などの活動を実施するとしている[65]。

5月14日付の資料によれば，市民保護メカニズムによる調整のもとでは272の便で全世界から約67,290人（EU市民59,760人）が帰還した。ドイツ国籍者は桁違いの32,815人（二番目に多いフランスは5,970人）で，圧倒的多数の約

図表 3　EU が調整した EU 市民の帰還（欧州委員会市民保護・人道支援総局）

（1）帰還飛行便を出した国

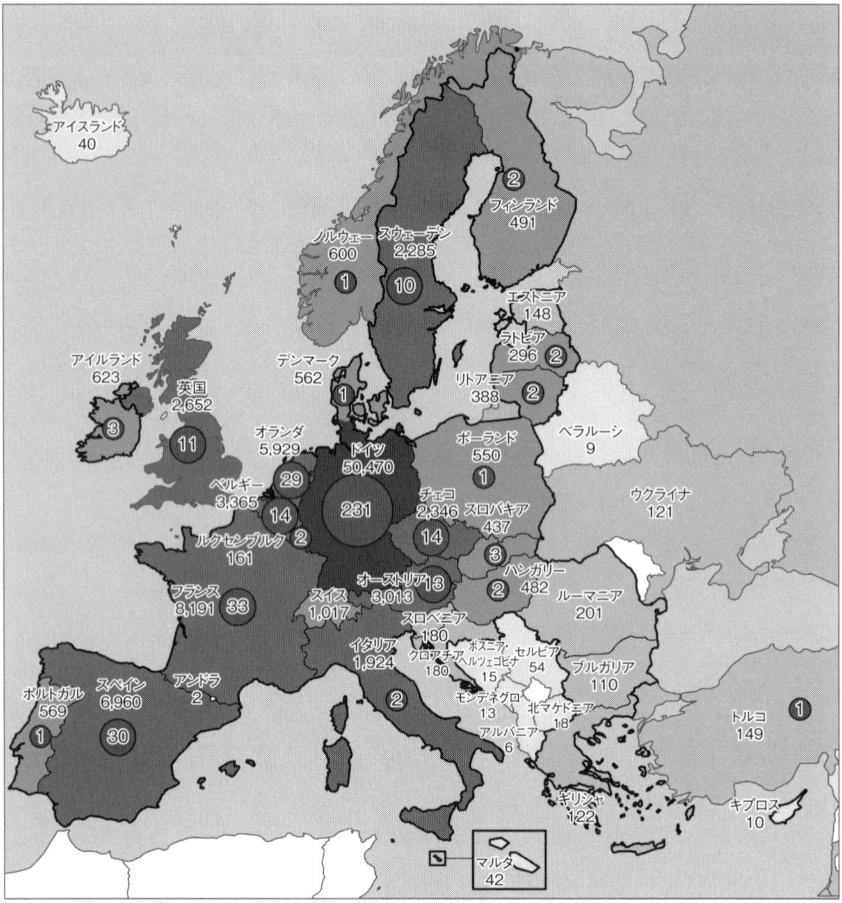

飛行便を出した国（EU 緊急対応調整センター ERCC に非 EU 市民も含む帰還者の完全な数の情報が提供された便のみ記載）

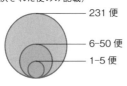

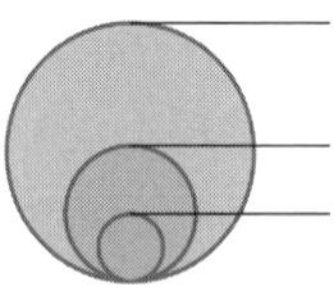

EU境界

市民保護メカニズムにより帰還したEU市民数

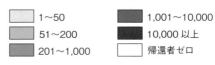

1～50
51～200
201～1,000
1,001～10,000
10,000 以上
帰還者ゼロ

注）市民保護メカニズムには，EU 非加盟国のアイスランド，ノルウェー，セルビア，北マケドニア，モンテネグロ，トルコが参加

作成，2020年12月3日10時時点）

（2）帰還飛行便が出発した国

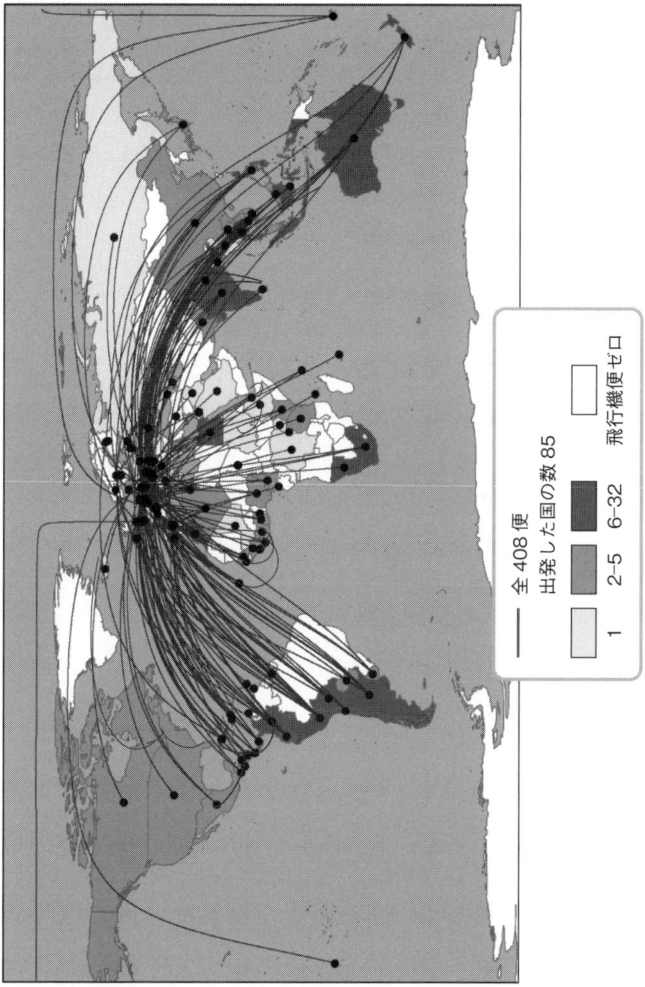

100,313　EU市民保護メカニズムにより帰還した市民総数（概数）

90,060　内EU市民総数

（1）（2）の出典）欧州委員会市民保護・人道支援総局　2020年12月3日付公表資料
https://ec.europa.eu/echo/sites/echo-site/files/coronovirusoutbreak_euresponse_repatriation_pdf.pdf

157 もの便をドイツが出した。

ここに掲載している更新版の 12 月 3 日現在の資料では，408 の便で全世界からこのメカニズムにより，100,313 人（EU 市民 90,060 人）が帰還した。ドイツ国籍者は 50,470 人でやはり最大であり，231 便を出し，次いで 8,191 人のフランスは 33 便を出している。

第 5 節　EU 域外国への支援

EU が主催した首脳級の行事である 5 月 4 日の新型コロナウィルス・グローバル対応サミットについてはすでに本章で言及しており，このほか，EU は新型ウィルスの域外国による感染対応への支援を提供する枠組み（チーム・ヨーロッパ）を 4 月 8 日に発表し，理事会はこれを 6 月 8 日に承認した。EU および EU 加盟国，欧州投資銀行，欧州復興開発銀行などの金融機関の支援を統合する取り組みであり，11 月 24 日のデータでは 385 億ユーロ規模である。対象分野は，① 差し迫った健康危機や人道的必要性，② 保健，水道，衛生面の強化，③ 危機のより長期の社会経済的影響の緩和である。以下の EU による支援の中にも，チーム・ヨーロッパの事業が入っている[66]。ミシェル欧州理事会議長は，4 月 15 日にアフリカとのパートナーシップの重要性に言及している[67]。以下は EU による支援についての概観で，すべての支援を網羅するものではなく，日付は報道発表の日付である。

4 月 22 日には，欧州委員会が EU の加盟候補国および近隣 10 カ国に，新型コロナによる経済的影響を限定するため，総額 30 億ユーロのマクロ金融支援の融資を優遇した条件で実施する案を策定し，5 月 20 日に経済財政理事会がこれを認めた。対象国と額は以下のとおり。アルバニア（1 億 8 千万ユーロ），ボスニア・ヘルツェゴビナ（2 億 5 千万ユーロ），ジョージア（1 億 5 千万ユーロ），ヨルダン（2 億ユーロ），コソボ（1 億ユーロ），モルドバ（1 億ユーロ），モンテネグロ（6 千万ユーロ），北マケドニア（1 億 6 千万ユーロ），チュニジア（6 億ユーロ），ウクライナ（12 億ユーロ）[68]。

4 月 28 日，欧州委員会委員長およびボレル上級代表とサヘル 5 カ国（ブルキナファソ，マリ，モーリタニア，ニジェール，チャド）とのテレビ会議で，EU側は，パンデミックの影響への対処も含め，1億9,400万ユーロの追加支援を表明した[69]。

4月29日，欧州委員会と欧州投資銀行は共同で，西バルカン諸国に対し，33億ユーロ超のパンデミック対策などのための緊急支援を発表した[70]。

5月8日に「人道的空輸」(humanitarian air bridge チーム・ヨーロッパの取り組み）が開始され，7月29日付資料によれば，国連とも調整し，45便を運航し，1,100トン以上の医療物資や1,475人の医療・人道支援従事者を送達。アフガニスタン，ブルキナファソ，中央アフリカ，コンゴ民主共和国，イラン，スーダン，南スーダン，ハイチ，ソマリア，ギニアビサウ，イラク，イエメンを含む[71]。

6月4日，欧州委員会は同日のグローバル・ワクチン・サミット（Gavi ワクチンアライアンス第3次増資会合）で，2021–25年の間に，3億ユーロの資金提供を誓約。世界で3億人の子供に予防接種を行い，ワクチンの備蓄に資金を提供し，感染症の予防に役立てる[72]。

6月17日，EUは新型コロナ対策のためのアフリカの角地域（東アフリカの地域機構「政府開発機構（IGAD）」）の業務支援に6,000万ユーロ拠出を発表した。移民・難民・避難民など脆弱な集団に焦点を当て，850万点以上の個人防護具を含む医療用品を提供。貿易維持のために国境や重要なサプライチェーンの確保も支援[73]。

7月2日にEUは北アフリカでの移民の保護，地域社会の安定化，新型コロナ感染症対策のための新包括的援助計画を採択。8,000万ユーロの新基金を創設。アフリカ向けEU緊急信託基金（EUTF）から未契約分の資金を再配分し，3,000万ユーロ拠出[74]。

7月20日にはアフリカ南部12カ国に対し，新型コロナ，干ばつなどの異常気象などに対応する人道援助のためのパッケージ資金合計6,470万ユーロ[75]を欧州委員会が拠出すると発表。

8月31日に，新型コロナ感染症の世界中でのワクチンの公平かつ平等なアクセスを目指す国際的枠組みであるCOVAXファシリティにEUが参加し，4億ユーロまで拠出の意向を表明した[76]。

10月30日，欧州委員会は，フィリピン，ネパール，および南東アジア地域に対し，新型コロナおよび自然災害などに対する人道援助として，810万ユーロの拠出を発表[77]。

11月12日，新型コロナのワクチン確保のためのCOVAXファシリティーへの拠出金を4億ユーロから5億ユーロに低・中所得国向けに引き上げるとEUは発表した[78]。

11月23日，EUは最も貧しく脆弱な29カ国の債務について，新型コロナに対するこれらの国内での支出を増やせるよう，IMFの債務返済救済のため，大災害抑制・救済基金（CCRT）に1億8,300万ユーロを拠出するとした[79]。

11月30日，10月15–16日の欧州理事会の要請に基づき，特にアフリカの低所得国の債務による脆弱性の深刻化に対し，新型ウィルス感染症の深刻な影響への一助として，返済猶予などに向けた連携の取れた国際的なアプローチへのEUの支持を理事会が明示した[80]。

12月1日，チーム・ヨーロッパの事業として，新型コロナに対するASEAN諸国への医療支援のために，2,000万ユーロの拠出を発表した[81]。

12月2日，新型コロナによる経済状況悪化の中で，エチオピアのティグレ州の紛争によるスーダンへの難民の流入という事態のため，EUは「スーダン支援プログラム」に7,000万ユーロを拠出するとした[82]。

12月15日には，2021年に，低・中所得国へのワクチン提供のために5億ユーロをCOVAXファシリティーに拠出（1億ユーロのグラントとEIBの4億ユーロのローン）し，これにより配給の規模が拡大されるとの報道発表があった[83]。

12月18日には，欧州委員会は，ベナン（4,656万ユーロ），中央アフリカ（1,400万ユーロ），リベリア（870万ユーロ），シエラレオネ（1,500万ユーロ），合計8,426万ユーロを新型コロナウィルス対応のために支援すると発表した[84]。

12月19日にはEUは，新型コロナによって深刻化した上述のエチオピアのティグレ州の人道危機に対し，2,370万ユーロの追加支援をするとした[85]。

2021年1月21日の臨時首脳会議後の共同記者会見でフォン・デア・ライエン欧州委員長は変異種の問題にも触れ，世界中でのウィルスの広がりから，ワクチンの対外支援を早めに行うことは自己利益でもあると述べた。COVAXのワクチンが不足しているので，準備が整うまで，EU圏のワクチン接種を止めることなしに，EUのワクチンを提供しうるという考えを明らかにした[86]。

おわりに

EU圏では新型コロナウィルス変異種などによる感染のさらなる拡大の懸念が2021年に入って増大し，これに対応するためにEUの理事会は域外国からEUへの渡航制限勧告を2月2日に改訂した[87]。単一市場の機能を確保するためには域内国境を開いておくことが必要であるとの原則から，理事会は域内国境管理の再導入を避けるための調整されたアプローチも勧告している。国境の閉鎖や全面的な旅行禁止などは正当化されず，義務的な検疫や検査などで十分な効果があるとされる。無差別な旅行禁止を課すべきではないとしながらも，ウィルスの拡散を封じ込めるためにはEU圏内の不要不急の旅行制限の必要性は認められており，EU圏内で直近14日間での感染が極めて高い地域や懸念すべき変異種が広がっている地域からの旅行者への検査措置や検疫が提言されている[88]。

感染の予防については，欧州委員会はファイザー社・ビオンテック社の共同開発ワクチンおよびモデルナ社のワクチンに続いて，2021年1月29日，アストラゼネカ社が開発したワクチンについても条件付き販売を承認した。しかし，アストラゼネカ社のEU内の工場で量産が遅れるとの連絡が同月22日にあった。別途，ファイザー社・ビオンテック社のワクチンもベルギー内の工場の量産のための改修で一時的に供給量が減り（執筆時点で改修工事は終了），モデルナ社のワクチンも供給が遅れる見通しになった。欧州委員会は，アストラゼネカ社との契約書を公表するなど反発し，アストラゼネカ社側は，22日の通告よりも多くの量を供給するとしたが，EU圏内ではすでに接種が始まっており，ワクチンの供給がEUにとっての緊要な問題となった。多くの製薬会社が委託生産を始めた。2月17日にはモデルナ社との追加契約が発表された。

1月29日に欧州委員会はEU圏内からのワクチンの輸出について，「透明性と認可に関するメカニズム」[89]と呼ばれる3月末までの時限付きの輸出認可制度を導入した。（本制度の北アイルランドとの関係については第Ⅱ部第9章参照）。ワクチンについては，EU は開発会社に対して大規模な投資をしており，EU 市民への迅速な接種のために，域内のワクチン不足に対応して透明性を確保する措置として本制度の導入は説明された。対象は，EU が事前購入契約を結んだ企業からの域外への輸出のみに限定され，本措置は WTO での EU のコミットメントと一致[90]。この輸出認可制度からは，欧州経済領域（EEA）諸国，西バルカン諸国，EU の近隣諸国，COVAX ファシリティー関連（低・中所得の 92 カ国向け）などや緊急人道支援対応は除外されている。

2 月 1 日の日 EU・EPA 第 2 回合同委員会で茂木外相は EU 域内から日本に対するワクチン供給に支障が生じないように求め，EU 側は日 EU 間の良好な関係に鑑み，日本への円滑なワクチン輸出を確保するよう最大限努力するとした[91]。日本が事前契約をしていたファイザー社とビオンテック社の共同開発ワクチンは，2 月 5 日に EU は第 1 便の輸出を許可した。12 日に日本に到着し，厚生労働省が承認し，このワクチンの接種が始まった。第 2 便は 21 日に到着した。

フォン・デア・ライエン欧州委員長は，ワクチン生産の遅延問題に関し，増産のためにタスクフォースを委員会内に設置したと述べた。同委員長によれば，開発に重点を置きすぎ，ボトルネックはサプライチェーン，原材料，大量生産能力にあり，製薬会社とともに目下，これらの問題に取り組んでいると述べた。同委員長は，EU としてワクチンを連帯の精神で共同発注し，共有していることは適切であり，EU 内の大国だけがワクチンを得るようなことは，域内市場や EU の一体性の終焉であると述べた[92]。

新型コロナの感染拡大は域内国境の閉鎖を招き，単一市場という EU の存立基盤が脅かされた。危機の初期段階では EU レベルでのマスクや防護具，人工呼吸器などの備蓄の用意もなく，従来の緊急対応メカニズムでは加盟国間で十分な調整が迅速にできなかったことを EU は認め，危機のさなかにあっても将来の感染症危機への備えを始めた。11 月に出された保健連合の提案は，今回の危機で明らかになった教訓を踏まえ，加盟国間の綿密な調整のためのメカニズムの強化や，既存の ECDC や EMA の役割の強化・拡大を目指している。この中には，既存の早期警告対応システム（EWRS）の拡充も含まれる。監理体制の強化などのために，感染や病床の空き状況などに関し，加盟国は迅速に情報提供するなど，加盟国間および欧州委員会の情報共有体制の強化策も入っている[93]。欧州委員会はこの保健連合強化のために，医薬品の共同開発，認可，製造，販売までを対象とする「欧州製薬戦略」[94]を同月，発表した。新型コロナのような非常時に限らず，難病への対応，EU内の製薬業界の競争力・革新力の維持や「戦略的自立性」が掲げられている。

新型コロナ危機は，EUの広い意味での安全保障認識の変化を加速した。国やEUの存立に対する脅威は武力攻撃に限らず，脅威は進化しており，「複合（ハイブリッド）的脅威」への対処も，7月に発表された安全保障連合戦略は掲げている[95]。新型コロナの文脈では，偽情報は複合的脅威に入れられ，以下のように対策の強化が12月15日の理事会の結論文書で要請された。

「複合的脅威はEUの安全保障，安定および共通の価値と原則に対して高まっている脅威であり，敵対的な国家や非国家行為体は，民主主義や民主主義制度を貶め，選挙に介入し，人々を分断し，あるいは概して秘かに影響力を拡大するために，型にはまらない手段を用いることを目指している。新技術や現在進行中のようなパンデミックは，敵対的なアクターによる干渉拡大の好機となり，加盟国やEU諸機関にとっては，感染症以外の更なる挑戦になる。我々は，敵対的な国家や非国家行為体に端を発する複合的脅威から我々の民主主義社会と制度を防護しなければならない。悪意あるサイバー活動，偽情報，経済安全保障への脅威に対処するためには，良く機能する協力と調整力を伴う包括的なアプローチを必要とする」（大意）[96]。EUの結論文書としては異例に直截的であるが，基盤である民主主義の存立にかかわるとする危機感を反映しているものとみられる。

すでに，生物・化学兵器の問題は，世界的に軍縮・軍備管理分野で検討されてきたが，フォン・デア・ライエン欧州委員長は，2021年1月26日の世界経済フォーラム「ダボス・アジェンダ」でのオンライン演説で，将来の感染症脅威に対し，座視することなく備えるために公的部門と民間部門の双方が含まれる「バイオ防災プログラム（bio-defence preparedness programme）」を，EUが目下設置策定中の「EU保健緊急準備・対応局（HERA, European Health Emergency Preparedness and Response Authority）」に置く構想を明らかにした[97]。2月17日に欧州委員会は「HERAインキュービレーター」と呼ばれる，新型コロナの変異を研究し，次世代のワクチンの開発を準備するプログラムを提案した[98]。

欧州委員会は発足以来，一貫して，欧州統合を強化する施策を続けてきた。今回の危機から生まれた復興のための予算や MFF は，将来に向けて掲げられていたグリーンディールやデジタル化の推進を図れるように組まれている。EU と加盟国はパンデミックの被災前の状態に復帰することを目指しているのではなく，将来に向けての政策が掲げられている。今回のコロナ危機は，大きな犠牲も払いながら，しかも，存立基盤である民主主義や経済的繁栄が脅かされる怖れにも直面している EU にとって，次世代に向けて，欧州統合の刷新・強化を生み出す契機にもなってきているといえよう。

[注]

1）Remarks by President Charles Michel after the video conference of the members of the European Council on 29 October 2020. 仏語版も参照した。

なお，英語の Europe やそれに該当するフランス語，ドイツ語，オランダ語，イタリア語などでは，日本語と異なり，大西洋からウラル山脈までの地理的な空間のみならず，EU を意味して用いられるが，本章では固有名詞など以外は，原語が英語などでも，EU を指す場合は「ヨーロッパ」，あるいは「欧州」と訳さず，EU と表記する。

2）European Commission, Communication from the Commission to the European Parliament, the Council, the European Economic and Social Committee and the Committee of the Regions, Building a European Health Union: Reinforcing the EU' resilience for cross-border health threats, 11.11.2020, COM（2020）724（以下，Commission Communication, European Health Union と略記する），p. 1. このデータには，EU 加盟国に加え，EEA（欧州経済領域）の EU 非加盟国（リヒテンシュタイン，アイスランド，ノルウェー）および英国が含まれている。

3）https://ec.europa.eu/commission/presscorner/detail/en/qanda_20_1216（*Updated on 03/07/2020）などを参照。なお，以下の欧州委員会のプレスリリースが出典の場合は，“European Commission, Press release”の記載を省略する。

4）Commission Communication, European Health Union

5）European Commission, Communication from the Commission to the European Parliament, the European Council, the Council, the European Economic and Social Committee and the Committee of the Regions on the EU Security Union Strategy, 24.7.2020, COM（2020）605 final（以下 Commission Communication, EU Security Union Strategy と略記する）

6）EMA, News 09/12/2020, 11/12/2020, 18/12/2020, 22/12/2020.「欧州医薬品庁にサイバー攻撃 ファイザーの新型コロナワクチン標的」2020 年 12 月 10 日，時事通信。

7）第十二条防災および人道的活動

1　両締約者は，災害のリスクを軽減し，及び災害に対する強靱性を高めるため，災害の防止及び軽減，災害への準備及び対応並びに災害からの復旧に当たり，協力並びに適当な場合には両締約者間における並びに地域的および国際的な段階における調整を促進する。

2　両締約者は人道的活動（緊急の救援活動を含む。）に当たり，効果的な対応を調整して行うため，協力するよう努める。
日EU戦略パートナーシップ協定の上記条項は2019年2月1日から暫定適用されている。
日EU関係に関してはコンラート・アデナウワー財団ホームページ掲載の拙稿などを参照。Takako Ueta, “A New Era of Japan-Europe Cooperation in a Changing World,” April 2020. https://www.kas.de/documents/287213/8235283/A+New+Era+of+Japan-Europe+Cooperation+in+a+Chaging+World.pdf/7431defb-081d-62fb-61d3-7ae8f1012c9f?version=1.2&t=1587965112022
「第14章　日本とEUの関係，I．日欧関係の発展（木村崇之），II．日EU関係の変容（2005-2014年）（植田隆子）」植田隆子・小川英治・柏倉康夫編『新EU論』信山社，2014年。

8）Peter van Kemseke, *Europe Reinvented*, Boeklyn, Belgium, 2020, pp. 41-45. 本章のEUの初期の対応については，本書の分析を参考にしている。
9）Council of the European Union, The EU Integrated Political Crisis Response-IPCR-Arrangements in brief, 2016.
10）Council of the EU, Press release, 2 March 2020
11）STATEMENT/20/178（1 February 2020）
12）IP/20/600（6 April 2020）
13）Ibid.
14）IP/20/613（7 April 2020）
15）https://ec.europa.eu/echo/news/coronavirus-eu-mobilises-help-italy-croatia-and-neighbouring-countries_en（アクセス日2020年11月30日）
16）SPEECH/20/675（16 April 2020）
17）Outcome of Proceedings, Council Conclusions of COVID-19, 6038/20, 13 February 2020
18）European Commission, Daily News 02/03/2020
19）Van Kemseke, *op.cit.*, p.80, pp. 151-156, 163-166; F. Gaub and L. Boswinkel, *How Covid-19 Changed the Future*, EUISS, Paris, December 2020, pp. 7-20.
20）European Commission and the High Representative of the Union for Foreign Affairs and Security Policy, Joint Communication to the European Parliament, the European Council and the Council, EU-China – A strategic outlook, Strasbourg, 12.3.2019 JOIN（2019）5 final.
21）Ministry of Armed Forces, France and Security in the Indo-Pacific, 2018 edition-updated in May 2019; The Federal Government, Policy guidelines for the Indo-Pacific region, August 2020
22）https://ec.europa.eu/commission/presscorner/detail/en/AC_20_1038（アクセス日2020年11月30日）
23）IP/20/459（13 March 2020）
24）https://trade.ec.europa.eu/doclib/press/index.cfm?id=2147（アクセス日2020年11月30日）
25）COVID-19 Guidelines for border management measures to protect health and ensure the availability of goods and essential services, C（2020）1753 final, 16.3.2020
26）Conclusions by the President of the European Council following the video conference with members of the European Council on COVID-19, 17 March 2020
27）IP/20/616（8 April 2020）
28）IP/20/476（19 March 2020）
29）Commission Decision of 3.4.2020 on relief from import duties and VAT exemption on importation granted for goods needed to combat the effects of the COVID-19 outbreak during 2020, C（2020）2146 final, 3.4.2020
30）European Commission, Joint European roadmap towards lifting coronavirus containment measures, 2020/C126/01, 17.4.2020

31）COM（2020）222, 8 May 2020. 域内国境については，C（2020）3250 final，13.5.2020 も参照。
32）COM/2020/399 final，11.6.2020. なお，域外の国境管理ついては，欧州国境沿岸警備機関（FRONTEX）および欧州国境沿岸警備隊が置かれている。
33）IP/20/669（16 April 2020）
34）IP/20/1043（16 June 2020）
35）IP/20/1904（19 Oct. 2020）
36）Factsheet: European Commission, Coronavirus, EU Industry Joins Forces to Help European Citizens, May 2020
37）Conclusions by the President of the European Council following the video conference on COVID-19, 10 March 2020
38）Conclusions by the President of the European Council following the video conference with members of the European Council on COVID-19, 17 March 2020
39）Joint statement of the Members of the European Council, 26 March 2020
40）European Commission and European Council , A Roadmap for Recovery
41）行程表の中で，ECDC と新型コロナの専門家パネルの科学的助言に基づいた，封じ込め措置解除のための勧告の 8 項目の概略は以下のとおり．
1. 対処は段階的に取られ，その効果を図るには時間が必要であるため，次の措置との間には1カ月程度の十分な時間を置くべき。
2. 一般的な措置は狙いを定めた措置に徐々に取り換えられるべき。
3. 措置の解除は，国の特異性を考慮に入れ，限られた地域に影響のあるものから始め，地理的に広げるべき。
4. 域内国境と域外国境の開放は，段階的アプローチが必要。域内国境管理は調整された方式で解除されるべき。欧州委員会は域内国境の管理の再導入が域内市場と自由移動におよぼす影響を限定するために継続的に加盟国と協働してきた。
　域外国境の開放と非 EU 圏からの EU 圏非居住者の EU 圏へのアクセスは域外のウィルスの広がりや再導入の危険性を考慮に入れ，第 2 段階になすべき。
5. 経済活動の再開は，増大する活動を十分に安全な方法で調整するために，段階的に導入すべき。
6. 人々の集まりは漸進的に許可されるべき。
7. ウィルスの拡散の防止努力は維持されるべき。
8. 感染率が極端に上昇の場合，取られた措置は継続的にモニターされるべきで，必要となれば，より厳しい封じ込め措置に戻る準備をなすべき。
42）「戦略的自立性」という用語が最初に用いられたのは 2013 年 11 月，防衛産業との関連であり，米国からの自立が念頭に置かれていた。新型コロナ危機によって EU は，経済や技術分野，例えばサプライチェーン関連での自立性にも目を向けるようになり，中国が着目されている。ただし，EU 圏内に閉鎖的に閉じこもる発想ではないため，“Open strategic autonomy” のように，「開放的」を付すこともある。関連の議論については，本書第Ⅲ部第 2 章（刀祢館久雄氏）および以下の論稿を参照。G.Grevi, *Fostering Europe's Strategic Autonomy*, European Policy Centre and Konrad Adenauer Stiftung, December 2020; Van Kemseke, *op. cit.*, pp.163 ff.
43）Conclusions of the President of the European Council following the video conference of the members of the European Council, 23 April, 2020
44）Remarks by the President Charles Michel following the video conference of the members of the European Council, 19 June, 2020
45）Remarks by President Charles Michel after the Special European Council, 17-21 July 2020, 21 July 2020

46）Special meeting of the European Council（17, 18, 19, 20 and 21 July 2020）–Conclusions, 21 July 2020, EUCO10/20
47）https://www.gov.pl/web/eu/special-european-council（アクセス日 2020 年 11 月 30 日）
48）Special meeting of the European Council（1and 2 October 2020）–Conclusions, 2 October 2020, EUCO 13/20
49）European Commission, Communication from the Commission to the European Parliament, the European Council, the Council and the European Investment Bank, EU Strategy for COVID-19 vaccines, 17. 6. 2020　COM（2020）245 final
50）Report by President Charles Michel at the European Parliament on the Special European Council of 1–2 October 2020, 6 October 2020
51）European Council conclusions, 15–16 October 2020, 16 October 2020, EUCO 15/20
52）Presidency Report on the state of play of EU-coordination in response to the COVID-19 pandemic, 12 November 2020, 12559/20
53）Remarks by President Charles Michel after the video conference of the members of the European Council on 29 October 2020, 30 October 2020
54）Remarks by President Charles Michel after the video conference of the members of the European Council on 19 November 2020, 19 November 2020
55）European Council meeting（10 and 11 December 2020）–Conclusions, 11 December 2020, EUCO 22/20
56）QUANDA/21/48（8 January 2021）
57）Oral conclusions drawn by President Charles Michel following the video conference of the members of the European Council on 21 January 2021
58）European Commission, Communication from the Commission to the European Parliament, the European Council, and the Council, A united front to beat COVID-19, COM（2021）35 final, 19.1.2021
59）European Council Meeting,（10 and 11 December 2020）, op.cit.
60）Press release by President Charles Michel on an international Treaty on Pandemics, 3 December 2020
61）https://www.consilium.europa.eu/en/policies/coronavirus/10-things-against-covid-19/（アクセス日 2020 年 12 月 10 日）
62）https://ec.europa.eu/info/business-economy-euro/economic-and-fiscal-policy-coordination/financial-assistance-eu/funding-mechanisms-and-facilities/sure_en（アクセス日 2020 年 12 月 10 日）
63）https://www.schengenvisainfo.com/news/eu-brought-home-over-half-a-million-citizens-stranded-abroad-amid-covid-19/（アクセス日 2020 年 11 月 30 日）, European Commission, Press release, Coronavirus: EU Civil Protection Mechanism activated for the repatriation of EU citizens, IP/20/142（28 January, 2020）
64）長島純「新型コロナウイルス感染症へのNATOの対応」https://www.spf.org/iina/articles/nagashima_01.html（アクセス日 2020 年 11 月 30 日）
65）https://twitter.com/josepborrellf/statis/1261385809577508864（アクセス日 2020 年 11 月 30 日）
66）IP/20/2195（24 November 2020）
67）Remarks by President Charles Michel at the press conference on the EU response to the coronavirus crisis, 15 April 2020
68）Council of the EU, Press release, COVID-19: Council adopts €3 billion assistance package to

support neighbouring partners, 20 May, 2020
69）IP/20/768（28 April 2020）
70）IP/20/777（29 April 2020）
71）IP/20/813（8 May 2020）, IP/20/1424（29 July 2020）
72）IP/20/989（4 June 2020）
73）IP/20/1064（17 June 2020）
74）IP/20/1244（2 July 2020）
75）IP/20/1374（20 July 2020）
76）IP/20/1540（31 August 2020）
77）IP/20/2005（30 October 2020）
78）IP/20/2075（12 November 2020）
79）IP/20/2183（23 November 2020）
80）Council of the EU, Press release, Debt relief efforts for African countries: Council approves conclusions, 30 November, 2020
81）IP/20/2242（1 December 2020）
82）IP/20/2280（2 December 2020）
83）IP/20/2262（15 December, 2020）
84）IP/20/2445（18 December 2020）
85）IP/20/2503（19 December 2020）
86）STATEMENT/21/189（21 January 2021）
87）Council of the EU, Press release, 2 February 2021, Covid-19.　改訂の概要は以下のとおり。不要不急の EU 圏への渡航に対する制限の解除対象国を決定する場合の疫学的基準として，① 直近 14 日間で人口 10 万人当たりの新規感染者数が 25 人以下。② 同期間の新規感染者数がその前の 14 日間に比べ安定もしくは減少。③ 直近 7 日間の人口 10 万人当たりの検査数を ECDC が把握の場合は，300 以上。④ 直近 7 日間に実施された全検査の陽性率を ECDC が把握の場合，4%以下。⑤ 当該国でのウィルスの性質，特に懸念すべき変異種の確認の有無。以上に加え，当該国の総合的対応やデータ源の信頼性なども鑑み，個々のケースごとに相互主義も考慮される。
　変異種の検出数が増加の場合などには渡航制限措置が早急に再導入される場合がある。
　運輸業務・国境管理業務従事者を除く，必要不可欠あるいは不要不急の渡航者に出発前の 72 時間以内に実施された PCR 検査の陰性証明を求めるべき，最長 14 日間の自主隔離，待機および接触者追跡の対象となること，追加検査の可能性なども含まれている。以上は，2020 年 6 月 30 日（Council Recommendation（EU）2020/9/12 of 30 June 2020）および 10 月 13 日（Council Recommendation（EU）2020/1475 of 13 October 2020）の勧告の改訂。
88）Council of the European Union, Council Recommendation amending Council Recommendation（EU）2020/1475 of 13 October 2020 on a coordinated approach to the restriction of free movement in response to the COVID-19 pandemic, 28 January 2021, 5716/21
89）Commission Implementing Regulation（EU）2021/111 of 29 January 2021 making the exportation of certain products subject to the production of an export authorisation, *Official Journal of the European Union*, L31 1/1（30.1.2021）
90）IP/21/307（29 January 2021）
91）外務省報道発表「日 EU・EPA 合同委員会第 2 回会合の開催（結果）」2021 年 2 月 1 日
92）SPEECH/21/505 (10 February 2021)；Agence Europe, Europe Daily Bulletin No. 12657, 12/02/2021
93）Commission Communication, European Health Union
94）European Commission, Communication from the Commission to the European Parliament, the

Council, the European Economic and Social Committee and the Committee of the Regions, Pharmaceutical Strategy for Europe, {SWD（2020）286 final} 25.11.2020, COM（2020）761 final

95）Commission Communication, EU Security Union Strategy. なお，脅威として挙げられているサイバーについては，12 月 16 日に新サイバー安全保障指令を欧州委員会が提案した．Proposal for a Directive of the European Parliament and of the Council on measures for a high common level of cybersecurity across the Union, repealing Directive（EU）2016/1148, 16.12.2020, COM（2020）823 final, 2020/0359（COD）

96）Council of the European Union, Council conclusions on strengthening resilience and countering hybrid threats, including disinformation in the context of the COVID-19 pandemic, 15 December 2020, 14064/20

97）SPEECH/21/221（26 January 2021）

98）European Commission, Communication from the Commission to the European Parliament, the European Council and the Council, HERA Incubator: Anticipating together the threat of COID-19, 17.2.2021 COM（2021）78 final；IP/21/641（17 February 2021）

（植田隆子）

第Ⅱ部

EU 加盟国と英国による対処

第1章

イタリア：状況認識後の対応に注目

新型コロナウィルスに対する初期対応を比べるとき，イタリアは「医療崩壊」の例として語られる傾向がある。確かにイタリアの初期対応は感染拡大に追い付かず，構造的な医療インフラ不足を突かれた形で，世界で最も多くの死者を出した国となった時期もあった。しかし，北部の封鎖（ロックダウン），生産活動制限など厳しい措置を採った結果，同様の措置を採らずに対応が遅れたアメリカ，イギリス等の感染者，死者が急増していくなかで，イタリアの感染者，死者数は次第にこれらの国々を下回るようになっていった。つまり，初期対応はもっと迅速であるべきだったが，感染状況を十分に認識した後の対応は早く，断固としたもので，一定の効果を上げたといえる。むしろ，イタリアの政府や市民社会の対応には，他国の教訓となるものも少なくなく，本章ではそれに注意して見ていきたい。

第1節　初期の感染拡大と対応

1. 医療インフラと感染拡大要因

イタリアの保健制度は全国民を対象とする一元的な国民健康サービス（Servizio Sanitario Nazionale：SSN）に一元化されている。SSNの全体的な目的や方針の決定と監督・調整は国が行うが，実際的な保健制度の運営権限は州にあり，自らの財源で全国基準を超えたサービスの提供も可能であるように，実際には各州でサービスの水準が違っている[1)]。

図表1　感染者と死者数（累計）

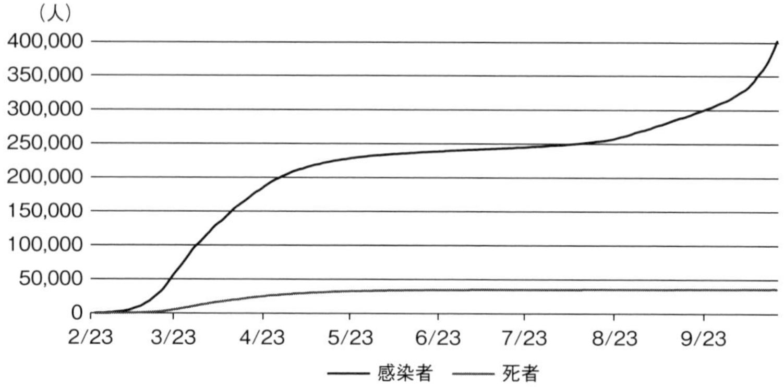

出所）COVID-19 Dashboard, Center for Systems Science and Engineering（CSSE）, Johns Hopkins University のデータから作成。

今回のコロナ禍でイタリアが注目されたのは，図表1のように，初期の感染者の急増と，その致死率の高さであった。2020年4月15日までの累計で感染者は15万5467人（うち1万6650人が医療関係者），死者1万9508人で，致死率は実に12.5％であった。感染者年齢の中間値は62歳で，死者が高齢者に集中（60歳以上が95％）していた[2)]。

図表2のように，イタリアはロックダウン等の厳しい対策の効果で5月下旬から感染者や死者の増加は抑えられ，増加のスピードは大幅に下がった。しかし，9月下旬から再び増加が加速し2021年1月23日時点での感染者は累計で244万1854人，死者8万4674人に達している[3)]。

初期に死者が急増した原因としては，救急医療体制の不足が指摘されている。病床総数は緊縮財政下で削減されてきたが，集中治療室（ICU）の病床数は2010年の4679床から2018年の5184床まで11％増加している[4)]。ただし，10万人当たりの病床数で見ると，7.9床（2010年）から8.6床（2018年）で推移しており，他のEU加盟国に比べて低い水準に留まっている。各国比較ができる2012年の時点では，イタリアのICUとIMCU（中間集中治療室）の合計病床数は人口10万人当たり12.5床であり，ドイツの29.2に比べると半分以下の水準であった。一人当たりの保健予算は2016年にドイツが3605ユーロだったのに対し，イタリアは1844ユーロと半分の予算しかない[5)]。

図表2　新規感染者数と死者増加数（日次）

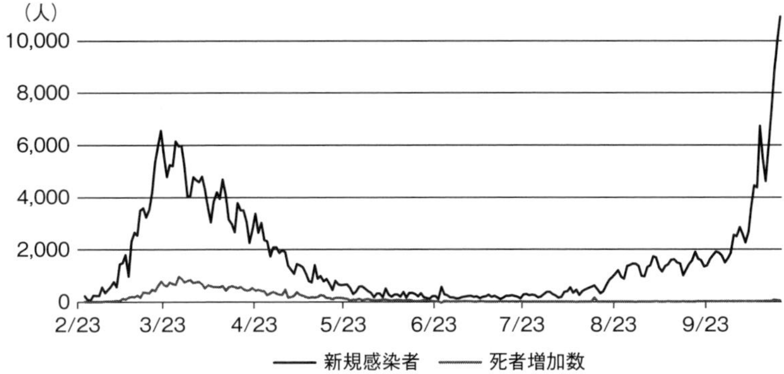

出所）COVID-19 Dashboard, Center for Systems Science and Engineering（CSSE）, Johns Hopkins University のデータから作成。

図表3　政府債務残高と SSN 予算の増減

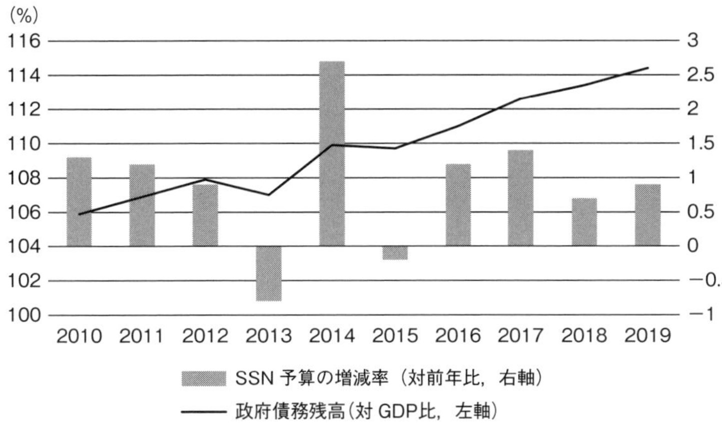

出所）Fondazione Gimbe, Corriere della Sera, 31 marzo 2020.

図表3のように，2010年から2019年の間に政府債務残高が増加し続けるなかでも，SSN 予算は名目上，年率0.9％で増加しているものの，同時期のインフレ率平均の1.07％を下回り，図表4のように，保健予算は予算修正による減額や予算未執行などで2012年から2019年までに総額370億ユーロが削減されている[6)]。つまり，コロナウィルス禍の始まる前から予算は実質的に減少して

図表 4　保健予算の削減額

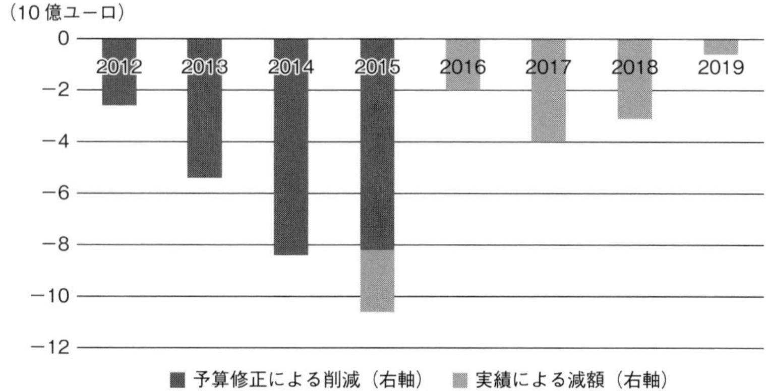

出所）Fondazione Gimbe, Corriere della Sera, 31 marzo 2020.

おり，今回の危機は，いわば財政の構造的な弱点を突かれたものである。

2. 感染分布と感染拡大の過程

イタリアがコロナウィルスを危機感を持って意識したのは，武漢から飛行機で入国した 2 人の中国人観光客の感染が判明した 2020 年 1 月 30 日で，政府は翌日に中国・イタリア間の航空機の運航を停止し，緊急事態（6 カ月）を宣言した。こうした予防措置としては，欧州諸国で初となるものだった。2 月 5 日にはイタリア軍機で帰国した武漢在住のイタリア人のうち 5 人から陽性反応が出た。また，同時期にローマ近郊の港町チヴィタヴェッキアに入港したクルーズ船でも感染者が見つかり，当該の船舶に乗客は封鎖された。

イタリアの初期の感染拡大地域は，経済的に豊かな北部の商工業の中心地，ロンバルディア州とヴェネト州であった。この両州には，ミラノ，ヴェネツィアなどの大都市と周辺の中小都市に国際的競争力のある優良な新興企業が多くある。最初のクラスターといわれるコドーニョも，ミラノの隣県にある町であった。

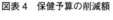

2 月に最初の国内感染者認定を受けたコドーニョの患者の濃厚接触者の追跡調査は 250 人に及んだ[7]。すぐに，この感染者と接点のないヴェネト州のヴォ・

エウガーネオで別のクラスターが発生した[8)]。国や州が濃厚接触者を中心に検査実施を進めた結果，ロンバルディア，ヴェネト両州からピエモンテ，エミリア＝ロマーニャの北部各州や首都ローマのあるラツィオ州にも感染が広がっていることが判明した。特に深刻な状態だったのは，ロンバルディア州のベルガモ周辺で，これは地元のプロサッカーチームが行った2月の国際試合が主な原因とされている[9)]。

北部は，現在ロンバルディア，ヴェネトなど4州の知事を最大野党の右派政党「同盟」が担当しており，さらに他の北部の州もエミリア＝ロマーニャ州を除き，いずれも右派が政権についている。一方，2021年2月初まで中央政府は中部・南部を主たる基盤とする五つ星運動と民主党の左派連立政権であり，コロナ対応をめぐる競争や批判には，将来の政権を目指しての各党間の鞘当てがある。しかし，感染拡大地域の現場に立つ「同盟」のほうが，より緊張感ある対応を求められ，不利な状況に置かれたといえる。

3. 初期対応

政府によるコロナ対策の始動は保健衛生を所管する保健省であるが，統合的なコロナ対策の調整の中心となったのは，自然災害・人的災害のもとで市民を保護し，予測・予防・対応・克服のための施策を行う，総理府市民保護局（Dipartimento della Protezione Civile）である。アンジェロ・ボレッリ同局長は，2020年1月31日の政府の緊急事態宣言と同時に，コロナ対策特別コミッショナー（commissario straordinario）に任命され，省庁間の調整と500万ユーロの緊急予算の執行を担当することとなった。この後，特に重要な対策は首相が発表するが，日々の記者会見に対応するのは特別コミッショナーのボレッリとなる。市民保護局の初期の重要な仕事は，感染症対策に必要な物品の調達であった。

同年2月22日には初期のクラスターとなったコドーニョとその周辺の10のコムーネと，ヴォ・エウガーネオの合計11のコムーネ（市町村）が封鎖（ロックダウン）された。クラスターとなった特定の街を封鎖したものの，市民生活の自由の制限に政府は慎重であったため，やがて感染拡大に対策が追い付かなくなった。北部での感染拡大で深刻になった集中治療室，人工呼吸器，医師の不足を補うためには，余裕のある病院に遠距離でも患者を送る必要があった[10)]。

同年 3 月 7 日から 8 日にかけて政府は，ロンバルディア州全域と北中部の 4 州（ピエモンテ，ヴェネト，エミリア＝ロマーニャ，マルケ）の 14 県[11)]を封鎖（ロックダウン）した。まず北部が封鎖されたのは，インフラで劣る南部に感染が拡大した場合に収拾が不可能になると意識されたことが大きい。移動は緊急の場合と，仕事上やむを得ない場合のみとされ，警察権限のある県による証明が必要とされた。違反した場合は最高で懲役 3 カ月を課すこともあり得る厳しい規制である。さらに，この政令は，全国のスポーツジム，劇場，映画館，博物館・美術館，ディスコ，バール等の人が集まる場所の閉鎖を命じ，ショッピングモールも週末は閉鎖され，一般の商店の営業は認められたが，人々の間に 1 メートルのソーシャル・ディスタンスを取ることが要求された。冠婚葬祭など人が集まるイベントも禁止された。

封鎖直前の同年 3 月 7 日夜には，北部から南部への最終列車に乗ろうとする人々がミラノ中央駅に殺到した。翌 8 日から 9 日にかけては家族の訪問が停止されたことに反発して各地の刑務所で受刑者の暴動が起き，モデナとリエーティで受刑者が計 12 人死亡，フォッジャで 76 人が脱走，パヴィーアでは監吏が脅迫・監禁され，ボローニャでも受刑者（うち 2 人死亡）が刑務所を占拠した。

政府は，同年 3 月 9 日には封鎖を全国に拡大し，通勤，通学を除くすべての移動を禁止した。さらに，同月 11 日には食料品店，スーパー，薬局など不可欠な部門を除くすべての商業活動を禁止し，同月 23 日には食品生産など不可欠な部門を除く生産活動も停止させた。

こうした封鎖下の国民生活の保護を目的に「イタリア救護」（Cura Italia）政令（2020 年 3 月 17 日法律的政令第 18 号）が発令された。この政令は 4 つの柱からできており，① 保健制度と市民保護局の増強，② 雇用と賃金の保護，③ 企業と家庭への現金給付，④ 税・社会保険料の納付期限の停止からなる総額 250 億ユーロに及ぶ危機対策パッケージである。中小企業には 1 件につき 2 万 5000 ユーロの保証が行われることとなり，労働者の解雇は凍結された。

しかし，感染状況は厳しく，同年 3 月 19 日にはイタリアの新型コロナウィルスによる死者が3405人に達し，中国を上回わった。3月20日に保健省は屋外でのスポーツを個人が住居の近くで行うものを除いて禁止し，別荘等への移動も禁止された。3月22日には死者が5000人を超え，死者の増加が加速し，4月上旬には1万人を超えた。

同年4月1日にロックダウンは4月13日まで延期され，4月10日にはさらに5月3日まで延期された。4月20日には，州を超える移動が禁止され，州内の移動も仕事と健康上の理由および親族の訪問に制限された。移動には自己申告書の携帯が義務づけられ，不携帯の罰金は400ユーロ，州を超える移動の場合は，勤務先なども確認された。最も政府が苦慮したのは，学校の閉鎖で，5月13日には，9月までの閉鎖が決定された。

第2節　実務家中心の危機対応

1. 政令による統治

イタリアには，過去の通貨・財政危機に際しても用いられた，議会で法律化する前に60日間の時限付きで官報掲載と同時に暫定的に施行できる「法律的政令」(decreto legge）という委任立法による政令があり，政府が思い切った緊急措置を取ることが可能であった。例えば，ユーロ危機の対応に当たった元欧州委員の経済学者モンティ首相の実務家政権が発した2011年末発令の「イタリア救済」(Salva Italia）政令（2011年12月6日法律的政令第201号）がよく知られている[12)]。

今回のコロナ対策の中核となった，上述の「イタリア救護」(Cura Italia）政令（2020年3月17日法律的政令第18号）は，コロナ対策で6本目の法律的政令であり，2020年1月31日から遡及し，4月15日までの期限だったが，2020年7月30日まで効力が継続した。コロナ関連の最初の政府法令は1月22日の保健省通達（circolare）に始まり，4月30日までの約100日間に政府の関連法令は160を数えた。内訳は，法律的政令が10，通達が39，保健省指令（ordinanza）が19，首相政令（decreto del presidente del consiglio）が13，市民保護局指令が 35 などで，このほかに州レベルで作られる細かな規則がある[13]。

政令のなかでも，とりわけ問題とされたのが首相政令(decreto del Presidente del Consiglio dei ministri：DCPM）である。この種類の政令は首相に発令が一任され，議会の承認も不要で，かつ憲法の番人たる憲法裁判所や大統領による監督権限も明示的に保証されていない[14]。ただし，マッタレッラ大統領は 3 月 27 日の宣言で，市民の責任を説き，国民に政府の緊急措置に応じるように求めている。

これに対し，野党の右派は「違憲」「民主主義の停止」「大統領の権威を使ったクーデタ」だと反発したが[15]，危機対応の陣頭指揮に立つコンテ首相に次第に国民の支持が集まった。非議員実務家（フィレンツェ大学教授）の首相を支える議会第一党の五つ星運動の支持率は低迷を続けているが，首相の支持率は上昇し続け，世論調査でもイタリアで最も信頼されている政治家となっている。一方，右派のリーダーであるサルヴィーニ同盟書記長の支持は伸び悩んだ。この間に連立与党のツィンガレッティ民主党書記長（ラツィオ州知事，左派）や，右派の有力者ベルルスコーニ元首相（右派，フォルツァ・イタリア党首）といった有力政治家が感染したことも，政府に対する与野党の影響力を弱めた。

事態の深刻化に合わせ，厳しい措置を採った政府に対し，財界，労働界も理解を示し，政労使の合意に基づく協力関係もできた。ただし，コンテ首相が必要不可欠な分野以外のすべての生産活動停止を決めた 3 月には，財界トップのボッチャ産業総連盟（コンフィンドゥストゥリア）会長（当時）が，生産停止する分野を慎重に吟味するように要請した[16]。

2. 各州の対応

日本と同様に，イタリアでも，保健政策の中心であり感染対策の現場に立つ州知事たちの動向に注目が集まった。政府は 3 月 24 日に，各州が政令の発令に先立ち最大 7 日間の期限で独自の追加的な規制を緊急に実施することを可能とした。

感染拡大の中心地となったロンバルディア州のフォンターナ知事（右派，同盟）は4月初に，すべての住民に外出時のマスク着用を義務づけたものの，初期の感染拡大を抑えられず，支持を減らした。一方，積極的な対策を行った州知事は党派を問わず支持が広がった。ザイア・ヴェネト州知事（右派，同盟）は，症状が疑われる事例のみ検査を促すWHOや保健省の方針に従わず，州の病院機構の検査室を総動員して，オランダからも機材を調達し，広範にPCR検査を実施した。さらに他の州に先駆け，抗体検査（血清検査）も開始している[17)]。また，南部のカンパーニャ州では，デ・ルーカ知事（左派，民主党）が医療関係者だけでなく，すべての教育関係者にPCR検査を義務づけた[18)]。

3. 市民社会の対応

イタリアは「地中海型福祉国家」ともいわれ，公的部門の不足を家族やコミュニティーの力で補ってきたが，その緊密な人間関係が感染を広げた一因となった一方で，今回も苦境の中で社会の各層に連帯の精神が現れたことは事実である。初期には不要不急の外出自粛を要請した政令の意味を自己流に解釈し，ジョギングなどに出かけた人々も，より厳しい規制が敷かれたロックダウンの状況下では政府の意向に従っていることを，マスク姿や閑散とした街並みが物語っていた。

ロックダウンの期間には，数多くのボランティアが救護活動や生活支援に動き，自宅にこもった人々が，ベランダにイタリア三色旗を掲げたり，決まった時間に一斉にイタリア国歌を歌うことで，国民の連帯感の高揚が図られた。ミラノのヴォルタ高校のドメニコ・スクィラーチェ校長が生徒に向けて書いた公開書簡は，近代イタリア語の成立にも寄与し，イタリア統一の精神を高揚したアレッサンドロ・マンゾーニの歴史小説『婚約者（いいなづけ）』に書かれた17世紀のペスト禍を引用しながら，感染者に対する差別と偏見を戒めた内容で評判となった[19)]。

こうした国家危機の際にイタリアで国民団結の要となるのは，国家元首である大統領である。大統領は最高国防会議議長でもあり，危機に際して国民に国旗のもとへの団結を呼びかける役目を果たす。現職のマッタレッラ大統領（民主党出身）は3月27日に国民に向けテレビ演説を行い，EUに早急な支援を要請し，国民の忍耐に感謝しつつ，イタリアは今回の危機も乗り越えると明言した[20)]。マッタレッラは，6月2日の共和制記念日の前日に行われたコロナウィルスの犠牲者を追悼するコンサートで演説し[21)]，同月28日には特に多くの議席者を出したベルガモでも演説し，遺族に心を寄せた。

財界もコロナ対応のために資金を提供した。ミラノ出身で資産家でもあるベルルスコーニ元首相は，同地の見本市会場に設置された仮設病院に1000万ユーロの寄付を約束し，やはりミラノを本拠地とするアルマーニ・グループも各地の病院に125万ユーロの寄付を約束した。スーパーチェーンのエッセルンガは250万ユーロを病院や研究機関に寄付し，イースターの4月12日まで65歳以上の高齢者宅への配送料を無料にした。フィアット自動車の創業家アニェッリ家も1000万ユーロを政府の対策基金に寄付し，150台の人工呼吸器を調達し，さらに物資輸送のために車両を提供した。

第3節　国外からの支援と他国への支援

1. EU の支援の遅れと域外国からの支援

イタリアでは，ユーロ危機で緊縮策を強いられ，難民危機に対しても十分な支援を得られなかったEUへの不満は強い。今回のコロナ禍でも，欧州外交評議会（ECFR）が2020年5月に行ったEU加盟27カ国の政策立案者たちへの調査によれば，「加盟国間の協力は予想以上に低かった」と答えた人がイタリアでは70.7%とEU平均の59.3%を大きく上回っている[22)]。

イタリア政府はEUの市民保護メカニズムの発動を求めていたにも関わらず，自国の医療物資確保のため輸出規制を行っていたEU諸国は，欧州委員会の求めにも応じず，特に反応はなかった。ようやく2020年3月12日にドイツが輸出規制を一部緩和し，イタリアへのマスクの送付を約束した。

こうしたなかで同日に中国から感染症専門医9人と31トンに及ぶ医療物資がチャーター機でローマ空港に到着した。中国は先にイランとイラクに同様のチームを送っていたが，欧州諸国ではイタリアが初である。前政権で副首相兼経済発展・社会政策・労働相を務め，中国との「一帯一路」構想覚書締結を進めたディマイオ外相（五つ星運動）はこれを高く評価した[23]。中国からはほかに，eコマースの世界的企業アリババ創業者のジャック・マーもイタリアに50万枚のマスクと医療物資を寄付した。

同月21日には，キューバから感染症専門の医師35人と看護師17人がミラノに到着し，北部で治療に当たった。同日には，米国のポンペオ国務長官が空軍機で医療物資を送ることを明らかにし，翌日には，コンテ首相の要請に応じたロシアのプーチン大統領の指示により，総勢104人（医師・看護師32人，専門スタッフ51人など）からなる軍医チームが，150基の人工呼吸器，33万枚のマスク，1千着の医療衣のほか，多数のPCR検査機器・ラボ，消毒設備などの医療物資とともに到着し，イタリア軍第7第7CBNR（化学・生物・放射線・核）防衛連帯とも協力しながら，特に感染者の多いベルガモの病院やイタリアの退役山岳兵協会が設置した野外病院での医療活動を手伝った[24]。同様に，ウクライナのゼレンスキー大統領もコンテ首相の要請に応じ，4月2日にウクライナ人医師13人，看護師7人からなるグループをマルケ州に派遣した[25]。

このほかに，イタリアと歴史的な関係があるソマリアが20人の医師，アルバニアが30人の医療スタッフを送っている。一方，セルビアがいち早く4月25日にローマ着の航空機で100万枚の手術・疫学マスク，100万双の手袋，10万着の医療衣などの医療物資を送ったのは，2014年5月の大洪水の際にイタリアが支援したことに対する返礼の意味がある[26]。このようにイタリアで感染拡大が加速していた初期の支援ではEU域外国が目立った。

EU加盟国のなかで最初に支援の手を差し伸べたのはドイツで，同月24日には，ベルガモの感染者6人をザクセン州の医療機関で引き取り，さらに47人の感染者受け入れを約束した。ドイツは最終的に，国内10州にイタリアからの感染者受入れのため，ICU病床85床を用意した[27]。

このほかに，アメリカの福音派キリスト教徒の緊急援助NGO，サマリタンズ・パース（Samaritan's Purse，SP）が3月27日から感染者の多いロンバルディア州のクレモーナに入り，野外病院を設置し，5月までの2カ月間活動した[28]。

2. イタリアの支援受入れ・送出し体制

イタリア軍では，統合参謀本部議長のエンツォ・ヴェッチャレッリ将軍が陸海空三軍を統合的にコロナ対策に動員する統合作戦司令部（Comando Operativo di vertice Interforze, COI）を指揮した。司令部は内閣府市民保護局，外務省，保健省と連携しながら，国内外で緊急事態対応に当たった。また，イタリアで活動する他国の軍関係者と協力した[29)]。

軍の最初の任務は，空軍機による中国および日本からのイタリア人居住者の移送とイタリア国内の病院への収容であった。横浜に停泊したダイヤモンド・プリンセス号にはイタリア海軍の感染症専門医が乗り込み，イタリアを含む欧州 6 カ国からの乗客の本国への移送を進めた。ミラノのリナーテ空港の検疫体制も軍により強化された。

2020 年 3 月 19 日にはイタリア空軍の輸送機がドイツのケルンから人工呼吸器を含む医療物資 7 トン余りを積んでローマ郊外のプラティカ・ディ・マーレ空軍基地に帰国した。

イタリアからも他の欧州諸国に支援を行っている。コソボに対しては，駐コソボ・イタリア大使館とイタリア開発協力局（AICS）と NATO-KFOR（コソボ治安維持部隊）イタリア分隊が協力して現地政府の支援を行った。イタリア軍第 7 CBNR（化学・生物・放射線・核）防衛連隊がコソボ国内 34 カ所の 50 余りの施設で消毒に当たり，AICS を通じて医療物資を供与している[30)]。

一方，ボスニア・ヘルツェゴビナに対しては，2020 年 5 月にイタリアが参加している EU の平和維持活動である EUFOR ALTHEA にコロナ対策の医療アドバイザーとして 2 人の軍医を派遣した[31)]。これに先立ち，イタリア政府からボスニア・ヘルツェゴビナ政府に，イタリアでも用いられたシュノーケルマスクを改造した人工呼吸器に連結できる医療用マスク 200 個が送られた[32)]。

また，ソマリアには同年7月にEUの人道的空輸（Humanitarian Air Bridge）イニシアティヴにより，イタリアの官民組織と国際 NGO が提供した 42 トンの支援物資が南伊のブリンディシから送られた[33)]。

3. EUによる支援

EUからは，EU市民保護メカニズムを通じて，イタリアに様々な医療スタッフや物資が送られた。まず，2020年4月初には，ルーマニアなどの医師・看護師のEU医療チームがそれぞれ，ミラノとベルガモに送られた。一方，フランスから100万枚のマスクと2万着の防護服，オーストリアから150万枚のマスクと3300リットルの消毒液，スロバキアからもマスクと消毒薬，デンマークからは人工呼吸器が送られた。EUの災害救難スキーム（rescEU）からはイタリアに14万2千枚のマスクが送られた。

一方，イタリアは同メカニズムを通して同年8月にアフガニスタンに緊急医療チームを送っている。また同年6月から7月にかけては，イタリア，ドイツ，リトアニアの混成緊急医療チームがアルメニアに向かった。また，イタリアは，EUの地球観測衛星プログラム「コペルニクス」を活用し，感染分布の把握に努めた。

しかし，医療インフラの整備にも，経済復興にも多額の資金が必要である。イタリアは，同年3月25日にベルギー，フランス，ギリシャ，アイルランド，ルクセンブルク，ポルトガル，スロヴェニア，スペインとの共同書簡で，ミシェル欧州理事会議長に，「ユーロ共同債」のような新しい共通債務スキームの設立を要請した[34)]。しかし，この提案はドイツとオランダの反対で果たせなかった。

それでも，同年4月9日のユーロ圏財務相会議では，総額5000億ユーロのコロナ対策支援が決定された。EUは各国に課す厳しい財政ルールの適用を停止し，計画や執行の不備で未使用だったイタリアへのEU構造基金の使用も可能にした。同年7月の臨時欧州理事会でEUはコロナ禍からの経済復興を支える総額7500億ユーロ（供与3900億ユーロ，貸付3600億ユーロ）の復興基金（Recovery Fund）を創設した。

欧州理事会での交渉に当たってイタリアが注力したことは2つあり，まず復興のために急ぎ資金を獲得するために十分な額を積み上げた合意が必要であった。また，基金の使用に対して過度の管理を避ける必要もあったが，結果的には「倹約国」の同意を得るために，EUや他国の管理を受けやすい貸付が多くなる結果に終わった。予算の拡大やルーズな使用を許さないルッテ・オランダ首相に対しては，マクロン仏大統領やメルケル独首相，ミシェル欧州理事会議長も批判したが，特にコンテ首相が「欧州委員会だけでなく，われわれすべてを侮辱するものだ」と強く批判した[35]。

4. EU 域内国境での対応

コロナ禍の対外関係で焦点となったのが，国境管理である。平時は自由通行が原則のシェンゲン圏内の国境管理も，緊急の場合，加盟国間の国境を閉鎖したり，国境審査の強化，入国条件をつけることを可能である。イタリアは，3月 17 日に仕事上の理由で 72 時間以内の滞在となる者を除くすべての入国者に 14 日間の自己隔離を義務づけた。

一方，オーストリアは2020年3月に対イタリア国境のブレンナー峠などの通行を閉鎖し，4 日以内の検査結果陰性の証明を持つ医療関係者のみが例外とされた。スロヴェニアも同様の規制をしている。スイスは国境地帯の特別許可証を持つ労働者以外のイタリア人の入国には，スイス国内での仕事など入国が必要な事由を記した証明書を条件づけた[36]。一方，フランスのマクロン大統領は，オーストリアとスロヴェニアの決定は誤りだとして国境を完全閉鎖とはしなかった[37]。ただし，伊仏間国境でも移動は最小限とされ，入国には仕事や健康上の理由など通過が必要な事由を記した証明書の提示が義務づけられた[38]。

感染拡大の減速による第2フェーズへの移行後の同年6月15日にスロヴェニア，翌16日にはオーストリアの対イタリア国境規制は解除された[39]。イタリアも 6 月 3 日に EU 域内からの旅行客に国境を開放している。しかし，夏の観光シーズンでEU 域内の移動が激しくなると，同年8月 12 日からイタリア保健省は，クロアチア，ギリシャ，スペイン，マルタからの入国者に PCR 検査を義務づけた[40]。その他のシェンゲン協定加盟国とイギリスからの入国者にはこうした規制はなく，それ以外の国々からの入国者には 14 日間の自己隔離が求められた。また，外国人観光客も多いサルデーニャ島と結ぶ船舶の発着地であるトスカーナ州の港町ピオンビーノとリヴォルノでは乗客に PCR 検査が義務づけられた。同月末には感染再拡大が著しかったフランスとの間で国境での PCR

検査が相互に義務づけられた[41]。

EU域外国に対してもイタリアは7月初に日本など15カ国に規制は解除したが，感染者が急増したアルメニア，バングラデシュ，ボスニア・ヘルツェゴビナなど13カ国に対しては7月10日に再び国境を閉鎖している。

しかし，9月以降の感染者の増加に伴い，入国制限が世界各国をA（制限なし）からF（特別な事由以外の入国禁止）の6つに分けて強化された。感染者が増加したフランス，スペイン，英国などCグループの国々からの入国は自己宣誓書と検査陰性証明の提示（入国時受診も可）が必要となり，日本などDグループの国々からの入国の場合は入国後14日間の自主隔離と自己宣誓書が必要とされた[42]。

5. コロナ禍のもとでの海上移民流入

イタリアがコロナ禍に見舞われた2020年の海上からの移民の上陸数は9月13日現在で2万1011人と，すでに2018年通期の2万629人を超え，2019年通期の倍近くになっている。ミラノの国際政治研究所（ISPI）は2020年は通期で2万5千人を超える水準になると予測している。コロナ禍のもとで政府批判の手段を欠く野党の右派はこの増加を格好の材料とし，サルヴィーニ同盟書記長は，「政府はコロナ患者を輸入している」「彼らが感染源となっている」と煽った[43]。実際には，国際政治研究所（ISPI）の調査によれば，海上から上陸する移民のうち感染者は1.5%に過ぎず，厳重に隔離されている。

図表5のように，イタリア政府が国内でロックダウンを実施した2020年3月には，移民の流入も前年比80%減少したが，その後増加した理由には，対岸の北アフリカ諸国の国内事情がある。2014年から2016年の大量流入の時期には90%がリビアからの流入であったのに対し，2020年7月から8月は，全体の3分の2がチュニジアからの流入となっている。チュニジアは不安定な国内状況のなかでコロナ禍に見舞われ，ますます生活状況が悪くなっただけでなく，チュニジアのGDPの8%を占め，労働人口の10%を占める観光業の不振も，移民の増加に影響しているとISPIのヴィッラは分析している[44]。

国内のコロナ対策で忙殺されているイタリア政府にとって，こうした移民へ

図表5　イタリアに海上から上陸した移民数（月次）

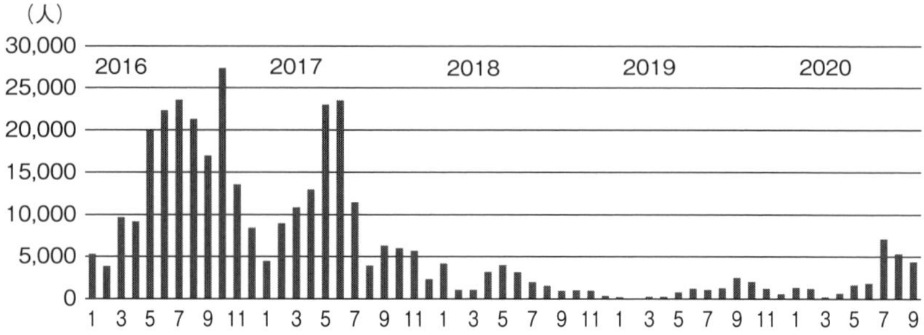

出所）UNHCR, Operational Portal, Refugee Situations, Mediterranean Situation, Italy, Sea arrivals のデータから作成

の有効な対応は難しく，移民の到着地である南部の自治体からも実効ある措置を求められている[45]。域外からの移民はダブリン規則により，到着国において難民審査を行い，そこで審査不合格となった移民は EU 域内を移動できないため，EU の対外国境を有するイタリアやギリシャに移民が貯まってしまう傾向があった。両国の負担を緩和させるため，一定数の移民を他の EU 諸国が分担して引き取る 2015 年のリロケーション合意があったが，移民移送は順調に進まなかった。そのため，フランス，ドイツ，イタリア，フィンランド，マルタの5カ国が2019年に合意し，イタリアとマルタに到着した移民を他の国々に移送させることとしたが，この合意は EU 全体には波及しなかった[46]。

イタリアはダブリン規則の改正を求めてきたが，ようやくフォン・デア・ライエン欧州委員会委員長が2020年9月の欧州議会での施政方針演説で同規則の見直しを検討することを言明した。ただし，改正にはハンガリーのオルバン首相やオランダのルッテ首相の反対も予想される。欧州委員会の方針転換には，ギリシャの移民施設の火災で露見した劣悪な受け入れ態勢に対する反省があったが，この火災で行き場を失った移民を受け入れたのはドイツで，他の諸国はイタリアも含めて対応に消極的だったように，この問題に対する EU 諸国の連帯感は薄い[47]。経済復興策と移民問題はともに現在の国内政治の二大争点であり，EU の協力を得られなければ，イタリア国内の対 EU 感情が悪化すると予想される。

第 4 節　復興政策とコロナ後のイタリア・EU 関係の展望

1. 復興政策の開始と非常事態措置の継続

復興過程の基礎となる「イタリア復活」(Rilancio Italia) 政令 (2020 年 5 月 19 日法律的政令第号) は，3 月の「イタリア救護」政令を強化し，第 2 フェーズへの移行に当たり，1550 億ユーロを積み上げげた政策パッケージである。まず，医療インフラ増強のため，集中治療室 (ICU) の病床を 3500 床増加，ICU より患者の重篤度の低い高度治療室 (HCU) の病床を 4500 床増設することとなった。さらに，看護師の 1 万人増員による地域・自宅支援の強化に 12 億ユーロを充て，専門医養成の奨学金を 4 億ユーロ増額，コロナ対策の陣頭指揮を執る市民保護局の活動に用いる国家緊急基金に 15 億ユーロを積み立てた。イタリアが得意とする観光業や文化事業の保護も入っている。この政令は 7 月 17 日に法律化された。

しかし，同月末に政府は緊急事態措置の 10 月 15 日までの延長を議会で可決させた[48)]。感染状況に合わせ，いつでもロックダウン等の厳しい対応を迅速に取れるようにしたものである。この時点では，イタリアでの感染が欧州諸国のなかで相対的に抑制されたなかで，むしろ英国やスペインなどの国々からの入国者から感染が増えることが懸念された。入国制限の解除も対象国での感染状況を見て慎重に行われた。

2. 規制緩和をめぐる議論と再度の規制強化

イタリアは 2020 年 5 月 4 日から第 2 フェーズに入り，同月 18 日には州内の移動制限が解除され，同時に小売店・理髪店・飲食店などの再開が許可された。さらに 6 月 15 日には，第 3 フェーズに入り，州を越えた国内移動制限も解除された。しかし，規制の緩和方法でも政治的論争は避けられず，ソーシャル・ディスタンス維持のためにソーシャル・ワーカーを動員しようとした政府に対し，野党の右派が反対した。同盟のサルヴィーニ党首は私生活でのマスク不着用やソーシャル・ディスタンスの無視が報じられただけでなく，支持者と集って反マスクの姿勢すら見せた。10 月 15 日までの緊急事態措置の延長には非民主的な統治が続くとして野党がこぞって反対した。

コロナ禍で一致団結していた労使も対立を始めている。8 月 17 日に期限が切れる解雇禁止については，産業総連盟をはじめとする経営者団体が解除を求めたのに対し，三大労組を中心とする労組は延長を求め，対立した。この問題をめぐっては閣内も一枚岩でなく[49]，当初は緊急事態措置の続く 10 月 15 日までの延長も考えられたが，これを原則 4 カ月間延長する（企業の支援期間により 11 月 20 日から年末までの延長となる）と同時に，完全閉業や全従業員の承認を得た補償を伴う解雇など 6 つの条件のいずれかを満たす場合は，解雇も可能となることに規制が緩和された[50]。

ところが，同年 10 月に入って感染者が急増したために，緊急事態措置が 2021 年 1 月 31 日まで再延長され，解雇禁止も同日まで延長された。10 月 8 日からは全国で戸外での常時マスク着用が義務づけられた。10 月中旬には 1 日当たりの感染者増加が 1 万人を超え，レストランなどの営業時間の規制が再び強化された。

11 月 6 日からは全 20 州を感染リスクが高い順に赤色（州間・州内とも移動禁止），オレンジ色（州間・居住市町村以外への移動禁止），黄色（州間の移動，22 時以降翌日 5 時までの外出禁止）に分けて移動制限（ただし仕事などは証明書を携帯すれば可能）措置を追加した。飲食店は赤色・オレンジ色の州では営業停止（持ち帰り，宅配は可）となり，黄色の州でも映画・劇場・美術館等は閉鎖，ショッピングセンターの週末営業も禁止された[51]。当初，赤色指定は 4 州であったが，12 月に入ると 1 州に減ったものの，同月 21 日から 1 月 6 日まで州間の移動は禁止，同月 25，26 日と 1 月 1 日は居住市町村以外の移動は禁止された[52]。2021 年に入って，赤色ゾーンは 6 州 1 自治県に増え，緊急事態措置は同年 4 月 30 日まで延長され，1 月 16 日から 2 月 15 日まで全土で州間移動が原則的に禁止されたが，2 月に入ると感染状況は改善し，赤色ゾーンはなくなった。

一方，EU 各国と足並みを揃え，2020 年 12 月 27 日から医療関係者を中心にワクチン接種が始まった。第 1 段階ではファイザー社とビオンテック社の共同開発ワクチンの週47万本の接種を目指していた[53]が，ワクチンの確保が遅れ，当初3月末まで2800万本とされた計画から実際には1500万本以下になると予測されている。さらに，2021年1月半ばにはモデルナ社開発のワクチンの接種も始まった。

3. コロナ禍のもとでの国内政争と今後の展望

2019年の欧州議会選挙で後退し，支持率が低迷していた連立与党で議会第1党の五つ星運動は，年来の主張である「政治のコスト」削減のため，議員定数の削減（下院定数を630から400に，上院定数を315から200に）を問う憲法改正国民投票を2020年9月20日と21日投票の州知事・州議会選挙に重ねて実施させた。コロナ禍での選挙運動の難しさが指摘されたが，地方選挙と重ねたことが幸いし，賛成69.5%，反対30.4%の圧倒的多数で可決された。

この国民投票は，政権についてから穏健化し，コロナ禍において得意の大衆動員が難しくなっていた五つ星運動を再活性化させ，国民投票には慎重だった連立与党の民主党も，地方選で右派への政権交代が危惧されたトスカーナ，プーリア両州で左派の牙城を守った。しかし，2020年1月初に民主党を先に離党し新党イタリア・ヴィーヴァを創立していたレンツィ元首相が自党の閣僚を引き上げ，政権危機を起こし新たな多数派形成に失敗したコンテ首相は，辞職に追い込まれた。マッタレッラ大統領は，ユーロ危機対応で声望の高いドラーギ前欧州中央銀行総裁を首班に指名し，主要政党のほとんどが入閣する実務家主導の連立政権が2月に成立した。五つ星運動と民主党は引き続き閣内に留まるが，支持基盤が重なる両党間の選挙協力はごく一部に留まっており，まとまって右派に対抗するための本格的な提携の動きはまだない。

国民投票の結果に従い，選挙法が改正されれば，右派がさらに有利となるシミュレーション結果が出ており[54]，国内政治における右派優位はまだ変わらない。しかし，当初圧倒的な人気を誇った同盟の支持が減退し，より右寄りのイタリア朋友が伸びているように，将来の右派政権のためには，右派連合内の協力の強化がカギになる。もし，ドラーギ政権がコロナ禍や復興策で国民の信頼を失えば，次回の選挙では，右派の地滑り的な勝利があり得る。右派のなかでは依然，同盟の支持が高く，右派勝利の場合はサルヴィーニが首相となることは確実である。強固な国家主権主義者の首相誕生は，イタリアのみならず，EU にとっても深刻な事態となるであろう。

しかし，左派にも2022年まではまだ時間がある。マッタレッラ大統領の任期が切れる 2022 年 2 月初の 6 カ月前から，つまり 2021 年 8 月初以降，新大統領の選出までは議会が解散できない。コロナ禍の終息は見通しがたたないが，ドラーギ政権がそれまでにワクチン接種と経済復興に目途をつけ，新大統領に左派が協力して親 EU 的な人物を選ぶことができれば，トレンドは変わるかもしれない。組閣の仲介を行い，問題のある閣僚人事や違憲立法の拒否権を有する大統領は，危機に際しての影響力は少なくないからである。ただし，左派の反転攻勢には，非議員のコンテやドラーギがコロナ禍の危機対応に当たることで希薄化した左派政党の存在感を選挙前に印象づける，強固な経済復興政策が不可欠だろう。ただし，これも右派政党との呉越同舟となるドラーギ内閣の内部での競争となるだけでなく，危機で緩和したとはいえ，EU による財政監視下で難しい調整が必要になる。経済復興が思うように進まなければ，左派政党間の足並みの乱れも起こり得る。

いずれにしても，コロナ禍が明けるか明けないないうちに，イタリア政界には劇的な変化が起こり得る。現在のコロナ禍の継続は，そうした避けられない変化を先延ばししているのである。イタリアのみならず，現在の世界各国の国内政治の安定はコロナ禍の国民の忍耐力にも依存しているが，その忍耐力にも限界があり，時間は限られている。

これまで見てきたように，イタリアはインフラ不足による初期対応の失敗を引きずらず，素早い判断で感染を抑えることに成功しており，これまでも数々の危機を乗り越えてきた政令による臨機応変の危機対応や実務家の政策決定には，注目すべきものがある。そして，何よりも危機に対して示されたイタリア国民の社会的な連帯感は，再評価されるべきだろう。

しかし，復興策の始まりは，イタリアの対 EU 関係にも影響する左右両陣営間の本格的な政争の再開でもある。実務家政権が辛うじて維持している EU との協調関係がコロナ終息後も維持されているかどうかはまだ予断を許さない。

[注]

1）中益陽子「保健制度」，小島晴洋ほか『現代イタリアの社会保障　ユニバーサリズムを越えて』旬報社，2009年，pp.168-184.

2）Istituto Superiore di Sanità, L'epidemiologia per la sanità pubblica, Dati della Sorveglianza integrata COVID-19 in Italia, 15 aprile 2020. 煩雑を避けるためにURLを以下では省略する。

3）*Corriere della Sera*, "Coronavirus, la mappa del contagio in Italia" 23 gennaio 2021.

4）Luca Cifoni, "Coronavirus: tagli alla sanità, ma dal 2010 i posti in terapia intensiva sono aumentati", *Il Messaggero*, 15 marzo 2020.

5）*Corriere della Sera*, "Coronavirus in Italia: i tagli al Servizio sanitario nazionale, chi li ha fatti e perché", 31 marzo 2020.

6）*Ibid.*

7）"Coronavirus, è morto il 78enne ricoverato nel Padovano. 15 contagiati in Lombardia, un altro in Veneto. Chiuse attività in 10 paesi, tampone a 4200 persone a Vò Euganeo", *Fatto Quotidiano*, 22 febbraio 2020.

8）*Ibid.*

9）Jason Horowitz and Emma Rubola, "Facing death all alone", *New York Times*（International Edition）, March 18, 2020.

10）「『死ぬ人はみな死んだ』緊迫のイタリア，奮闘する日本人」『朝日新聞』2021年3月21日

11）ロンバルディア州以外で封鎖された14県は，アレッサンドリア，アスティ，ノヴァーラ，ヴェルヴァーノ＝クズィオ＝オッソラ，ヴェルチェッリ（以上，ピエモンテ州），ヴェネツィア，トレヴィーゾ，パドヴァ（以上，ヴェネト州），モデナ，パルマ，ピアチェンツァ，レッジョ・エミリア，リミニ（以上，エミリア＝ロマーニャ州），ペーザロ・エ・ウルビーノ（以上，マルケ州）。

12）モンティ政権のユーロ危機対応については，八十田博人「危機回避のためのイタリア実務家政権」『都市問題』2012年4月号，pp.26-30.

13）Sergio Pizzo, "Cento giorni, 160 decreti. Anche nella lotta al virus a vincere è la burocrazia", *Repubblica*, 3 maggio 2020.

14）Giuditta Brunelli, "Democrazia e tutela dei diritti fondamentali ai tempi del coronavirus", *Diritto virale*, Dipartimento di Giurisprudenza, Università degli Studi di Ferrara, vol.1（maggio 2020）pp.46-52.

15）ただし，この発言は逆に憲法裁判所が政治に介入すべきでないという反論も招いている。

16）Roberto Mania, "Bonomi: "Andiamo verso un'economia di guerra. Ma no ad una nuova Iri", *Repubblica*, 21 marzo 2020.

17）"Coronavirus, Zaia: «In Veneto pronta la macchina da 9 mila tamponi al giorno»", *Corriere del Veneto*, 6 aprile 2020.

18）Antonio Di Costanzo, "Coronavirus in Campania, De Luca: "A inizio aprile avremo tremila contagiati. Basta mezze misure, bisogna militarizzare l'Italia", *Repubblica*, 20 marzo 2020.

19）"Coronavirus, la lettera del preside del liceo Volta ai suoi studenti: "Ragazzi, salvate dal contagio la vostra vita sociale", *Repubblica*, 26 febbraio 2020. この公開書簡の一節は，日本で2020年3月に復刊された邦訳『いいなづけ』（河出文庫）の帯にも書かれている。

20）マッタレッラ大統領の3月27日の演説の全文は，Presidenza della Repubblica, "Dichiarazione del Presidente Sergio Mattarella sull'emergenza del coronavirus", 27 marzo 2020.

21）マッタレッラ大統領の6月2日の演説の全文は，Presidenza della Repubblica, "Intervento del Presidente della Repubblica Sergio Mattarella in occasione del "Concerto dedicato alle vittime del coronavirus" nel 74 anniversario della Festa nazionale della Repubblica", 1 giugno 2020.

22）European Council on Foreign Relations, "In sickness and in health: European cooperation during the coronavirus crisis", July 8, 2020.
23）"Coronavirus: arrivati in Italia dalla Cina 9 medici specializzati", *Repubblica*,13 marzo 2020.
24）Ministero della Difesa, "Italia grata per aiuti dalla Russia. Ma rispetto per la libertà d'espressione", 3 aprile 2020.
25）"In arrivo in Italia anche medici ucraini per l'emergenza coronavirus", *Il Giornale*, 3 aprile 2020.
26）Ministero degli Affari Esteri e della Cooperazione Internazionale, "Coronavirus, atteso per oggi un nuovo carico di aiuti da Belgrado", 27 aprile 2020.
27）このようなEU加盟国相互の協力については，European Commission, "Coronavirus: European Solidarity in action"（随時更新中）。
28）Ministero della Difesa, Aeronautica militare, "3° Stormo di Villafranca: La Samaritan's Purse lascia l'Italia", 27 maggio 2020.
29）コロナ対策のためのCOIの活動については，国防省ホームページを参照。Ministero della Difesa, Sala operativa CoVid-19.
30）Ministero degli Affari Esteri e della Cooperazione Internazionale, "Coronavirus, l'Italia a sostegno del Kosovo", 29 maggio 2020.
31）Ministero della Difesa, "Missione in Bosnia: supporto sanitario per emergenza COVID-19", 6 maggio 2020.
32）*Giornale Diplomatico*, 6 maggio 2020.
33）European Commission, "Coronavirus response: Team Europe supports Somalia with three EU Humanitarian Air Bridge flights", 5 July 2020.
34）この共同書簡のテキストは，Ministero degli Affari esteri, "Coronavirus, la lettera al Presidente del Consiglio europeo Charles Michel", 25 Marzo 2020.
35）ISPI, "Consiglio Europeo: ecco l'accordo sul Recovery Fund", 21 luglio 2020.
36）Motor 1.com, "Coronavirus, ecco le frontiere chiuse con l'Italia", 11 marzo 2020.
37）Motor 1.com, "Coronavirus, le frontiere aperte e chiuse con l'Italia per gli automobilisti", 11 marzo 2020.
38）Riviera 24.it, "Coronavirus, controlli a campione in frontiera per chi entra in Italia", 11 marzo 2020".
39）"L'Austria riaprirà i confini con l'Italia il 16 giugno", *Stampa*, 9 giugno 2020.
40）News Coronavirus, agosto 30, 2020, "Tamponi alla frontiera: l'intesa Italia-Francia per blindarsi dal virus".
41）*La Cronaca di Roma*, "Coronavirus: Tamponi alla frontiera tra Italia e Francia", 31 agosto 2020.
42）国別の入国条件のグループ分けについては，Ministero della Salute, "COVID-19-Viaggiatori"（随時更新中）。
43）Roberto Saviano, "Migranti e Covid, l'ultima bufala della destra", *L'Espresso*, 5 ottobre 2020.
44）Matteo Villa, "Migration: Framing the "Mini-Surges" During the Pandemic", Istituto per gli Studi di Politica Internazionale（ISPI）, 17 settembre 2020.
45）"Sicilia, linea dura di Musumeci sui migranti: "Chiudo hotspot e centri di accoglienza", *Repubblica*, 23 agosto 2020.
46）マルタ合意の要点と問題点については，"I punti dell'accordo di Malta sui migranti", *Internazionale*, 23 settembre 2019.
47）"Migranti, Ue ha abolito Dublino", M5s esulta. Ma la riforma è ancora un miraggio", *Europa Today*, 17 settembre 2020.

48）上院での採決は賛成 157 票，反対 125 票，棄権 3 票であった。"Stato di emergenza, dal Senato sì alla proroga fino al 15 ottobre" *Il Sole 24 Ore*, 28 luglio 2020. 下院での採決は賛成 286 票，反対 221 票であった。"Cdm approva lo stato di emergenza, Conte: "Falso dire ai cittadini che sta tornando il lockdown", *Repubblica*, 29 luglio 2020.

49）Giovanna Vitale, "Blocco dei licenziamenti, nuovo vertice a palazzo Chigi. Spunta una mediazione: Cig a due velocità e stop solo fino a novembre", *Repubblica*, 6 agosto 2020.

50）Claudio Tucci, "Lavoro, cade il blocco dei licenziamenti: ecco i sei casi in cui sono possibili", *Il Sole 24 Ore*, 18 agosto 2020.

51）"Coronavirus, la mappa a colori e che cosa si può fare nelle zone gialle, rosse e aranncioni", *Il Sole 24 Ore*, 4 novembre 2020.

52）Michele Bocci, "Monitoraggio settimanale, otto Regioni e Bolzano cambiano fascia", *Repubbica*, 4 dicembre 2020.

53）イタリアの国家ワクチン接種計画については，Istituto Superiore di Sanità, "Piano nazionale di vaccinazione COVID-19", 7 gennaio 2021.

54）カッターネオ研究所の予測，Istituto Cattaneo, "Referendum cosa cambia? (a cura di Marco Valbruzzi e Salvatore Vassallo), agosto 31 2020.

（八十田博人）

第2章

ドイツ：EU における役割の重要性

新型コロナウィルス感染症の拡大は，EU の中核国であるドイツの政治，経済，社会のあらゆる面に大きな影響を与えた。そして同時に，EU におけるドイツの役割の重要性を再認識させることともなった。2020年下半期にはドイツが EU 議長国であったため，EU における政治合意の形成と将来に向けた政策議論の方向付けにドイツは重要な役割を果たすこととなった。

以下では第1に，ドイツにおける新型コロナウィルス感染症の拡大と対応を振り返り，第2にドイツ政治にとって新型コロナウィルス感染症問題がどのような意味を持ったかを論じる。第3に，この過程での EU レベルでのドイツの役割を検討し，その後コロナ禍を経た国際政治の行方とドイツの関わり方について議論を進めて行くこととしたい。

第1節　ドイツにおける新型コロナウィルスの感染拡大

2020 年 1 月 28 日バイエルン州の自動車関連企業においてドイツで最初の新型コロナウィルス感染者が確認された。中国からの研修者がウィルスを持ち込んだとされ，対岸の火事であった感染症が，企業のグローバルな活動によって広まった。その後 2 月には欧州内で感染が早期に拡大していたイタリアからウィルスが持ち込まれる事例が見られ，西部地域ではカーニバルの集会で不特定多数が密な状態で過ごしたことによりメガクラスターが形成された。2 月末から 3 月にかけて感染はドイツ全土に拡大した。

世界的な感染症の拡大とドイツ国内での感染事例の増加に対して，感染防止法で規定され，連邦の感染症専門機関であるロベルト・コッホ研究所（RKI）がデータ収集と分析の中心となり，連邦内務省と保健省は2月27日に危機管理チームを設立，翌日に対策パッケージを発表し，リスクの高い地域からの入国者に対して健康情報の報告などを義務づけ，さらに見本市（メッセ）など大規模イベントの中止が決定された[1]。RKIは事前に定められていた対処計画[2]と日々のデータ分析から提言を続けた。

3月9日に感染者数が1000名を超え，危機感が急速に高まり，12日にはメルケル首相が州首相と会談し，政府として社会的接触を可能な限り避け，イベントの開催を回避するようガイドラインを出し，感染症問題はドイツにおいても重大な危機として強く認識され，学校も閉鎖されるなど，局面が転換した。

3月18日にメルケル首相は国民向けのテレビ演説を行い，第2次世界大戦以来と言える重大な国民的課題に直面しているとの認識を示し，感染拡大による医療崩壊を防ぐために国民の行動を制約することが必要であり，そのために国民の理解を求めた。この演説は2015年の難民危機の時にメルケル首相が示したリーダーシップを彷彿とさせるもので，医学的合理性と高い倫理性を併せ持つ演説であった。メルケル首相は，自由が抑圧された旧東ドイツ出身であることを背景として，ドイツ統一の過程で苦労して勝ち取った旅行や移動の自由を制限するためには，絶対的な必要性が無ければ正当化されないが，行動制限を課すことは命を救うためにやむを得ないことであると訴えた[3]。

RKIと保健省の感染症対策は，感染者の増加を病院のキャパシティー以下に抑えることを主眼としたもので，そのために感染症の拡大スピードを可能な限り遅くすることを目的として，経済，社会活動の制限が導入された。また，重症化リスクの高い既往歴のある者や高齢者の保護を重視した。

3月から4月にかけて感染者数は急激に増加したものの，ドイツではイタリア等のEU諸国で経験した医療崩壊が起きることは無かった。また医療崩壊が起きなかった他の理由としては，ホームドクター制度によって中核病院に急激な負荷がかかることを防げること，人口比で病床数に比較的余裕があること，原則として皆保険制度で医療へのアクセスがしやすく，ほぼ経済的負担無しに治療が受けられるなどという背景があった。

外出制限や国境の閉鎖等の厳しい社会的接触を制限する諸政策の導入によ

り，4 月に入ると感染は抑制され，4 月末から 5 月にかけて，次第に制限の緩和が実施されることとなった。そしてその後は夏にかけて感染状況は大きな問題とならず，実効再生算数も死者数も 3 月のように問題とならずに推移した。10 月以降の第 2 波では感染者，死者数ともに大幅に増加したが，医療システムは持ちこたえている。

ドイツでは保健政策や経済活動の制限に関しては州政府の権限が大きいため，感染症対策も外出制限を初めとする社会的接触を抑制する政策についても16の州政府それぞれの判断によるところが大きい。新型コロナウィルス感染症の抑制にあたっても，それぞれの州が独自の判断でさまざまな対応をとったため，地域ごとに異なった対応が見られた。これは連邦制度をとるドイツ政治の特徴である。次節ではコロナ禍に対するドイツ政治の対応を検討しよう。

第 2 節　ドイツ政治とコロナ禍

1. 連邦政府と州政府の権限と連携

前節で見たようにドイツ政治が感染症問題を重大な危機と認識し，強い社会的接触回避の対策を展開し始めたのは3月 12 日のメルケル首相と州首相らとの協議からである。感染症予防法は州政府に感染症拡大を防ぐための州政令を定める権限を与えており，同法第 32 条はそのために憲法で定められた自由権をはじめ移動の自由，集会の自由，住居の不可侵等の自由を制限することを認めている[4]。このように強い権限行使が可能となっている法律が整備されていたこと，前出のパンデミック対処計画が策定されていたこと，さらに連邦政府は関連機関の連携で「2012 年防災計画のためのリスク分析報告書[5]」を策定していたことなどは，重大な危機に際しても政治的に大きな混乱なしに対応できた背景である。これらの事前の法，制度の整備に加えて，前出の健康保険制度，病院や保健所をはじめとする社会基盤の充実がドイツのコロナ禍への対応の前提となった。

3 月 12 日の連邦と州の合意より感染症予防法に基づき州はそれぞれの政令を

発し，包括的な対応策を実施していった。病院では感染者の対応に集中するため不急の手術は中止され，集会の開催禁止，ソーシャルディスタンス保持の義務，レストランの営業禁止，体に触れるサービス業の営業禁止等の制約を課していった。

感染症の拡大に対する対応は，州の間で対応に差が見られた。バイエルン州やザールラント州などのように正当な理由が無い限り自宅からの外出を禁止する州もあれば，そこまで厳格な外出制限を課さない州もあった。また4月下旬以降に外出制限を緩和する時期もさまざまであった。病人以外にはマスクを着用する習慣の無かったドイツでは，感染症対策としてマスクを着用することに抵抗感のある市民も多かったが，4月下旬になると公共交通機関を利用する場合にはマスク着用が義務化された。しかし，これも実施時期や罰則が州さらには自治体によって異なることもあった。5月以降の諸制限の緩和にあたっては，州ごとの事情に合わせてさらに独自の対応がとられた。2020年6月には感染拡大を防ぐため連邦政府はコロナウィルス接触確認アプリを導入した。個人データ保護意識の強いドイツでは懸念も多かったが，データ保護を重視した分散型としたことなどから任意の導入に協力する市民も多く，11月までに2千万回以上ダウンロードされている。

州ごと都市ごとに異なる規定のわかりにくさという問題はあったが，メルケル首相やシュパーン連邦保健相は連邦政府と州の調整にリーダーシップを発揮し，同時に市民に対して明確な説明を行うなど，この危機の間の政治的コミュニケーションは優れたものであったと言えよう。メルケル首相をはじめとして政府と与党に対する市民からの支持率は危機対応を評価して急速に上昇した。

2. 経済的支援策

社会的接触を避けるために飲食・サービス業の営業禁止や外出制限など経済に甚大な影響を与える政令を実施するにあたって，政府は国民生活を守るための経済的支援策を中心としたさまざまな法の制定，改正もとりまとめた[6]。感染症対策のために強い社会的制約がかかる中で，経済・社会活動にたいする負荷を軽減すべくまとめられた政策パッケージは，極めて短期間にまとめられたにもかかわらず，非常に広範なものであった。

経済活動に関する法令のうち特に重要なものは，労働時間短縮手当である。これはコロナ禍による需要減によって企業が操業時間を短縮する場合，時間短縮分の給与減収分の一部を補償するものである。また短縮労働を導入する条件を時限ではあるが大幅に緩和することによって，制度を利用しやすくし，経済活動が縮小してもそのことによって直ちに解雇に至らないようにすることによって，失業の増加を抑制しようとするものである。この他にもさまざまな社会保障給付条件の弾力的運用や労働条件の弾力化などによって，危機状況において柔軟な対応が目指された。

危機下の政策の中で政治的に特に大きな意味を有したのは，2020年度の補正予算の編成である。ドイツでは2009年の憲法改正により，財政規律遵守に関する条項，いわゆる「債務ブレーキ条項」が整備された[7]。これにより連邦と州は，自然災害や緊急非常事態を除き，原則として起債によらずに財政収支を均衡させなければならない。名目 0.35％までの起債は認められるものの，2011 年からの移行期間を経て，連邦では 2016 年から，州では 2020 年から適用されている。連邦政府は好況が続いたこともあり，この規定を遵守していた。2020 年度も当然に財政均衡が守れる予算が編成されていた。このような背景のもとでコロナ禍と経済・社会活動の制限導入が突如として必要となった。

前出のメルケル首相の発言にも典型的に示されているように，コロナ禍は第 2 次世界大戦以来の災禍であるとの認識が 3 月中旬には主要な政治アクターの間で共有された。そのため，コロナ禍を克服するための財政出動は憲法の規定する緊急非常事態と認識されたのである。憲法の規定に則り，連邦議会は 3 月 25日に新型コロナウィルス感染症危機に関する包括討議を行い，財政規律規定の例外として補正予算編成のために憲法規定を超えて起債することを圧倒的多数の賛成で認めた。与党キリスト教民主同盟・社会同盟（CDU/CSU）と社会民主党（SPD）のみならず，野党自由民主党（FDP），緑の党，左派党もこの手続きには会派として賛成しており，野党ドイツのための選択肢（AfD）のみが採決で棄権した[8]。この採決時の議論でも典型的に見られるように，新型コロナウィルス感染症をめぐる政治的対応では AfD のみが政府の方針に常に非常に懐疑的であり，それ以外の与野党は，経済政策の具体的方策などでは対立しても，大枠で同じ方向性を共有していたと言える。

このようにドイツ政治が財政規律について例外規定を適用することについて非常に短期間で合意したことは，長年にわたって財政規律をきわめて重視してきたドイツにとっては大変大きな決断である。第2次世界大戦後のドイツでは，戦前にインフレによる経済危機から政治危機をまねいてしまった反省から，通貨の安定を極めて重視した。そして安定した通貨「ドイツマルク」を基盤として戦後復興をとげ，順調に経済が運営されたことにより，政治的にも安定した社会が築かれたとの認識が広く共有されるようになった。共通通貨ユーロ導入過程でもドイツはこの認識を前提として，新たなEUレベルの共通通貨が安定した通貨となることを重視し，制度形成にあたって強い影響力を行使し，さらに安定成長協定を締結することも実現した。しかし，2000年代前半にはドイツ統一の負担と経済構造改革の遅れから労働市場が硬直化するなど，自ら求めて制定したEUレベルの規定を遵守できなかった。これらの状況を背景として，ドイツ統一後の国家制度を包括的に検証する連邦制度改革の第二期に財政規律条項の導入が決定された。その後南欧諸国の債務危機を経て，EU諸国は財政条約を制定するなど，ドイツが規定したのと類似の制度をEUレベルで合意し，各国の財政は財政規律に厳しく規定され，EUは各国予算を厳しくチェックするようになっていた。このことによって，EU構成国では経済対策として財政出動することが難しくなり，失業が高止まりしていても短期的に有効な政策を実施することが容易ではなく，市民の不満が高まる背景ともなっていた。

コロナ禍はこうした長年にわたるEUレベルの財政コンセンサスに大きな影響を与えた。3節のEUレベルでの復興基金をめぐる交渉でもさらに検討していくが，その前提となるのはドイツ国内においてもコロナ禍が財政規律規定の例外となる緊急事態であるとの認識が広く共有され，財政政策が直ちに実施されたことなのである。

ドイツの世論はこのようなメルケル政権の政策を好意的に評価していた。3月末に発表された世論調査によると，それまでの政権の不人気が一気に覆り，政権に満足していると回答した者が増加し63%となって，第4次政権が発足して以来，満足していないとの回答が多数であった状況を逆転した。政権のみならず，メルケル首相の評価も，与党 CDU/CSU の評価も急回復した[9]。コロナ禍は，メルケル首相が CDU 党首を辞任したのみか，後を継いだクランプカレンバウアー党首も指導力をめぐる混乱から辞任を表明するなど，15年にわたる長期政権末期で，2021 年 9 月の選挙に向けて政権の求心力と国民の支持も失われつつあった状況を突如として逆転した。メルケル首相は危機に際しても信頼するに足る安定感のある指導者として，国民からその安定した指導力が期待されるようになった。

メルケル首相は予防接種を担当した医師が新型コロナウィルスに感染していたため，3 月末から 4 月はじめまで自宅隔離を行った。この間はすべてオンラインでの対応となったが，問題は生じなかった。メルケル首相は理系研究者としての経歴を持ち，専門的・科学的知識の重視，徹底した情報の読み込みと理解に定評のある首相であったが，新型コロナウィルス感染症への対応は，まさに科学と社会のさまざまな条件の調整の問題であったのであり，国民はメルケル首相の政策と政治コミュニケーションを評価したと言えよう。

3. 危機に際しての EU の連帯という課題

連邦政府と州政府の政策展開は国内では高く評価されていたが，3 月のドイツの危機対応措置は近隣諸国からは批判の対象となった。マスクを始めとする感染防護のための医療資材がドイツ国内で不足しはじめ，国内の医療機関に医療資材の供給を確保するために，3 月 4 日には政令による輸出制限が実施された。これは EU の連帯を損なう行為であるとして，EU 諸国から批判の対象となった。EU においては，市場経済に基づいて物の自由な流通が国境を越えて確保されることは，欧州統合が市場統合を中核として発足した 1950 年代以来の重要な原則である。自国内の医療資源の不足により，緊急時とはいえ長年にわたる域内市場の慣行からはずれた行動は，特に医療資源の不足によりすでに危機的状況にあったイタリアから激しい批判を受けた。

欧州委員会は EU レベルでの調整に乗り出し，閣僚理事会で協議を経て，3 月 15 日に委員会指令を発布し，EU 域外へのマスク等医療用感染防護資材の 6 週間の輸出禁止を決定した[10]。EU レベルでの外に向けた共通政策が形成されたことにより，EU域内での構成国単独によるマスク等の輸出規制が解かれることとなり，ドイツもEU域内への輸出規制を緩和した[11]。この間，厳しい資材不足に陥ったイタリアに対して中国から大量のマスク等感染防護資材が届けられたことから，EUの連帯が危機に際してお題目に過ぎないのではないかとのEUやドイツに対する批判も見られた。

3月16日8時からドイツは感染症の拡大しているフランス，オーストリア，ルクセンブルク，デンマーク，スイスとの国境を閉鎖した。EUにとって最も重要で象徴的システムとも言える国境検査の廃止と自由移動を定めたシェンゲン・システムの適用を，地理的に欧州の中心に位置し多くの隣接国を有するドイツが一方的に停止したことは大きな衝撃を与えた。通勤，物流は例外とされたが，国境検査無き越境が自明となっている市民にとって，非常に大きな変化であった。もっとも，シェンゲン規定は非常事態を想定しており，この国境閉鎖も適切な手続きにより制度的には問題のないものであるが[12]，政治的にはEU域内の国境が閉鎖され，自由移動が不可能となることは大きなインパクトを持つものであった。

3月上旬の急速な感染の拡大とそれに対応するための緊急措置は，ドイツ国内ではやむを得ない判断として認識されていた。このような状況でEUの連帯が傷つくことになったが，他方でEUの連帯を象徴する事例も存在している[13]。

ドイツは4月中旬までにEU諸国から229名の新型コロナに感染し，治療を必要とする重症患者を受け入れた。またその治療費も連邦政府の予算で賄うことを閣議決定した[14]。フランス，イタリア，オランダなどから重症患者を連邦軍の航空機やヘリコプターで国内各地の医療機関に輸送し，治療したことは，ドイツの医療システムに余裕があり，医療崩壊の懸念が無かった故に可能になったことではあるが，危機に際してEU内で具体的な医療支援を実施できたことは，象徴的な意味を持つものであった。さらに，この時期ドイツは人工呼吸器をイタリア，フランスなどに送り，EU域外で帰国困難になったEU市民の帰還輸送においても非常に大きな貢献をしていた。

2020年10月以降の感染拡大第2波では，ドイツでも急速に感染者数が増加した。11月2日からは飲食店や娯楽施設などの部分的ロックダウンが導入された。それでも第1波の時の苦い経験から，EUの連帯には配慮がなされている。

マース外相は 10 月 17 日のインタビューで,「周辺国でコロナ罹患者への対応に困難が生じれば,直ちに可能な限りの支援を提供する」と発言し,年初の国境閉鎖による問題を繰り返してはならないことにも言及した[15]。また,ドイツ各州は,第 2 波のさなかでもフランス,オランダ,ベルギーなど周辺国から多数の重症者を受け入れている[16]。

ここまで新型コロナウィルス感染症の拡大期におけるドイツの状況と対応を中心に検討してきた。以下ではこのような国内の状況を前提として,EU の政策形成やヨーロッパの対外政策にドイツがどのような役割を果たし,将来的にどのようにコロナ禍後の国際秩序を展望しているのかについて検討して行くこととする。

第 3 節　EU の対応をめぐるドイツの政策

1. コロナ禍における独仏連携と欧州復興基金問題

欧州委員会は構成国が感染症危機に見舞われると,EU としての対処策を打ち出した。当初は医療機器の調達など技術的なところから始まり,次第に危機が構成国の経済や社会活動に甚大な影響を与えることが明らかとなると,その対処策を打ち出していった。そして 3 月 20 日に委員会は危機に対処するため安定成長協定(SGP)の例外条項の適用を理事会に提案した。これを受けて財務理事会は 3 月 23 日に適用除外することを決定した[17]。SGP は構成国の財政規律を規定するものであるが,コロナ禍による経済危機に際しては財政規律を一時棚上げしてでも財政出動することが不可欠との判断である。前節で見たように,ドイツ連邦議会が同様に憲法の財政規律規定の例外条項を適用したのが 3 月 25 日であるため,財政規律の適用除外とすべき重大な危機であるとの認識はこの週までには EU 機関でも構成国でも共有されていたと言える。

外出禁止等のロックダウンによる EU 構成諸国の経済的被害はしかし,構成国によってはそれぞれの財政出動,すなわち自助努力のみで克服するには困難なほど大きかった。ドイツのように危機以前には好況が続き,それにより財政赤字を出さずに国家予算の運営ができていた国にとっては，危機によるさまざまな支援金の支出は，それが将来的には非常に重い負担となるとしても，不可能ではない。しかし，感染症の予想外の拡大で医療が崩壊し，それによって経済・社会活動が停止した上に，以前より財政赤字のコントロールに苦しんでいた諸国にとっては，危機を乗り越えるためのさらなる財政出動は，あまりにも大きな負担となった。このような状況で，メルケル首相はじめドイツの指導者たちは EU レベルでの連帯の重要性について，危機を乗り越える枠組みを形成する局面でも強調するようになる。欧州債務危機の時に繰り返されていた国家財政の自己責任論とは異なる議論がなされるようになり，大きな政策的転回が見られることとなったのである。

2020 年 5 月 18 日メルケル首相とマクロン首相はオンライン会見にて独仏共同提案として新型コロナ危機克服のための経済復興計画を発表した[18)]。この提案は，危機が EU 全体のすべての人々，企業に甚大な影響を与える未曾有の危機であるとの前提から，EU 全体としてこの危機を克服するための手段が必要であり，そのために共通の政策を構築する必要性があることを強調している。具体的には医療分野での研究・開発協力，EU の連帯のための経済基金の設立，EU グリーンディールとデジタル化の加速，経済・産業の強靱化があげられている。このうち特に重要なのが危機からの復興のための 5000 億ユーロにおよぶ基金の設立である。

4 月 9 日のユーロ圏財務省会合において欧州安定化メカニズム（ESM），欧州投資銀行（EIB），雇用維持のための枠組みを用いて総額 5400 億ユーロの政府，企業，雇用に対する資金確保のための枠組みが認められていた。しかし，厳しい危機に陥っていたイタリア，スペイン，フランスは EU による財政移転の制度構築をさらに求めた。そして 4 月 23 日にオンライン開催された欧州理事会で首脳たちは欧州復興金を設立することに大筋合意した[19)]。

この復興基金設立問題の背景には非常に複雑で長い経緯を有する EU の財政統合をめぐる議論がある[20)]。フランスをはじめとして南欧諸国はユーロ危機以来，次の統合の目標としては EU 財政の統合が設定されることを求めていた。しかしドイツをはじめとする諸国は，自助努力なしに財政移転を行えばモラルハザードが生じ納税者を説得できないとして強く反対してきた。新型コロナウィルス感染症危機はこの議論をめぐる政治的構図を変えることになった。前節で見たように，危機の当初，医療崩壊している地域では人命に関わる危機であったにもかかわらず，EU の連帯は機能せず，自国内での対応を優先したドイツにも批判が向かった。

ドイツの主要な政治アクターは EU の連帯が失われたまま危機から回復できなければ EU は決定的に傷つくと考え，ユーロ危機に際しても頑なに拒んできた基金の設立に舵を切ったのである。もっとも，危機に際しての支援策は EU 機能条約第 122 条に規定された例外的事態に際しての支援を根拠としており，一般的な財政同盟の議論とは異なるという留保は付けられている[21)]。しかし，5000 億ユーロという巨額の新たな基金の設立に向けてドイツがフランスと共同歩調をとると決め，この資金は EU からの補助金として対象国に渡され EU 予算で返済することが構想されたことにより，事実上の財政移転が危機下で実現されたことは，歴史的な決断であったと言ってよい。

EU 委員会は独仏提案を受け，EU 委員会は 5 月 27 日に独仏提案の補助金分に加えて融資分を上乗せし，全体の規模を 7500 億ユーロに拡大した提案を行った。この資金は深刻な危機に陥ったイタリアとスペインに手厚い配分を予定していたが，オーストリア，オランダ，デンマーク，スウェーデンの「倹約 4 カ国」と呼ばれるようになった財政規律に厳しい姿勢で臨む諸国から強い反発を受けることとなった。

6 月 19 日にオンライン開催された欧州理事会では，復興基金とその枠組みの基盤となる 2021 年から始まる EU の多年度財政枠組み（MFF）という議題を中心的に扱った。しかし，構成国の首脳は倹約 4 カ国の強い反対も有って，復興基金で合意することはできなかった。ミシェル欧州理事会常任議長は 7 月に臨時欧州理事会を開催することを決め，7 月 17 日から対面の欧州理事会が開催された。メルケル首相はドイツが 7 月から始まる下半期の理事会議長国となっていたこともあり，ミシェル欧州理事会議長とともに交渉のとりまとめ役となった。

2. 理事会議長国としての交渉

理事会議長国は半年ごとのローテーションであり，ドイツは2020年7月からの下半期に2007年前半期以来の議長国を担当することとなっていた。メルケル首相は6月18日に翌日からはじまる欧州理事会を前にして，理事会議長国としてのドイツの政策方針を説明した。メルケル首相はEUレベルでの行動の必要性を強調し，将来を見据えた新しい形での欧州の経済的復興の必要性を強調した。さらに議長国の重点項目として，デジタル化の推進，欧州グリーンディールの促進，対外政策では対アフリカ，対中国などの重点項目をあげ，EUとして共同行動をとることにより強い欧州を実現する必要性を訴えた[22)]。

ドイツの財政負担を常に問題視し，自国優先を主張してほぼあらゆる問題で政権の方針に反対のAfDを除けば，連邦議会における議論は与野党ともに，新型コロナウィルス感染危機という特別な状況下で，EUを強化して共同行動をとることが必要であるとのメルケル政権の方針を支持するものであった。このような国内での幅広い支持を背景として，メルケル首相はEUレベルの交渉に議長国として臨むことができた。そのため，EUに対する財政分担が経済規模からして大きなドイツは，この枠組み設立にあたっても当然に大きな負担を負うことになるが，独仏提案を前提としてEUレベルの行動を重視するコンセンサスの存在により，財政負担問題はAfD以外からは問題とされなかった。

延長に延長を重ねて5日間に及んだ7月の臨時欧州理事会は最終的に欧州復興基金の枠組みに合意した。倹約4カ国に配慮して，返済義務のない補助金と融資の比率を変更したり，融資条件としての経済構造改革を求めたりするなどモラルハザードが起きないように配慮した運用がなされることとなった。いくつかの変更が加えられたとはいえ，EUが復興基金という新たな枠組みで巨額の予算を行使する制度が構築された意義は非常に大きい。新型コロナウィルス感染危機以前であれば，ドイツ国内でも倹約4カ国と同様に，財政出動をともない，モラルハザードが起きる可能性の高い制度を新たに作ることに賛成することは決して容易ではなかったであろう。コロナ禍という危機は，しばらく背景に追いやられていた欧州統合を推進する規範，すなわち欧州の枠組み強化がドイツの利益にもなるという，戦後ドイツで繰り返し訴えられた規範が再び正面に出てくる機会をもたらしたのである。

第 4 節　コロナ禍後の世界秩序と EU・ドイツ

これまで 2020 年春から夏にかけての危機対応をめぐるドイツの動きを中心に検討してきたが，以下では今回の危機が持つより長期的な含意について検討しよう。

理事会議長国として提示した行動計画「共に，欧州を再び強く[23]」の第 6 部は対外政策にあてられているが，そこでは EU の地政学的優先課題が指摘されている。米国は EU 域外では最も緊密な外交・安全保障上のパートナーであるとされ，包括的で積極的な協力が目指されている。中国に対しては，EU 構成国は団結しバランスのとれた政策をとるべきであり，長期的な EU の利益と価値に沿った政策展開を求めている。EU と米中の関係は EU の安全保障や経済に決定的に重要な影響を与えるが，どちらも難しい対応を迫られる問題となっている。

メルケル政権のドイツは，トランプ政権の米国との付き合い方で苦慮してきた。NATO において軍事予算を GDP の 2% に引き上げるという NATO 内での公約についても，財政規律の制約の下で可能な限り予算増額を試みてきた。しかし，緑の党をはじめとして，国内では軍事予算の急激な増加に慎重な声も大きく，また GDP 規模が非常に大きいため巨額の増加を短期間で達成することは容易ではなかった。トランプ大統領がドイツ国内からの駐留米軍の一部をポーランド等に移すことを発表すると，そのやり方には落胆の声も広がった。多角的な枠組みの中での外交展開を尊重し，国際機関の正統性を重視するドイツ外交の原則と，米国第一主義を強調し単独行動を厭わないトランプ外交とは相容れない。米国抜きの国際制度の運営はどの分野においても不可能であり，米国の力を必要としているが，トランプ政権の姿勢を説得により変えることは不可能とも認識されてきた。

さらに，米国と中国の対立も EU にとって悩ましい問題となった。ドイツ経済は貿易でも，直接投資でも米国と並んで中国との結びつきが強く，フォルクスワーゲン社がその収益の約 4 割を中国市場に依存していることが象徴するように，自動車産業は特に中国市場に依存している。ドイツは貿易をはじめとする関係の強化は，人権などの問題を抱える中国のあり方に影響を与え，長期的には中国側の姿勢の変化をもたらすはずであるとの認識から，経済関係の緊密化と並行して，法の支配や人権などの対話枠組みを構築してきた。この姿勢はシュレーダー政権期から一貫して変化がなかったが，独中関係は中国による対独直接投資の急増期から次第に変化し始めている[24)]。

中国美的集団が 2016 年にドイツを代表する産業用ロボットメーカーであるクーカを買収したことは政界にも経済界にも大きな衝撃を与えた。この時期には中国による対ドイツ直接投資は大きく増加しており，特にドイツ経済を支える技術を有する企業が多数買収されたことが大きな問題となった。ドイツ経済省は，対外経済令の改正により国の秩序や安全保障が脅かされる恐れのある企業買収に関する審査権限を強化した。その後さらに対象企業の枠を重要なインフラストラクチャー関連企業に拡大したり，対象となる出資比率を引き下げたりもしている。投資規制ルールは同じ時期に EU レベルでも整備されている[25)]。新型コロナウィルス感染症においては，さらに医療関連企業に対する投資規制も強化されている[26)]。

投資規制ルールの強化は中国のみを対象とするものではないが，経済活動の背後に政府の影が透けて見える中国の行動がこの変化をもたらしたことは確実である。ここで重要なことは，2016 年から 19 年にかけての投資規制ルールの厳格化や EU レベルでの共通ルールの整備は，経済的に利益をもたらす貿易相手ないし投資相手としての中国認識から，経済的競合相手としての中国認識への転換と軌を一にしていることである。2019 年 3 月に発表された EU の対中戦略文書では，中国を分野によって異なる対象として位置づけている。つまり，共通の目的をめざす協力のパートナーであると同時に，利益を調整する交渉相手でもあり，技術的主導権を争う経済的競合相手でもあり，さらに，異なるガバナンスモデルを追求する体制上のライバルとしても位置づけられているのである[27)]。とりわけ，異なるガバナンスモデルを追求するライバルという表現は，中国が異質の主体であることをはっきりと表現しており，ドイツでも度々引用される表現となった。

こうしてドイツでも次第に対中慎重論は高まっていたが，もともと社会的市場経済という自由な市場経済を尊重することにより繁栄を築いてきたこともあり，産業界でも国家が投資規制に積極的に介入することに対しては慎重論も強かった。またFDPのように国家の介入を最低限にとどめるべきとする声も連邦議会内にはあり，ドイツでは直線的に中国との経済関係を規制することが望ましいという議論が大きくなったわけではない。次世代の移動通信規格である5Gの展開にあたっても，ドイツは米国や英国とは異なり中国企業ファーウェイの排除を決定していない。

しかし，香港国家安全維持法が大規模な市民デモにもかかわらず2020年6月末に施行され，反対運動が厳しく取り締まられると，ドイツでも中国との関係を見直さざるを得ないとの認識が強くなった。実際には，香港立法院選挙の延期が発表されたことと併せて，ドイツは香港との犯罪人引き渡し協定を停止したが，それ以上の行動には出ていない。対中政策でドイツができることの範囲は限られており，政治と経済のバランス確保に苦慮しているとも言えよう。例えば，連邦議会議員のハルトCDU/CSU会派外交政策グループ代表は，何らかの対中経済制裁で中国を動かせる可能性は少ないとし，それよりは香港の若者にヨーロッパでの大学進学を容易にするなどのほうが現実的であると述べている[28]。王外相は9月1日にマース独外相との会談のために訪独し，このように悪化した独中関係の改善を試みた。しかし，会談前にチェコ上院議長が台湾を訪問したことを王外相は強く批判し，このことがEUの連帯を重視するドイツでは強い不興を買った。結局王外相の訪独は関係改善の糸口とはならなかった。さらに9月14日には本来大規模にライプツィヒで開催されるはずであったEU中国首脳会議がオンラインで開催されたが，地理的表示保護の合意以外に投資協定交渉の進捗もなく，対話を継続することの確認以外には成果を出すことはできなかった[29]。

王外相の訪独直後にドイツ外務省は「インド太平洋政策指針[30]」を公表した。外務省を中心として関連する諸省の政策を包括的にとりまとめて，連邦政府の総合的な政策指針として閣議決定されたこの文書は，ドイツ政府がインド太平洋地域を一つの対象としてとりまとめた最初の戦略文書であり，インド太平洋をダイナミックに発展する地域として捉え，ドイツとEUがこの地域の多角主義的な発展に関与していく姿勢を示している。マース外相による前書きにも明示されているが，EUのインド太平洋地域に対する政策議論の出発点としてこの文書が貢献することをドイツとして期待している。この文書はインド太平洋地域における中国の関与の問題にも言及しているが，中国重視が鮮明であったドイツ外交がより広い地域的枠組みを重視する姿勢を示したことにより，よりバランスのとれた政策展開への姿勢を示したと言えよう[31]。

ドイツの理事会議長国プログラム「共に，欧州を再び強く」でも強調され，また前出の6月18日の連邦議会のEUに関する集中討議でも主要政党すべてが共通して言及しているように，ドイツの主要政党間には，米中対立の先鋭化による国際秩序の揺らぎがコロナ禍以降に一層厳しくなってきたことに対するヨーロッパの答えは，EUの結束を制度的に強化していくことによるべきであるとのコンセンサスがある。EUが強い主体となれば自立的な行動をとる選択肢が広がるが故に，自国優先のリアリズムの世界，地政学が復活したといわれる世界においても，ヨーロッパは超国家的な統合により対応すべきであるという「超国家的地政学論」が共感を呼ぶのである[32]。

このことはしかし，ドイツないしEUが米国とも中国とも等距離をとる「等距離外交」を目指すものではない。トランプ政権の政策とは共同歩調をとれないとしても，基本的価値と民主主義の政治システムを共有する米国との緊密な関係は本質的な部分では変わり得ないと考える論者の方がなお圧倒的に多い[33]。

第5節　ポスト・メルケルのドイツ政治の展望

コロナ禍への対応によりメルケル政権は国民からの支持を回復し，2021年9月26日に予定される連邦議会選挙へ向けたドイツ政治の展望は大きく変わった。SPDは2019年に左派の男女2名からなる共同党首を選出していたが，コロナ禍で評価を高めたショルツ財務相を早々と2021年選挙時の首相候補として確定した。ショルツ財務相は2019年のSPD党首選で敗北していたにもかかわらず，コロナ禍対応による国民からのより幅広い支持が期待できるとして首相候補となったのである。2021 年 1 月の CDU 党首選挙ではラシェット・ノルトラインウェストファーレン州首相が選出されたが，姉妹政党 CSU との協議によっては CDU/CSU の首相候補者が誰になるかは不透明である。2021 年 1 月の時点ではどの世論調査機関の調査結果を見ても CDU/CSU が強い支持を受けており，なお 10% 台の後半に低迷している SPD が政権を獲得するのは難しそうである[34]。SPD が政権を獲得するには緑の党と左派党を加えた 3 党連立が必要となろうが，緑の党が SPD を上回る勢いを持っていることから主導権がどちらに行くかもわからない。さらに，州レベルでは十分な連立経験があるとはいえ，外交・安全保障政策では反 NATO の姿勢を変えていない左派党との国政での連立はハードルが高い。

CDU/CSU と緑の党の組み合わせであれば安定した過半数が確保できる可能性が高い。緑の党はシュレーダー政権時のジュニアパートナーとして外交分野でも安定感のある政策を展開した。さらに 2011 年以来バーデンビュルテンベルク州では政権与党となり，州首相を輩出している。ドイツを代表する産業の立地する同州で安定した政策展開をしてきたため，連邦レベルでの政権参加に不安を抱く国民は少ない。

フォン・デア・ライエン欧州委員会委員長が就任以来，欧州グリーンディールの柱として重視している気候変動問題は，連邦議会選挙においても大きな比重を締めることになろう。連邦議会選挙後の連立組み合わせがどのようになるとしても，欧州グリーンディールを大胆に進めることを求めている緑の党の政権参画の可能性は高い。そして緑の党は同時に人権や民主主義の規範の遵守にも大きな影響を与えることとなろう。緑の党においても政権参画の経験からかつてのような原理主義的な主張は少なくなったが，経済的利益と人権，民主主義，環境などの規範が衝突する時，緑の党の存在はドイツ政治と対外政策の行方をこれまで以上に大きく左右することとなろう。

コロナ禍後の EU の行方は，単に保健・医療分野の協力の促進にとどまらず，グリーンディールをはじめとする変化を加速し，そこに EU 復興基金という新たな財政枠組みも加わり，より変化の速度を速めることとなろう。EU 復興基金の運用開始のため法の支配の貫徹を求める構成国と，ポーランドやハンガリーのように EU の介入を嫌う構成国の間で対立が深まり，2021 年 1 月からの

MFFとEU復興基金発効が危ぶまれた。ドイツはメルケル首相を中心に理事会議長国として合意形成に力を発揮し，欧州司法裁判所の判断を加えるなど時間のかかる手続きによる問題先送り的要素を入れて東欧諸国の反対を抑えつつ，法の支配という本則を守り，コロナ禍を乗り切るためのEU予算枠組みの発効にも成功した。理想と乖離していようとも，現実的に可能な合意を形成し，より望ましい方向に事態を一歩一歩進めるというメルケル首相の指導力が発揮されたと言えよう。MFFとEU復興基金は困難な状況下にあるEUの新たな連帯の基礎となり，フォン・デア・ライエン委員会はグリーディールをはじめとする優先項目の政策展開を進めて行くであろう。2021年秋にメルケル政権の次を担って成立する政権がどのような連立となろうとも，ドイツはこのようなEUの変化を支える力であり続ける可能性が高いであろう。

2020年12月末にドイツでもワクチン接種が開始された。ドイツのベンチャー医薬品企業ビオンテック社と米国のファイザー社が開発したmRNAワクチンの購入契約はすべて欧州委員会が手配した枠組みを用いて実施された。自国優先での早期大量接種を求める議論もあり，ドイツ国内で接種が迅速に進まないことへの批判もあったが，連邦政府は公式にはEU枠組みを利用することの重要性を全面に打ち出し，接種を進めている。

専門家から構成されるドイツ予防接種常設委員会（STIKO）は，EUが承認したアストラゼネカ社のワクチンについては，十分な治験データが未だないとして65歳以上には接種を推奨していない。ワクチンが不足している困難な状況下においても，科学的知見に基づいた専門家の判断と行政手続きは尊重されていると言えよう。

2021年に入ってからの感染拡大と死亡者数の増加は危機的な水準となり，厳しい行動制限が導入された。2021年には9月26日の連邦議会選挙の他にも3月のバーデンビュルテンベルク，ラインラントファルツを皮切りに連邦全16州のうち6州で州議会選挙が予定されているため，コロナ禍の影響もあってドイツ政治は内向きにならざるを得ない。それでもメルケル首相は感染拡大の主な要因が隣接国との往来にあると指摘されてもEU諸国との国境閉鎖の実施には慎重な姿勢を示し，EUの連帯を重視する姿勢を引き続きはっきりと表明している。困難な状況であればこそEUは結束を強化すべきであって，EUの枠組みによる問題解決こそが国際的な欧州の立場の強化につながるとの主要政党間のコンセンサスは，コロナ禍で厳しい状況が続く中でも揺らいでいない。

［注］

1）ジェトロ，「ドイツでも新型コロナウィルス感染例が急増，多くの産業見本市が延期に」『ビジネス短信』，2020年3月5日。(https://www.jetro.go.jp/biznews/2020/03/f2f9d8c34d224993.html)

2）国家パンデミック対処計画は州保健相会議が2005年に公表し，2017年にアップデートされたが，2020年3月4日に新型コロナウィルスに対応した補足が行われている。Gesundheitsministerkonferenz der Länder (Hrsg.), *Nationaler Pandemie Plan*, 2017.

3）Merkel, Angela, "Fernsehansprache", 18.03.2020. (https://www.bundesregierung.de/breg-de/aktuelles/fernsehansprache-von-bundeskanzlerin-angela-merkel-1732134)

4）Gesetz zur Verhütung und Bekämpfung von Infektionskrankheiten beim Menschen (Infektionsschutzgesetz - IfSG) この感染症予防法は新型コロナウィルスの感染拡大に対処するために2020年11月に大幅な改正が行われた。

5）これは大規模な洪水と重症急性呼吸器症候群（SARS）パンデミックを主たるリスクとして分析し，連邦議会に報告していた。Deutscher Bundestag, *Drucksache 17/12051*, 03.01.2013, "Bericht zur Risikoanalyse im Bevölkerungsschutz 2012".

6）感染症対策の関連法についての包括的な概説は以下を参照のこと。泉眞樹子「【ドイツ】新型コロナウィルス感染症対策関連法」，『外国の立法』，No.283-2，4-7頁，2020年。

7）財政規律に関する憲法の規定については，以下を参照のこと。渡辺富久子「ドイツにおける財政規律強化のための基本法の規定」，『外国の立法』，No.263，77-94頁，2015年

8）Deutscher Bundestag, "Bundestag billigt mit breiter Mehrheit Nachtragshaushalt für 2020", (https://www.bundestag.de/dokumente/textarchiv/2020/kw13-de-corona-schuldenbremse-688956)

9）infratest dimap, "ARD-Deutschlandtrend April 2020". (https://www.infratest-dimap.de/fileadmin/user_upload/DT2004_Bericht.pdf)

10）Commission Implementing Regulation (EU) 2020/402, 14 March 2020.

11）Süddeutsche Zeitung, "Die Masken fallen", 17.03.2020. (https://www.sueddeutsche.de/politik/coronavirus-masken-china-1.4847186)

12）Regulation (EU) 2016/399, 9 March 2016 (Schengen Borders Code), Article 28 (Specific procedure for cases requiring immediate action). なお，この例外規定の適用については後にEUレベルで協議され，ほぼ3カ月後の2020年6月15日からシェンゲン圏については自由移動が回復された。国境を越えた移動が可能になっても，リスクが高い地域とRKIが指定した地域からの帰国者については検疫や感染予防策の適用がすべて解除されたわけではない。

13）EU委員会は新型コロナウィルス感染症危機に際してのEUの連帯の実績をまとめたサイトを作成し，構成国がどのような貢献を実施したのかを可視化している。European Commission, "Coronavirus: European Solidarity in action". (https://ec.europa.eu/info/live-work-travel-eu/health/coronavirus-response-0/coronavirus-european-solidarity-action_en)

14）Bundesregierung, "Mehr als 200 Patienten aus EU-Ländern behandelt", (https://www.bundesregierung.de/breg-de/themen/coronavirus/europaeische-solidaritaet-1745232)

15）(https://www.auswaertiges-amt.de/de/newsroom/maas-rnd/2406270)（2020年11月29日アクセス）。

16）Europäische Kommission, "Coronakrise: Gelebte europäische Solidarität" (https://ec.europa.eu/

info/live-work-travel-eu/health/coronavirus-response/coronavirns-european-soliclarity-action_de）（2020 年 11 月 29 日アクセス）。

17）Council of the EU, "Statement of EU ministers of finance on the Stability and Growth Pact in light of the COVID-19 crisis", 23.03.2020.

18）Bundesregierung, *Pressemitteilung*, 173, "Deutsch-französische Initiative zur wirtschaftlichen Erholung Europas nach der Coronakrise", 18.05.2020.

19）European Council, "Conclusions of the President of the European Council following the video conference of the members of the European Council", 23 April 2020.

20）尾上修悟，『欧州財政統合論―危機克服への連帯に向けて』ミネルヴァ書房，2014 年。

21）CDU/CSU-Bundestagsfraktion, *Pressemitteilung*, "Starker Beitrag für europäische Solidarität", 18.05.2020.

22）Deutscher Bundestag, *Plenarprotokoll*, 166 Sitzung, 18.Juni 2020, S.20638-20642.

23）Auswärtiges Amt, *Gemeinsam. Europa wieder stark machen. Programm der deutschen EU-Ratspräsidentschaft*, 2020.

24）森井裕一，「理念と現実の狭間で揺れる独中関係」，『東亜』，2019 年，92-100 頁。

25）EU Regulation 2019/452, 19.03.2019.

26）Bundesministerium für Wirtschaft und Energie, "Fünfzehnte Verordnung zur Änderung der Außenwirtschaftsverordnung", 25.05.2020.

27）European Commission and HR/VP, "EU-China – A strategic outlook", JOIN（2019）5 final, 12.03.2019.

28）Deutschland Funk, "Jürgen Hardt im Gespräch mit Jasper Barenberg: Auslieferungsabkommen mit Hongkong", 13.07.2020.（https://www.deutschlandfunk.de/auslieferungsabkommen-mit-hongkong-aussetzung-waere-nur-ein.694.de.html?dram:article_id＝480424）

29）Handelsblatt, "EU setzt auf Härte gegenüber China – Investitionsabkommen bleibt in weiter Ferne", 14.09.2020. なお，EU 中国投資協定はドイツの理事会議長国任期中の 2020 年 12 月末に基本合意に至った。

30）Auswärtiges Amt, Leitlinien zum Indo-Pazifik, 2020.

31）Felix Heiduk und Gudrun Wacker, *Vom Asien-Pazifik zum Indo-Pazifik: Bedeutung, Umsetzung und Herausforderung*,（SWP-Studie 9）, Stiftung Wissenschaft und Politik, 2020.

32）Annegret Bendiek und Barbara Lippert, "Die Europäische Union im Spannungsfeld der sino-amerikanischen Rivalität", in: Barbara Lippert / Volker Perthes（Hrsg.）*Strategische Rivalität zwischen USA und China: Worum es geht, was es für Europa（und andere）bedeutet*,（SWP-Studie 1）, Stiftung Wissenschaft und Politik, 2020, S.54.

33）「等距離外交論」については以下を参照。Gu, Xuewu, "Europas Dritter Weg: Warum Europa den Alleingang wagen muss", *Handelsblatt*, 22.11.2019. アメリカとの緊密な関係を前提としてヨーロッパがより自立的な行動をとるべきと論ずる議論については以下を参照のこと。Perthes, Volker, "Dimensionen strategischer Rivalität: China, die USA und die Stellung Europas", in: Lippert und Pertes, *op.cit.*, S.8.

34）ドイツの政党支持に関する世論調査については Wahlrecht.de サイトを参照のこと。（http://www.wahlrecht.de）

（アクセス確認は特記ない限りすべて 2020 年 9 月 20 日）

（森井裕一）

第3章

フランス：試練のマクロン体制とEU連帯の追求

ヨーロッパでの新型コロナウィルス（COVID-19）感染は2020年初め，イタリアを足がかりに急速に拡大し，3月13日にはWHO（世界保健機関）によって「感染の中心はヨーロッパとなった」と宣言を受け[1]，当初は楽観的に構えていたフランスを含むEU諸国は，軒並みロックダウンに舵を切っていった。

フランスは，自らも深刻な感染状況に陥ったが，同時にEUの中心国として，感染防止と共に，コロナ対応で打撃を受けたEU経済の立て直しに奔走した。本章では，2017年から大統領を務めるエマニュエル・マクロンの下のフランス政府の対応と，その過程で見いだされるマクロン政権の戦略と課題を分析する。

第1節　EU域内での移動規制からロックダウンへ

1. 初の感染者と周辺諸国への注視

2020年1月24日，政府はフランスで最初の感染確認（3人）を発表した。3人はいずれも中国から帰国していた[2]もので，これがヨーロッパでも最初の感染確認例となった[3]。事態を重く見た政府は，すぐに中国在住のフランス国民およびEU市民を帰国させるためのチャーター便運行計画を発表し，第1便はフランス軍の航空機がフランス人180人を乗せて1月31日に武漢から到着，第2便は民間機にフランスを含む30カ国の市民291人を乗せて2月2日にフランス到着した[4]。

感染拡大は続き，2月下旬には北イタリアで感染者急増し，フランスでもヴェラン連帯・保健相が「フランス人の安全を守るためのあらゆる措置を講じる」と述べ，検査体勢と医療機関の受入体勢の強化の方針を示した。ただし北イタリアとの国境の封鎖に関しては，2月23日のテレビ・インタビューで「感染症は国境に関わりなく広がるものである」ため，「イタリアとの国境封鎖は意味がないのではないか」と懐疑的姿勢であった[5)]。しかし仏伊国境の現場では，2月25日以降，パリとミラノを結ぶ高速鉄道TGVのフランス国鉄の乗務員が，イタリア国境の手前で下車してイタリアの乗務員に引き継ぐなど，フランス人をイタリアに行かせない対応が始まった[6)]。

2. ロックダウンと国境封鎖へ

2020年3月に入りフランスでも感染者が急増し，3月11日にWHOがパンデミック宣言を行うと，政府も対応を転換させた。3月12日にマクロン大統領はテレビ演説を行い，「この100年でフランスが直面する最大の公衆衛生上の危機だ」と述べ，すべての教育機関を3月16日以降全国一斉休校にするとし，企業にはテレワーク普及を，70歳以上の高齢者や基礎疾患を持つ人は自宅にとどまること，すべてのフランス人が移動を制限することを呼びかけた。そして失業者，労働者，企業への支援を念頭に，経済面についても「必要なあらゆる措置」を講じると述べ，ルメール経済相も翌3月13日に「数百億ユーロ」規模の対応を行うことを明らかにした。大統領は，「収入，経歴，職業などの如何を問わず無償で医療の提供を受けられる私たちの福祉国家は，［財政的な］負担ではなくむしろ貴重な財産である」と述べ，2018年11月以降の週末ごとの「黄色いベスト」（gilets jaunes）運動（燃料価格高騰と燃料税引き上げへの反発が発端）や，2019年12月に発表された年金改革案（職業ごとの年金制度を一本化して被保険者を平等に保障し，62歳の退職年齢を維持しながら給付開始年齢が高いほど受給額を引き上げる仕組みを導入する案で，2025年に施行予定）への抗議デモで，国民から激しい反発を受けてきたが，コロナ禍のなかで弱者に寄り添う姿勢を示すことで国民の連帯を求めた。なお，3月15日の統一市町村選議会選挙の第1回投票（第1回投票で過半数の支持を得た候補者は当選するが，過半数に満たない場合は決選投票となる第2回投票が行われる）は，予定通り実施するとした[7)]。

3 月 14 日にレストランや映画館などの営業の当面禁止が決まるなか，3 月 15 日には統一市町村議会選の第 1 回投票が行われた。コロナ感染への不安のなかで投票率は過去最低の 44.64％となり，過去最低だった 2014 年より 20 ポイントも下落した。コロナ禍の最中で強行したかたちの投票がこの低い投票率となったことについて，世論調査会社 IFOP からは「地方民主主義を損なう」と批判の声が上がった[8)]。そして政府は 3 月 22 日に予定されていた第 2 回投票の延期を決めた（その後 5 月 22 日，フィリップ首相が 6 月 28 日に実施するとの政府決定を明らかにした）[9)]。

国境封鎖に関しては，マクロン大統領は，前述の 3 月 12 日のテレビ演説でその可能性についても言及していた。ただしヨーロッパ（シェンゲン協定加盟国）全体で足並みを揃えることの重要性を指摘していた。そして 3 月 13 日に WHO のテドロス事務局長が「感染の中心はヨーロッパとなった」と宣言し，米国がシェンゲン圏に滞在していた外国人の入国を拒否することを決定，これに対してフランスはヨーロッパの足並みを揃えたシェンゲン圏の対外国境の入国・出国制限を主張した[10)]。そして 3 月 16 日，マクロン大統領は再びテレビ演説を行い，3 月 17 日から少なくとも 2 週間，全土で外出を禁止する方針を明らかにした。例外は買い物や通院などに限られ，規則に違反した場合は罰金を受けるとした。さらに EU 共通の決定により 3 月 17 日から EU およびシェンゲン圏への入境を閉鎖し，EU 域外の国と EU 圏内の国の間の渡航を 30 日間停止するとした[11)]。

そして同日 3 月 16 日，カスタネール内相が国境封鎖に関して詳細を発表した。それによると，先ず EU 圏への入域については，シェンゲン協定加盟国民，EU 加盟国民とイギリス国民のみが入域できる。EU 非加盟国民の入域は，滞在許可証を保持している場合や第三国の保健医療関係者など，一部の例外を除き認められない。他方で商品の入域と出域は継続される。また EU 内部における国境については，国境の「完全な閉鎖」は行われないが，移動は必要最小限に制限される。越境労働者は，居住証明書や雇用証明書を提示することによって日常的に越境することが可能。商品，医療品，食料等の移動は影響を受けない。そしてこれらの措置は均衡が図られ，隣国と適切に調整されて欧州委員会に通知されるとした[12]。

第2節　ロックダウンとフランス政治〜マクロンと「戦争状態」

1.「戦争状態」におけるロックダウン

前述のマクロン大統領の2020年3月16日演説は，ロックダウンを国民に強いるもので，そこで用いられた表現も「われわれは［ウィルスとの］戦争状態にある」（“Nous sommes en guerre”）との厳しいものであった。このロックダウン宣言によって導入された措置を整理しておくと，以下の通りとなる[13]。

1）3月17日正午から少なくとも15日間，国内（本土および海外領土）における外出を大きく制限。野外での集会，友人や親族との会合は禁止。ソーシャルディスタンスを守り接触を避けたかたちでの買い物，通院，テレワークが困難な場合の通勤，若干の運動といった必要な外出のみ許可。規則に反した者は罰則を受ける。
2）EU共通の決定により3月17日正午以降，EUおよびシェンゲン圏への入境を閉鎖。EU域外国とEU域内国の間の移動を30日間停止。ただしEU圏外にいるフランス人の帰国は可能。
3）市町村議会選第2回投票を延期。
4）経済面に関しては，税金および社会保険料支払い延期，銀行の貸し付けの返済期限の繰り延べ，国が3000億ユーロを上限に保証。危機に瀕する小企業に関しては税金，社会保険料，水道・電気・ガス代金，賃料支払いも延期。雇用を維持するための部分的失業の拡大，起業家，手工業者，商人のための国による連帯基金を設立する。

大統領の強い口調の演説の翌日3月17日正午から実施されたロックダウンは，警察による厳しい外出取り締まりを伴い，フランス全土で街中を閑散とさせていった。そして政府は3月27日の閣議で，外出禁止令の4月15日までの延長を決定し[14]，4 月 13 日，マクロン大統領はさらに 1 カ月のロックダウン延長を宣言した[15]。

2. 反政府行動のないロックダウンと緩和後のデモ再開

(1) 休業補償など速やかな政策断行

フランスでは，政府の動きに対して不満がある場合など，街頭でデモを行って異議申し立てを行う「街頭民主主義」の市民行動が頻繁であるが，コロナ禍にあってその姿も見られなくなった。直近では 2018 年 11 月からほぼ毎週土曜に黄色いベスト運動のデモがあり，また 2019 年暮れには政府の年金改革案に対する強い反発を示すデモも行われたが，2020 年 3 月 17 日からのロックダウンのなかで静まりかえった。

政府への反対運動が高まらなかった要因としては，マクロン大統領が 2020 年 3 月 16 日のテレビ演説で「戦争状態」という表現を繰り返し，国民に強く行動制限を迫ったことに加え，無許可の外出に罰金を科すなどの取り締まりが厳しく行われたことが大きいと指摘される[16]。また，国による企業への休業補償や市民の生活保障が迅速に行われたことで，経済生活への一定の安心感を早期に与えることができた点も無視できない。

小企業・個人事業者への支援

ロックダウン開始間もなく，政府は具体的な救済策を発表した。「部分的失業制度」を利用した雇用者の手取り額の 84%（最低賃金で働く者には 100%）を休業手当として国が補償する。小企業や個人事業者で売り上げが前年比 50% 以上の減である場合，地域圏（Région）当局を通じて最大 1500 ユーロ（約 19 万円）が支給される。さらに最低 1 名以上の従業員がいて，倒産の危機にある場合は追加で 2000～5000 ユーロが支給される[17]。

大企業への支援

政府は航空会社エールフランスに，70 億ユーロの借り入れを保証することとした。特定の企業に国家が補助金を出すことで市場の競争を歪められ，加盟国間の貿易を害する可能性がある場合，リスボン条約（EU運営条約107条）が制限を行うが，今回は欧州委員会も「航空産業は雇用と［加盟国間の］連携において重要であり，（・・・）エールフランスは［フランス］市民の［コロナ禍の深刻な諸外国からの］帰還と医療物資の輸送において不可欠の役割を果たしている」（ヴェステア副委員長）として，5月4日，これを容認した。またこの支援策に当たっては，フランス政府は環境面に配慮した対応を打ち出しており，この点もEUとしては評価したとされている[18]。

自動車産業については，フランスの製造業の18%を占めるが，4月に80%以上の生産の落ち込みと販売の下落を見た。マクロン大統領は5月26日に自動車産業に対する80億ユーロに上る政府の支援策を発表した。ここでは環境に配慮した自動車への転換を戦略的な軸に据え，電気自動車やハイブリッド車の新車購入促進，環境に配慮した技術革新の支援，経営困難に陥った企業と従業員の保護を柱とした支援策を講じるとした[19]。

(2)　静かなロックダウンからデモの再開へ

ロックダウンにおける当局の厳しい外出規制によって，事実上反政府デモは不可能になったが，6月に入り黒人への警察による差別問題への反発を契機に街頭デモが再開された。4月にパリ郊外で警察が北アフリカ出身の男性を拘束した際，人種差別的な言葉を投げかける映像が拡散したことで警察官2人が停職処分を受け，警察による黒人差別への批判がくすぶっていた。フランスでは2016年に黒人男性が警察に地面に押さえつけられ拘束されて死亡する事件があったが，2020年5月28日に公式調査報告が発表され，拘束した警官に責任はないとされていた。折しもアメリカでの反人種差別運動“Black Lives Matter”（黒人の命も大切）の高まりに刺激を受け，2016年の事件から4年となる2020年6月2日，パリで2万人が集まる警察の暴力を非難するデモが発生した[20]。続く6月9日にも“Black Lives Matter”を掲げるデモが行われた。政府はコロナ対策を理由に集会を禁じてきた（公の場で可能な集会は10人以下）が，この日はカスタネール内相が「世界的な共感の広がり」を理由に容認した[21]。

第3節　コロナ禍におけるフランス外交

1. EU の連帯の模索

(1)　医療面での連帯

2020年3月12日のマクロン大統領のテレビ演説によって，フランスは一気にロックダウンへと舵を切ったが，国内でのマスクなど医療物資の供給不足がすぐに問題となった。医療現場は急激に逼迫し，政府は適切な量のマスクなど医療物資の備蓄・供給を国として行うことを決めた。そして特に感染の深刻化したアルザスなど東部から，比較的受け入れに余裕のあるフランス南西部に，3月18日以降，患者461人を鉄道で移送したほか，EU 加盟国のドイツ，ルクセンブルク，オーストリア，およびスイスに合わせて183人が空路ないし鉄道で移送され治療を受けた[22)]。この患者移送では，ルクセンブルクの救急医療用のジェット機とヘリコプターがフランスの救急医療サービスと一体的行動を行い，ドイツへの移送に当たった。また，人工呼吸器の不足が露呈したフランスは，ドイツから25台の支援を受けた[23)]。

他方，国家によるマスクの管理は，国内での囲い込みを招いて，深刻な状況がいち早く進行していた隣国イタリアへの支援を閉ざしかねなかった。そこで欧州委員会が医療物資の囲い込みを牽制したことを受け，フランスはすぐに輸出を再開して3月29日にはイタリアに100万枚の医療用マスクを提供し，ドモンシャラン欧州担当閣外相はEU の連帯が機能している点を強調した[24)]。フランスはさらに2万着の防護服の提供も行い，加えて災害時などに緊急で被災国を支援する「EU 市民保護メカニズム」[25)]の一環として，多数の移民・難民がコロナ感染のリスクにさらされているギリシャに対し，感染症対策のために利用できるシェルターの提供と医療支援を行った[26)]。

(2)　経済面での連帯

医療現場の危機にとどまらず，コロナ禍はフランスを含むEU 全体に深刻な経済的ダメージを与え，EU としては危機であるからこそ結束を示す必要に迫られていった。EU財務理事会は2020年3月23日，コロナ対応に加盟国の裁量を与えるため，財政規律の一時停止を決めた。加盟国は財政均衡化や赤字削減に加え，公的債務を対国内総生産（GDP）比60%まで削減するなどの規制が課せられているが，欧州委員会が提案した「一般免責条項」（危機時には加盟国にEUの財政目標などからの逸脱を容認する）に基づきこれを一時停止した[27]。

さらにコロナ禍の広がりは，一国での回復を目指すことの困難さを示しており，EU全体としての経済復興への共通の仕組みの導入に目が向けられた。3月25日にフランス，イタリア，スペインなど9カ国がEUのミシェル欧州理事会議長に「新型コロナ債」を提案し[28]，その後4月23日の欧州理事会では，深刻な被害を受けた国を支援する5400億ユーロ（約68兆円）規模の緊急基金の創設に合意したが，これを危機に陥っている国への補助金とするのか，貸し付けとするのかについては合意は得られなかった。フランスやイタリアなど南欧諸国を中心に補助金を主張するのに対し，財政規律重視のドイツやオランダなど北側の国々は貸し付けに固執した[29]。こうしたEU内での「南北対立」状況に対し，マクロン大統領は，EUおよび豊かな北のEU諸国から南のEU諸国への財政移転と連帯なしに，EUおよびユーロを救うことはできないと強調した[30]。そして5月18日になると，マクロン大統領とメルケル独首相は，5000億ユーロの基金設置をEUに提案することで合意した。マクロン大統領は「仏独合意はEU 27カ国での合意を意味するわけではないが，仏独合意なしに27カ国での合意はない」として，仏独が合意したことの重要性を強調した[31]。

5月18日の仏独合意を受けて，欧州委員会によって草案が示されEU加盟国間で議論が進み，7月21日，欧州理事会でEUとして7500億ユーロの復興基金について合意がなされた。内訳は3900億ユーロが補助金，3600億ユーロが融資である。オランダやオーストリアなど巨額の財政移転に反対する加盟国の反発はあったが，フランスは上述の5月合意でドイツを味方に付けており，総額のうちの補助金の配分を当初案の5000億ユーロから3900億ユーロに減額し，7500億ユーロという総額は維持する妥協の上で成立した。マクロン大統領は「ヨーロッパにとって歴史的な日だ」と賞賛した[32]。フランスは，オランダやオーストリアなどと同じく緊縮財政を重視するドイツとの合意を事前に実現した上で，欧州理事会での「南」の代表の姿勢を貫いて補助金枠の確保に固執し，「[コロナ禍の] 危機と社会・経済・環境の問題へ取り組むための，連帯に基づく復興案」[33]を実現したと高く評価した。

11 月 10 日，2021–2027 年の次期予算案と合わせて，欧州議会と EU 理事会で加盟国の合意を得た 7500 億ユーロの復興基金は，「次世代 EU」（Next Generation EU）と称され，全加盟国の批准を経て執行される。このうちフランスには 400 億ユーロが配分され，政府が 9 月 3 日に発表した同国の 1000 億ユーロの復興計画を支える，重要な財源となる[34]。

2. 多国間主義と紛争調停の継続

フランスはドゴール大統領以来，第 2 次世界大戦以前のフランスの国際的地位の回復と外交的自立を対外政策の柱としてきている。冷戦時代から米国に依存しない姿勢を保ち，核保有国としてその国際社会での存在感を発揮する姿勢を貫いてきている。そうしたフランスが，コロナ禍が急速に広まるなかにあって，外交政策面で主張したのが，コロナ対策を優先するための世界各地での紛争の一時停戦の呼び掛けであり，そのための国連安保理決議の採択であった。グテーレス国連事務総長が 2020 年 3 月 23 日，世界中の紛争当事者にコロナ対応のための停戦を呼びかけたが，安保理決議案のイニシアチブはフランスが握っていた[35]。

安保理は 4 月 22 日，フランスとチュニジアが共同で作成した案を各国に配布し，30 日間の停戦を謳う決議の採択に向けた議論を始めた。しかし WHO の位置付けに関する記述をめぐる米中対立が前進を妨げ，また米ロは「テロとの戦い」については休止の意向を持たないなど合意形成は難しく，安保理は 5 月 8 日に決議案採択を見送った[36]。この間，マクロン大統領は常任理事国 5 カ国での首脳会談を呼びかけるなど，多国間主義の外交による打開策を模索した[37]。その後も調整は続き，7 月 1 日に安保理は決議（安保理決議 2532）の採択にこぎ着けた。決議では紛争地での 90 日間の即時停戦を定め，他方でイスラム国やアルカイダなどに対する軍事作戦は対象から外すとした。チュニジアと共に決議案をまとめたフランスは，「決議の採択は，安保理が意見の相違を克服して，国際社会の共通利益にプライオリティを与えることができるのだという，きわめて重要なシンボル的な意義を有する」ものであり，外交と多国間主義への信頼を取り戻した意義を持つものだと評価した[38]。

3. 中国への不信感

(1) 対中不信に傾くフランス

フランスは1964年にアメリカに先がけて中華人民共和国と国交を結び，以後，天安門事件（1989年），フランスによるミラージュ戦闘機の台湾への売却許可（1992年）などで一時的な関係冷却化はあったものの，概ね順調な関係を築いてきた。しかし2010年代半ばをピークに変化を見せ，より警戒的な姿勢と変わってきた[39]。

2013年に習近平国家主席から「一帯一路」構想が打ち出された当初，フランスとしては協力に前向きで，それはアフリカ諸国との関係強化における連携を期待してのものだった。同年に打ち出されたアジア・インフラ投資銀行（AIIB）構想についても，フランスは英国と共に参加を表明し，2015年にこの創設メンバーとなった。いずれも経済パートナーとしての中国への期待を反映しての対応であるが，程なく懐疑的なものへと変わっていく。特に2017年以降のマクロン政権において，同大統領の中国認識の変化に伴い，フランスの対中外交は警戒的，対抗的な方向が色濃くなった。2019年に習主席が訪仏し，3月26日の大統領官邸での会談ではマクロン大統領にドイツのメルケル首相，EU欧州委員会のユンカー委員長が加わり「EU」として中国との首脳会談を行った。中国は一帯一路によって欧州諸国との連携を強化し，このパリ訪問に先立つ3月23日にはローマで，一帯一路の協力文書にイタリアと署名していた。フランスとしては，国際社会での協調に後ろ向きな米トランプ政権と溝が深まっていることもあって中国との連携強化は目指したが，併せて個々のEU加盟国への影響力を強める中国への牽制の姿勢を示したのである[40]。

(2) 欧州分断化への反発

中国は，武漢に端を発したコロナ禍の収束を見ると，逆に感染者の急増するヨーロッパへの外交攻勢に転じた。イタリアやスペインに大量のマスクや防護服の提供を行い，EU 諸国への影響力を増していった。2020 年 4 月 12 日に，駐仏中国大使館のホームページに，（欧州の）高齢者施設で老人が見捨てられて餓死しているとの中国外交官の匿名での論評が掲載され，ルドリアン外相が「仏中の友好関係において不適切」として駐仏中国大使に不満を伝えた[41)]。この中国外交官による論評では，新型コロナウィルスへの対応をめぐって中国に集まる批判に反論し，さらに新型コロナの抑え込みに成功した台湾を WHO 総会（2020 年 5 月にジュネーブで開催）に参加させるべきとの署名活動に，フランスの国会議員 72 名が名を連ねていることにも批判を行っている[42)]。

こうした状況に対してマクロン大統領は，『フィナンシャル・タイムズ』紙のインタビューに答え，中国が新型コロナ抑え込みに成功したとの中国政府の主張に疑問を呈した。独裁国家の情報統制下において，パンデミックのような危機は独裁強化に利用されうると述べている。そして，コロナ以前のグローバル化からの変容は不可避であり，ボーダーレス化は続くが資本主義を人間味あるものへと変えなくてはならず，そのために，環境保護の梃子入れを行いつつ，国内および EU の製造業の強化を図るとした。そこで，例えば中国に過剰依存している電気自動車のバッテリーや医療品部門へ重点的に投資するなどの策を講じ，フランス並びに EU の「経済主権」を強化すると強調した[43)]。

フランスの対中認識が警戒的になった背景には，一帯一路による中国の欧州進出がある。遡ると，EU としての対中姿勢は 2016 年の文書「新たな中国戦略のための構成要素」[44)]では中立的な姿勢であったが，2019 年 3 月の「EU・中国—戦略的展望」[45)]において警戒的な側面が示され，EU・中国関係の緊張を生み出し今日に至っている。マクロン政権の姿勢は，こうした EU としての警戒的な対中姿勢が，コロナ禍への対応過程において欧州分断への反発が加味され，一層厳しいものとなってきたと理解できよう。

第4節　政治意識の変動とマクロンの出口戦略

1. ロックダウン解除へ

2020年4月13日，マクロン大統領はテレビ演説し，新型コロナウィルスの拡大で3月16日から全国で一斉休校していた初等中等学校を5月11日から「徐々に再開する」と発表した。さらに学校を含めた全体的な制限解除について，4月28日にフィリップ首相が国民議会で5月11日以降の制限解除の詳細を発表した[46]。この時点で政府の現状認識は以下の通りであった。

・3月17日以降，前例のない制限措置をとっているが，いつまでも続けるわけにはいかない。経済的にももたない。
・医療体制の崩壊は防がれ，入院者数も重体患者数も減少に転じた。
・段階的に，着実に制限を解除してくべき。

この認識を踏まえた基本方針として「ウィルスと共に生きる」「段階的」「地域ごとに」の3本柱が示され，5月11日以降の段階的解除を開始した。5月28日にフィリップ首相はテレビ演説で「感染拡大はコントロールされている段階」に入ったと述べ，6月2日以降の制限解除第2段階として，一部の地域を除いてカフェやレストランの営業再開を発表した[47]。

そして6月14日，マクロン大統領がテレビ演説で，6月15日からのロックダウン解除を発表した。大統領は「パンデミックとの戦いは終了したわけではないが，ウィルスに対する最初のステップの勝利を国民のみなさんと喜びたい」と述べて成果を誇った[48]。

2. 統一地方選挙での緑の党の躍進

前述の通りフランスでのロックダウンが始まったのは，2020年3月15日の統一市町村議選の第1回投票直後の3月17日からであった。第2回投票（決選投票）は，感染対策のために3月22日の予定を変更し6月28日となった。この間のコロナ対策は，国内の政治動向に影響を与えてきた。

まず第1に国境の閉鎖は，内向きな政治意識を高め，右翼政党「国民連合」（Rassemblement national）のようなEU懐疑派に勢いを与えるものとなった。緊急の感染症対策の観点から，シェンゲン協定によって原則的に国家の手を離れている国境管理の権限を，国家に取り戻すべきだとする議論の正統性を支える環境が生み出されたのである。世論調査会社Elabeが行った調査（2020年5月4日・5日実施）によると，コロナ禍に国家が適切に対応できていたとする意見は31％にとどまり，特に国民連合と左翼の反EU政党「不服従のフランス」（La France insoumise）の支持層では20％にすぎなかった。回答者の43％が国家の権限を強化すべきであると答え，46％は現状維持に賛成と，国家の権限をこれ以上EUに委ねるべきでないとする姿勢が圧倒的多数となった。逆にEUによる対応ができていたとする意見は20％にすぎず，国境については半数以上が管理の継続（国家による管理）を望んでいた[49]。

ここに，統一市町村選での環境政党・緑の党の躍進が加わった。6月28日の第2回投票で，大統領与党「共和国前進」（La République en marche）は全国的に敗北を喫した。パリ市長選では現職イダルゴ市長（社会党）が与党候補ビュザン前連帯・保健相に勝利した。一方で緑の党が躍進し，主要都市のリヨン，ボルドー，ストラスブールなどで勝利した。投票率は前回2014年から20ポイント低下で過去最低の41％となった[50]。

内向きな世論の変化は，EUを牽引しようとするマクロン大統領にとっては痛手であるが，市町村選で国民連合などEU懐疑派の支持が伸びなかったことは救いであった。しかし，緑の党躍進については，ドロワイエは，大統領は「民主主義の三重の危機」に直面したことになるとの分析を『ルモンド』紙に寄せた。第1の危機は，コロナ禍で行われた選挙がもたらした極めて低い投票率が示す民主的正統性の危機である。第2の危機は，左派右派を超えた政治を標榜して結党された「共和国前進」が主要都市で一つも勝てずに惨敗したことが示すように，同党を結党して推進してきたマクロン政治そのものの終焉を物語る危機である。そして第3の危機は，マクロンが当選した2017年の大統領選で既存の政治システムを一変させたときと同じく，今度はマクロン政治を終わらせるべく既存の政党（＝つまり今回は共和国前進）への異議申し立てが，環境保護という争点に結集したという状況である[51]。

かつて2017年のマクロンの大統領当選を分析したフーケは，社会階層，職業，地域性，宗教，エスニシティなど多様な観点からフランス社会の断片化が進み，2017年に政治における左右の構図も破壊し，右派のなかでも左派のなかでも合意を見いだすことができなくなり，フランスは相互に無視し合う島々が単に地理的に寄り集まるだけの「群島」（archipel）の状況になったと表現した[52]が，こうしたフランス社会の断片化が，コロナ禍の危機でさらに助長されたとの理解もなされよう。2020年3月の統一市町村議選の第1回投票を受けてペリノーは，黄色いベスト運動を経て断片化が進み民主主義への信頼が損なわれた後，コロナ禍のもとで民主主義の機能への信頼回復につながることはなかったとし，「群島」状況のフランスの民主主義への危機感を強めた[53]。

3. 内閣改造による政治的梃子入れ

市町村議選で危機的状況に直面したマクロンは内閣改造に乗り出した。野党共和党（Les Républicains）に籍を置くフィリップ首相は同選挙でリール市長選に大勝し，制度上首相との兼職も可能だが，2020年7月3日にマクロン大統領に辞表を提出した。フィリップ首相は，政権が直面してきた危機の陣頭指揮に当たり，国民からは高い支持を受けていた。リール市長に当選した際も58.8％の得票を得ており，政治家としての高い人気を保持した状態での首相退任となった[54]。

後任として7月3日に任命されたジャン・カステックス新首相は，5月11日以降のコロナ禍における制限措置緩和戦略担当省庁間調整官として手堅い成果を収めていた。国政の経験は無いが，2008年以降ピレネー地方の小さな町プラードの市長を務めており（2020年の市町村議選でも再選），都市部偏重と批判されることも多いマクロン大統領に対し，地方への理解のある首相という構図にはなった。ただし官吏型の首相任命はマクロンの主導権を強化した人事だと認識され，大統領側近からは「残りの任期2年，大統領は自身の手で統治を行うとの意向の現れ」という評価が出された[55]。

4. 入国制限解除と「第 2 波」以降への対応

国境の開放については，EU での決定に沿うかたちで進められた。2020 年 6 月 12 日にルドリアン欧州・外務相とカスタネール内相は連名で，以下の内容のコミュニケを発表した[56)]。

・フランスと欧州における状況の改善に基づき，また6月11日の欧州委員会の勧告に基づき，フランスは6月 15 日朝（0 時 00 分），欧州域内国境における移動制限をすべて解除する。
・フランスは7月1日以降，シェンゲン協定域外との国境を段階的に開放する。

この方針に沿ってフランスは，6 月 15 日から EU 諸国との往来制限を解除し[57)]，EU 域外諸国との往来については7月1日から段階的な解除に進んでいった。

国境開放に関しては，感染再拡大への懸念がもたれたが，マクロン大統領は以後の戦略について 7 月 14 日のテレビ・インタビューで国民に説明した。大統領は「社会対話」（dialogue social）重視をキーワードとし，コロナ禍による経済への打撃が深刻な失業問題となることを見据え，特に若者層の支援を第 1 の柱とした。第 2 の柱として経済成長と環境保護の両立を成し遂げることを主張した。前月 6 月の市町村議会選挙での緑の党の躍進と，2022 年の大統領選挙での再選を展望した上で，雇用と環境政策を前面に押し出した。また公共の場でのマスク着用の義務化など，コロナ禍への慎重な対応も欠かさない姿勢を示し，国民の理解を求めた[58)]。

その後再び感染者が増加したが，政府としては，感染拡大阻止と経済維持のバランスを取りながら対応するとの姿勢を示した。9 月からの第 2 波を受け，マクロン大統領は 10 月 14 日，10 月 17 日から少なくとも 4 週間，パリやエクス＝マルセイユなど 9 の都市圏での夜間の外出制限措置を導入した[59)]。さらに同大統領は 10 月 28 日のテレビ演説で，10 月 30 日から 12 月 1 日までのロックダウンの再導入を発表した。ただし初等中等学校の閉鎖は行わないなど，最初のロックダウンに比べると制限を抑制したものとなった[60)]。11 月 24 日にマク

図表　フランスにおける新型コロナウィルス（COVID-19）新規感染者数

2020年	単位：人	フランス関連の動き
1月	6	1月24日：最初の感染例確認
2月	51	
3月	44,493	3月12日：統一市町村議選第1回投票 3月17日：ロックダウン開始，国境封鎖
4月	83,892	
5月	23,054	5月11日：行動制限段階的解除
6月	12,764	6月15日：ロックダウン解除，EU諸国との国境開放 6月28日：統一市町村議選第2回投票
7月	22,313	7月1日：EU域外国への段階的国境開放 7月1日：安保理決議2532採択 7月3日：カステックス首相就任
8月	91,370	
9月	272,747	
10月	781,294	10月17日：夜間の外出禁止措置施行 10月30日：2度目のロックダウン開始
11月	886,499	11月24日：11月28日からの段階的ロックダウン解除発表

注）フランス領ポリネシアは含まず
出典）EU疾病予防管理センター（ECDC）資料より作成。[https://www.ecdc.europa.eu/en/publications-data/download-todays-data-geographic-distribution-covid-19-cases-worldwide]
（2020年12月1日アクセス）

ロン大統領は，「第2波のピークは過ぎた」として，ロックダウンを段階的に解除する方針を示した。先ず11月28日にすべての商店や図書館の営業を認める。12月15日から日中の外出制限を解除し，映画館や美術館も再開を認める。レストランの営業再開は2021年1月21日以降になるとした[61]。

政府は2020年12月4日にワクチン接種についての戦略を発表し，医療従事者と75才以上の高齢者から優先的な接種を開始するとした。12月27日に接種が開始されたが，ワクチンに懐疑的な見方が強いなかで接種の同意を得る手続きに時間がかかり，さらに政府機関での事務対応の遅れもあり，ドイツや英国など近隣諸国に比べて接種が遅れていると批判が高まった。マクロン大統領は政府に対応を急がせ，2021 年 1 月 7 日にカステックス首相が接種を加速させる対応策を明らかにし，ヴェラン連帯・保健相は 1 月末までに 100 万人の接種を終えるとした[62]。なおワクチンのうち，アストラゼネカ社製のワクチンについては，政府の諮問機関である高等保健機関は，2 月 2 日，65 歳以上の高齢者については有効性データが不十分であるとして接種対象から外すことを勧告した[63]。

2020 年暮れに英国で感染拡大が明らかになった新型コロナの変異種に対する警戒から，2020 年 12 月 21 日 0 時から 48 時間，英国からの入国をすべて停止する措置をとった。12 月 23 日 0 時の解除後は，72 時間以内の新型コロナ検査で陰性が確認されること条件に，英国からフランス国民および EU 市民の入国を許可した[64]。2021 年 1 月 21 日の欧州理事会でマクロン大統領は，1 月 24 日以降，EU を含めたすべての国からの入国者に，72 時間以内の PCR 検査の陰性証明の提示を義務付けることを明らかにした[65]。そして 1 日の新規感染者が 2 万人を超える高止まり状況が続いていることを受け，1 月 29 日，カステックス首相は，導入すれば 3 度目となるロックダウンは国民生活への影響があまりに大きいとして，これを避けるとした上で，1 月 31 日以降，EU 加盟国に加えてアンドラ，アイスランド，リヒテンシュタイン，モナコ，ノルウェー，サンマリノ，バチカン，スイスを含む国々以外との往来を原則禁止し，EU 加盟国およびこれらの国々との往来には，入国時に 72 時間以内に実施した PCR 検査の陰性証明の提示を義務付けた（ただし越境労働者は除く）。併せて，1 月 16 日に始まった18時から朝6時までの夜間外出禁止を継続して取り締まりを強化し，2 万平方メートル以上の床面積を持つ非食品系の商業施設を閉鎖するとした[66]。

おわりに

フランスにおける新型コロナの新規感染者数の推移は図表の通りであるが，マクロン政権にとってコロナ禍は，内政面，外交面でどのような意味を持ったと整理できるだろうか。

まず内政面については，黄色いベスト運動の長期化や年金改革への強い反発などで支持率が下落していたなかで，ロックダウンによって街頭デモによる政権への反発を一時的にであれ沈静化することができた。しかし，2020年統一市町村議選を通じて明らかになった緑の党の躍進は，環境保護を掲げていたマクロンにとっては，自身の与党「共和国前進」の支持が奪われたかたちとなり，2022年の大統領選，国民議会選に向けて暗雲が立ちこめた。より本質的な状況としては，2017年の自らの大統領当選で顕在化したとされる社会の断片化が一層進行し，社会の安定を生むはずの民主主義への信頼低下という課題が浮き彫りになってきた。

外交面では，コロナ禍で打撃を受けた自国およびEU全体の経済再生，そのためのEUの連帯，法秩序に基づく多国間主義の促進を一貫して追求してきた。迷走気味で感染拡大を甚大化させながら支持も下落させていた米国トランプ政権に対し，コロナ危機はフランス本来の志向である多国間主義と法に基づく国際秩序の強化に乗り出す足場を提供するものともなった。不透明な運営でEUの連帯に亀裂をもたらしかねない一帯一路への疑念が生じて以降，次第に懐疑的な姿勢を強めていた対中国外交においては，グローバル・パートナーとしての中国のポジションが―対米関係の溝を埋める側面も持つとはいえ―後退したことは否定できない。そしてフランス政治にとって生命線であるEUについては，コロナ対策の復興基金の設立に成功し，これは外交的勝利であると共に，フランス経済の再生に欠かせない財源を得ることにもなった。

コロナ禍は甚大な経済的損失をフランスにもたらしたが，支持の低迷するマクロン政権にとっては，危機克服の過程で，とりわけ外交面での成果を誇示するかたちで，国内経済の復興と政権への不満の緩和に一定の成果を見た。しかし統一市町村議選が示したように，国民のマクロン政権への目差しが一層厳しくなってきたこともまた事実である。

［注］

1）*Le Monde*, 15-16 mars 2020.

2）Ministère des solidarités et de la santé［https://solidarites-sante.gouv.fr/IMG/pdf/200124-cp_coronavirus.pdf］2020年8月24日アクセス。

3）*Le Monde*, 27 janvier 2020.

4）在フランス日本大使館［https://jp.ambafrance.org/article15438］2020 年 6 月 17 日アクセス。
5）*Le Monde*, 25 février 2020.
6）*Le Monde*, 27 février 2020.
7）*Le Monde*, 14 mars 2020.
8）*Le Monde*, 17 mars 2020.
9）*Le Monde*, 24–25 mai 2020.
10）*Le Monde*, 15–16 mars 2020.
11）在フランス日本大使館「フランスにおける外出制限および EU 圏への入域制限（3 月 16 日の発表）」2020 年 3 月 16 日；*Le Monde*, 18 mar 2020.
12）在フランス日本大使館「フランスにおける外出制限および EU 圏への入域制限（3 月 16 日の発表）」2020 年 3 月 16 日。
13）*Le Monde*, 18 mars 2020; 在フランス日本大使館「フランスにおける外出制限及び EU 圏への入域制限（3 月 16 日の発表）」2020 年 3 月 16 日。
14）*Le Monde*, 30 mars 2020.
15）*Le Monde*, 15 avril 2020.
16）『ロピニオン』（L'Opinion）紙のクロード・ルブラン記者は，このマクロンの演説を通じて「政府が国民に恐怖心を植え付けてきた。安全のために規制を受け入れろという理屈だった」と，演説が国民に外出することへの恐怖与えた点を指摘している（『朝日新聞』2020 年 5 月 20 日夕刊）。
17）Ministère de l'économie, des finances et de la relance, "L'activité de votre entreprise est impactée par le Coronavirus COVID–19. Quelles sont les mesures de soutien et les contacts utiles pour vous accompagner ?" 30 juin 2020［https://www.economie.gouv.fr/files/files/PDF/2020/Coronavirus–MINEFI–10032020.pdf］2020 年 9 月 7 日アクセス。
18）European Commission, "State aid: Commission approves French plans to provide €7 billion in urgent liquidity support to Air France", Press Release, Brussels, 4 May 2020; *Les echos* (online), 4 mai 2020［https://www.lesechos.fr/industrie–services/tourisme–transport/coronavirus–bruxelles–autorise–le–soutien–francais–a–air–france–1200128］2020 年 9 月 8 日アクセス。
19）Ministère de l'économie, des finances et de la relance, "Plan de soutien à l'automobile pour une industrie verte et competitive", 26 mai 2020.
20）"Adama Traoré: French antiracism protests defy police ban", BBC News（online）［https://www.bbc.com/news/world–europe–52898262］2020 年 9 月 8 日アクセス；*Le Monde*, 5 juin 2020.
21）*Le Monde–AFP*（online）, 10 juin 2020［https://www.lemonde.fr/societe/article/2020/06/09/violences–policieres–des–appels–a–de–nouveaux–rassemblements–en–france–ce–mardi_6042218_3224.html］2020 年 9 月 8 日アクセス；『朝日新聞』2020 年 6 月 11 日。
22）Transferts de patients atteints de COVID–19［https://www.data.gouv.fr/fr/datasets/transferts–de–patients–atteints–de–covid–19/］2020 年 10 月 27 日アクセス。
23）European Commission, "Coronavirus: European Solidarity in action," 26 June 2020. その後 1 万台を国内メーカーのエール・リキッド社に発注した（"Commande de 10 000 respirateurs: mise au point du Gouvernement," Communiqué de presse, Paris, le 23 avril 2020）。
24）［https://twitter.com/AdeMontchalin/status/1244242752809979904］2020 年 10 月 25 日アクセス。
25）EU Civil Protection Mechanism［https://ec.europa.eu/echo/what/civil–protection/mechanism_en］2020 年 10 月 26 日アクセス。
26）European Commission, "Coronavirus: European Solidarity in action," 26 June 2020.
27）Council of the EU, "Statement of EU ministers of finance on the Stability and Growth Pact in light of the COVID–19 crisis", Press Release 173/20, 23 March 2020.

28） *Le Monde*, 28 mars 2020.

29） *Le Monde*, 25 avril 2020.

30） *Financial Times* (online), 17 April 2020 [https://www.ft.com/content/3ea8d790-7fd1-11ea-8fdb-7ec06edeef84] 2020年8月18日アクセス。

31） *Le Monde*, 20 mai 2020.

32） *Le Monde*, 22 juillet 2020.

33） Présidence de la République française, "L'accord décidé au Conseil européen est sans précédent. Sur TF1, Emmanuel Macron revient sur les enjeux et l'impact de l'accord pour la France," 21 juillet 2020 [https://www.elysee.fr/emmanuel-macron/2020/07/21/jour-historique-pour-leurope] 2020年8月12日アクセス。

34） Ministrère de l'économie, des finances et de la relance, "France relance", dossier de presse, 3 septembre 2020; Commission européenne, "Prochain Budget à Long-Terme de l'UE & NextGenerationEU: Faits et Chiffres Clés", 11 novembre 2020.

35） RFI (online), 29 mai 2020 [https://www.rfi.fr/fr/amériques/20200529-onu-il-ny-a-pas-eu-trêve-mondiale-fond-pandémie] 2020年9月17日アクセス；*Le Monde* (online), 27 mars 2020 [https://www.lemonde.fr/international/article/2020/03/27/coronavirus-des-cessez-le-feu-dans-le-monde-et-des-resolutions-en-projet-a-l-onu_6034589_3210.html] 2020年9月17日アクセス。

36） *Le Monde*, 25 avril 2020, 9 mai 2020;『朝日新聞』2020年4月24日，2020年5月9日夕刊。

37） *Le Monde*, 30 avril 2020.

38） Représentation permanente de la France auprès des Nations Unies, "L'adoption d'une résolution sur la pandémie de COVID-19 marque une étape importante, Déclaration conjointe de M. Nicolas de Rivière, représentant permanent de la France auprès des Nations unies et de M. Kaïs Kabtani, représentant permanent de la Tunisie auprès des Nations unies", 1 juillet 2020 [https://onu.delegfrance.org/L-adoption-d-une-resolution-du-Conseil-de-securite-sur-la-pandemie-de-COVID-19] 2020年9月17日アクセス。

39） 小窪千早「フランスの対中認識―歴史的概観と近年の変化」『東亜』626号，2019年8月，98ページ。

40） *Le Monde*, 27 mars 2019.

41） Communiqué de Jean-Yves Le Drian (14 avril 2020); *Le Monde*, 16 avril 2020.

42） *L'Obs* (0nline), 31 mars 2020 [https://www.nouvelobs.com/coronavirus-de-wuhan/20200331.OBS26883/tribune-l-oms-doit-pleinement-collaborer-avec-taiwan.html] 2020年8月10日アクセス；*Le Monde*, 16 avril 2020.

43） *Financial Times* (online), 17 April 2020 [https://www.ft.com/content/3ea8d790-7fd1-11ea-8fdb-7ec06edeef84] 2020年8月18日アクセス。

44） European Commission and High Representative of the Union for Foreign Affairs and Security Policy, "JOINT COMMUNICATION TO THE EUROPEAN PARLIAMENT AND THE COUNCIL: Elements for a new EU strategy on China", JOIN (2016) 30 final, Brussels, 22 June 2016.

45） European Commission and High Representative of the Union for Foreign Affairs and Security Policy, "JOINT COMMUNICATION TO THE EUROPEAN PARLIAMENT, THE EUROPEAN COUNCIL AND THE COUNCIL EU-China – A strategic outlook", JOIN (2019) 5 final, Strasbourg, 12 March 2019.

46） Discours de M. Édouard PHILIPPE, Premier minister, "Présentation de la stratégie nationale de déconfinement, Assemblée nationale, Mardi 28 avril 2020", Hôtel de Matignon, le 28 avril 2020; 在

フランス日本大使館「フランスにおける外出制限措置の解除等（4 月 28 日の発表）」2020 年 4 月 29 日。

47）Le gouvernement français, “2ème étape du plan de déconfinement”, Dossier de presse, 28 mai 2020; *Le Monde*, 30 mai 2020.

48）Présidence de la République française, Adresse aux Français, 14 juin 2020.

49）*Les Echos*（online）, 5 mai 2020［https://www.lesechos.fr/politique-societe/gouvernement/sondage-exclusif-la-defiance-des-francais-vis-a-vis-de-leurope-saccentue-avec-la-crise-du-coronavirus-1201025］2020 年 9 月 20 日アクセス。

50）*Le Monde*, 30 juin 2020.

51）Solenn de Royer, “Le président face à une crise démocratique”, *Le Monde*, 30 juin 2020.

52）Jérôme Fourquet, *L'Archipel français*, Seuil, 2019.

53）Pascal Perrineau, “La fragmentation démocratique”, dans Jean-Vincent Holeindre, éd., *La Démocratie: Entre défis et menaces*, Sciences Humaines Editions, 2020, pp.175-178.

54）*Le Monde*, 4 juillet 2020.

55）*Le Monde*, 6 juillet 2020.

56）Communiqué de presse de Jean-Yves Le Drian et Christophe Castaner, 12 juin 2020.

57）*Le Monde*, 15 juin 2020.

58）*Le Monde*, 16 juillet 2020.

59）*Le Monde*, 16 octobre 2020.

60）*Le Monde*, 30 octobre 2020.

61）*Le Monde*, 26 novembre 2020.

62）Ministère des Solidarités et de la Santé, La stratégie vaccinale, 4 décembre 2020［https://solidarites-sante.gouv.fr/grands-dossiers/la-vaccination-contre-la-covid-19/article/la-strategie-vaccinale#］2021 年 1 月 19 日アクセス；*Le Monde*, 1-2 janvier 2021; *Le Monde*, 9 janvier 2021.

63）*Le Monde*, 4 février 2021.

64）*Le Monde*, 22 décembre 2020; 在フランス日本国大使館「英国からフランスへの入国制限について」2020 年 12 月 23 日［https://www.fr.emb-japan.go.jp/itpr_ja/uk_nyukokuseigen.html］2021 年 1 月 17 日アクセス。

65）*Le Monde*, 23 janvier 2021.

66）Prise de parole M. Jean Castex, Premier ministre suite à la tenue du Conseil restreint de Défense et de Sécurité nationale sur la COVID-19, Hôtel de Matignon, 29 janvier 2021; Voyages internationaux, Communiqué du Ministère de l'Europe et des Affaires étrangères, 30 janvier 2021［https://www.diplomatie.gouv.fr/fr/le-ministere-et-son-reseau/actualites-du-ministere/informations-coronavirus-covid-19/coronavirus-declarations-et-communiques/article/voyages-internationaux-communique-du-ministere-de-l-europe-et-des-affaires］2021 年 2 月 7 日アクセス；Gouvernement français, Couvre-feu［https://www.gouvernement.fr/info-coronavirus/couvre-feu］2021 年 2 月 7 日アクセス。

［参考文献］

小窪千早「フランスの対中認識―歴史的概観と近年の変化」『東亜』626 号，2019 年 8 月。

小林正英「対中関係に見る規範パワー EU」臼井陽一郎編『変わりゆく EU―永遠平和のプロジェクトの行方』明石書店，2020 年。

六鹿茂夫「欧州で高まる中国警戒論」『東亜』618 号，2018 年 12 月。

野口悠紀雄「コロナに翻弄される世界経済」『海外事情』第68巻4号，2020年7・8月。
土倉莞爾「フランス選挙政治―エマニュエル・マクロンとマリーヌ・ルペンの対決」水島治郎（編）『ポピュリズムという挑戦―岐路に立つ現代デモクラシー』岩波書店，2020年。
渡邊啓貴「2017年フランス大統領選挙，マクロン勝利の背景―既成政党政治体制の停滞」『日仏政治研究』第12号，2018年。
Frédéric Charillon, *La politique étrangère de la France*, La documentation française, 2011.
Jérôme Fourquet, *L'Archipel français*, Seuil, 2019.
Jean de Gliniasty, "Un tournant dans la diplomatie française?" *Le Monde diplomatique*, Décembre 2019.
Emmanuel Macron, *Révolution*, XO Editions, 2016; 邦訳，エマニュエル・マクロン（山本知子・松永りえ訳）『革命―仏大統領マクロンの思想と政策』ポプラ社，2018年。
Pascal Perrineau, "La fragmentation démocratique", dans Jean-Vincent Holeindre, éd., *La Démocratie: Entre défis et menaces*, Sciences Humaines Editions, 2020.
Jean-Jacques Roche, "Constantes de la diplomatie française",『日仏政治研究』第14号，2020年。
Maurice Vaïsse, éd., *Diplomatie française: Outils et acteurs depuis 1980*, Odile Jacob, 2018.

（坂井一成）

第4章

スウェーデン：独自路線とEU協調との狭間で

スウェーデンは，新型コロナウィルス感染症（以下，新型コロナ）に対していかなる対応をとってきたのであろうか。スウェーデンは，他のヨーロッパ諸国とは異なる独自の対策を採用したといわれ，国際的に注目されている[1)]。国境封鎖，都市封鎖，外出禁止などの厳しい対策を打ち出した世界中の多くの国と比べると，スウェーデンの対応は全く異なるものであった。そのため，世界中からスウェーデンの対応の成り行きに注目が集まり，その評価は現時点で割れている。緩やかな規制により経済活動を維持し，医療崩壊も起こさなかったことから成功を収めているとの見方がある一方，厳しい措置を導入した他の北欧諸国と比べて，人口当たりの死者数が明らかに多いことから失敗したとの見方もある。

本章では，性急な評価に振り回されることなく，新型コロナの第1波に対するスウェーデンの対応を事実関係に基づいて分析する。その際，国内だけでなく，EU，他の北欧諸国との関係の中でスウェーデンの対応を把握するよう努める。時期的には，2020年1月から9月までの期間に焦点を当てる。スウェーデンの場合，これは第1波が到来し，感染がピークを迎え，落ち着いた状態になるまでの流れと一致する期間である。

なお，2020年10月以降，第2波がスウェーデンで始まった。これへの対応についても若干の情報を追加した。

本章は，主にスウェーデン政府，スウェーデン公衆衛生庁，EU諸機関，日本外務省の情報など，執筆時点で用い得る最大限の資料を利用し，分析を行った。

第1節　スウェーデンの新型コロナウィルス感染状況

1. 世界の感染状況におけるスウェーデン

スウェーデンの対応を考える前に，現時点の世界の感染状況におけるスウェーデンの位置づけを考えてみよう。新型コロナの感染者数，死者数について情報源としてEUの欧州疾病予防管理センター（ECDC）の統計を利用する。

世界の累計感染者，累計死者数が突出して多い国は，米国，インド，ブラジルの3カ国である。例えば，感染者数，死者数が最大の米国は，それぞれ1561万6381人，29万2179人である。ヨーロッパ諸国（EU，EEA［欧州経済領域］，英国）の累計感染者数の多い5カ国は順番にフランス，英国，イタリア，スペイン，ドイツとなり，最も多いフランスは233万7966人である。また累計死者数で多い5カ国は，順番に英国，イタリア，フランス，スペイン，ポーランドであり，最も多い英国は6万3082人となる（数字はすべて2020年12月11日現在）[2)]。

本章の対象であるスウェーデンは，累計感染者数でヨーロッパ第12位（31万2728人），累計死者数でヨーロッパ第11位（7354人）である（2020年12月11日現在）。10万人当たりの14日間感染者数は734.1人，同じく10万人当たりの14日間死者数は4.0人である[3)]。夏休み後，ヨーロッパの中では比較的落ち着いた状況にあったが，現在，再び感染が拡大している。

2. スウェーデンの感染状況（感染者数・死者数）の推移

次にスウェーデンの感染状況はいかに推移してきたのであろうか。スウェーデン公衆衛生庁の統計に基づいて紹介する[4)]。

スウェーデン初の感染者は中国武漢地域から帰国した女性であった。公衆衛生庁が2020年1月31日に予備検査で陽性反応が出たことを発表している[5)]。初の感染者が出た結果，スウェーデン国内で新型コロナに対して警戒感が強まるきっかけになった。しかし，2月を通して感染者数はわずかであり，ス

図表 1　スウェーデンの新型コロナウィルス感染者数

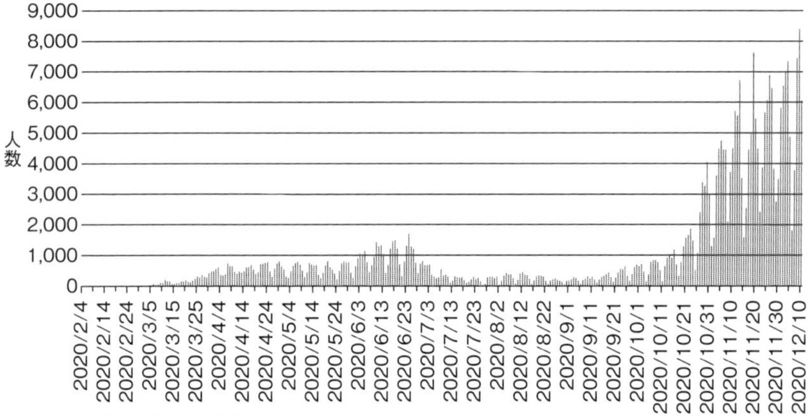

注）2020 年 12 月 10 日現在。
出所）スウェーデン公衆衛生庁ウェブサイト（https://www.folkhalsomyndigheten.se/）。

ウェーデン国内で新型コロナはまだ身近なものではなかった。2 月 29 日時点でスウェーデンの累計感染者数は 14 人にすぎなかった。

3 月に入ると，感染状況は一変し，感染者数が増加し始めた。3 月 6 日に 59 人の感染が確認され，累計感染者数は 100 人を超え（146 人），以後急増した(図表1)。3月上旬までの感染源はイタリア，オーストリアなど外国からであった。2 月下旬にイタリア北部で新型コロナが拡大したが，この時期，休暇旅行で同地域を訪れた人たちがストックホルム地域にウィルスを持ち帰ったとの調査結果が公衆衛生庁から出されている[6)]。

3 月 11 日には，新型コロナによるスウェーデン初の死者が出た。この時点でスウェーデンの累計感染者数は 620 人であり，その半数は首都ストックホルム地域で確認されている。大都市を中心に感染が広がり，3 月 15 日には累計感染者数は 1063 人を記録し，約 10 日で 10 倍になったことが分かる。この時点の累計死者数は 5 人である。その後は，感染者数，死者数が急増した。この 3 月中旬以降，外国ではなく，スウェーデン国内を感染源とする症例が増えていった。累計死者数（図表 2）を見ても，3 月下旬以降は毎日のように増加し，4 月 9 日には 1000 人を超えたのである（1065 人）。1 日当たりの死者数も，4 月 8 日に 115 人，11 日に 102 人，15 日に 115 人，16 日に 111 人と 100 人を超える日

図表2　スウェーデンの新型コロナウィルス死者数

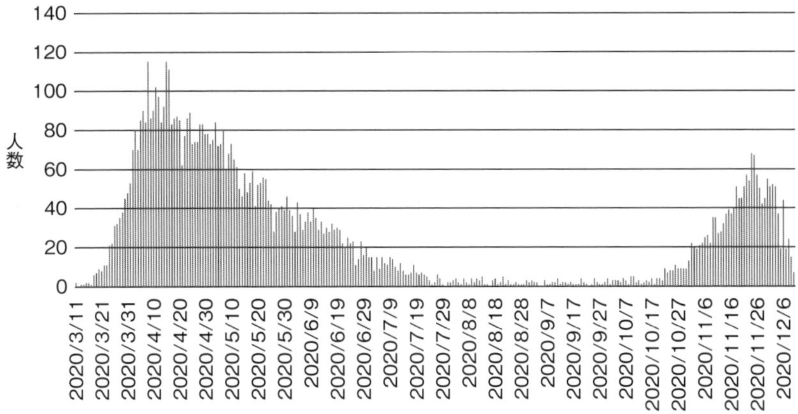

注）2020年12月10日現在。
出所）スウェーデン公衆衛生庁ウェブサイト（https://www.folkhalsomyndigheten.se/）。

が出た。この4月中旬をピークに1日当たりの死者数は減少し始め，7月に入ると20人を下回る日が続き，7月19日以降は1桁となっている。

他方，感染者は4月以降も増え続け，6月には1日当たり1000人を超える日が多くなり，ピークを迎え，7月以降は減少傾向となり，500人を下回る日が続いている（図表1）。検査体制，医療体制が確立し，早期の対応で重症患者が減り，重症化しやすい高齢者，持病をもつ患者への対応にも注意が払われた結果であろう。重症患者は，4月前半には毎日50人近い人数がいたが，以後減少傾向を示し，7月以降は5人以下の日が続いている。スウェーデンにおける新型コロナの第1波は，一定の感染者は出ているものの，抑え込んだ状況になった。

しかし，10月に入ると，他のヨーロッパ諸国と同様にスウェーデンでも感染者が徐々に増え始め，第2波を迎えることになった。特に10月下旬から感染者は急増し，1日当たりの感染者は第1波のピーク時（6月24日の1698人）を超え，12月23日には1万1376人，12月30日には1万459人を記録している。その後，政府の対策強化もあり，感染は減少しつつある。

なお，この時期の1日当たりの死者数は，第1波と比較して同程度になっている。12月17日に117人，同月28日に121人を記録しているが，これをピークに減少傾向になっている。

スウェーデン公衆衛生庁の発表によれば，2021 年 1 月 22 日現在のスウェーデンの累計感染者数は 54 万 7166 人，累計死者数は 1 万 1005 人である。

3. スウェーデンの感染状況の特徴

スウェーデンの感染状況について，2 つの特徴を指摘しておきたい。

第 1 に，累計死者数，人口 10 万人当たりの死者数に関する他の北欧諸国との違いである。スウェーデンにおける 3 月中旬の感染者の状況は，他の北欧諸国と同様の状況である。隣接するデンマークでは，初の感染者は 2 月 27 日，イタリア北部から帰国した男性であり，初の死者は 3 月 14 日であった。この時点の累計感染者は 836 人であった。ノルウェーでも初の感染者は 2 月 26 日，初の死者は 3 月 13 日，同時点の累計感染者は 750 人であった[7)]。以上のように，スウェーデンも，デンマーク，ノルウェーも初の死者は同時期の 3 月中旬であり，その時点の累計感染者数も極端に異なるものではなかった。

しかし，その後の累計死者数，人口 10 万人当たりの死者数は，スウェーデンとデンマーク，ノルウェーとの間で歴然とした差が生じることになった。例えば 9 月 18 日時点の累計死者数，人口 10 万人当たりの死者数を見てみよう。3 国の累計死者数と人口 10 万人当たりの死者数は，それぞれスウェーデンが 5864 人，56.7 人，デンマークが 635 人，10.7 人，ノルウェーが 266 人，5.0 人である[8)]。人口 10 万人当たりの死者数でいえば，スウェーデンはデンマークの 5.3 倍，ノルウェーの 11.3 倍になっているのである。ヨーロッパの中で見ても，スウェーデンの人口 10 万人当たりの死者数は，英国，スペイン並みの上位グループに位置づけられた。第 2 波の到来により，スウェーデンの死亡者数は北欧において突出したままである。

スウェーデンとデンマーク，ノルウェーは地理的に近接し，気候も似た面をもち，経済・生活水準，医療体制もほぼ同レベルである。これらを考慮すると，新型コロナ対応の違いが死者数の差に表れた可能性が高い。

第 2 の特徴として，スウェーデンの死者数の内訳である。スウェーデン公衆衛生庁の統計によれば，9 月 16 日時点のスウェーデンの死者数 5864 人のうち，70 歳以上の高齢者が 89.1%（5222 人）を占めている。最も死者数が多かった年齢層は80〜89歳であり，41.5%（2431人）となっている。49歳以下の死者数は，全体の1.2%（73人）にすぎない[9)]。感染者自体は，すべての年齢層に広がっているが，死者は高齢者に集中している。高齢者施設で介護者を通じて感染が広がり，クラスターが発生したためであった。また，移民出身の高齢者が多く，濃密な家族関係で感染が広がりやすかったといわれる。高齢者あるいは持病をもつ者は，新型コロナが重症化しやすいと指摘されていたが，まさにそれに符合する結果がスウェーデンで極端な形で見られたのである。第2波を含めても，死者の9割を70歳以上の高齢者が占めている。

第2節　スウェーデンの新型コロナウィルス対応の展開

1. 新型コロナウィルス対応をめぐる国内政治の背景

近年のスウェーデン政治には，変化が見られる。従来，社会民主労働者党（以下，社民党）を中心とする社会主義ブロックと保守の穏健連合党，自由主義政党の国民党，農民政党の系譜をもつ中央党などのブルジョア・ブロック（近年，「同盟」と自称していた）という2つのブロックが対立する構図が長く見られた[10)]。

この「ブロック政治」は，2000年代に変化する。両ブロック外の政治勢力が台頭してきたからである。移民，難民問題で強硬な対応を求める極右政党，スウェーデン民主党である[11)]。移民，難民問題がスウェーデン政治の争点に浮上する中で，同党は既成政党の政策を批判し，国会選挙のたびに議席を拡大させた。同党は2010年9月の国会選挙で初めて20議席（得票率5.70%）を得て，さらに2014年9月の国会選挙では49議席（12.86%）となった。左右の既成政党は，同党と協力することを拒否し，既成政党の間で政権を形成した。2006年に誕生したブルジョア・ブロックのラインフェルト政権（穏健連合党，国民党，中央党，キリスト教民主党）は，2010年の国会選挙でも政権を維持した。2014年の国会選挙では社会主義ブロックのルヴェーン政権（社民党，環境党）が生まれている。

しかし，2018年9月の国会選挙では，スウェーデン民主党はさらに議席増やし62議席（17.53%）となり，国会の2割近い議席を占めることになった。2015年の難民危機がきっかけになり，ヨーロッパ各国において移民，難民問題が政治の争点となったが，スウェーデンも例外ではなかった。スウェーデン民主党にとって，追い風となった。さらに社会主義ブロック144議席，ブルジョア・ブロック143議席と拮抗した選挙結果になり，選挙後，政権がただちに成立しないという事態になった。2019年1月，ブルジョア・ブロックの国民党，中央党が社民党に歩み寄り，社民党主導のルヴェーン政権の続投を支持したのである（連立自体は社民党と環境党）。こうして選挙から4カ月以上してようやく新政権が成立した[12)]。これは，ブルジョア・ブロックの崩壊を意味し，両ブロックの対立という長年の構図は壊れたものの，極右政党の台頭で政権が成立しないという政治危機は克服された。無論，従来のブロックを越えた協力を維持する難しさはあるが，政治は十分機能する状況であった。

連立政権発足から1年後に，新型コロナ問題が発生した。ルヴェーン政権はいかなる対応をしたのであろうか。次節では，具体的な新型コロナ対応として，社会面の対応と国境管理の2点に絞り整理する。2020年4月23日，WHO（世界保健機関）のブリーフィングにおいてスウェーデンの保健社会問題相ハレングレンは，ウィルスに対するスウェーデンのアプローチが国際的に関心を呼んでいることに触れ，「ユニークなスウェーデン流のコロナウィルス対処法があるわけではなく，スウェーデンにおけるパンデミックの展開とスウェーデンの事情に基づいて最善と考えることをしている」と述べている[13)]。その「最善」の対処法とはいかなるものであったのであろうか。

2. 社会面の対応

2020年2月にイタリア北部で深刻化した新型コロナウィルス感染症は，すぐにスウェーデンをはじめとする北欧諸国も巻き込むことになった。新型コロナに対して，スウェーデン政府は社会面でいかなる対策をとったのであろうか。

最初の対応は3月12日であった。これは，新型コロナに対してWHOがパンデミック宣言を行い，スウェーデンでも累計感染者数が600名を超え，初の死者が出た翌日である。スウェーデン政府は，スウェーデン公衆衛生庁の勧告を受けて，500人以上の集会を禁止した[14]。これは，法律に基づく禁止事項である。大規模な感染を防止することを目的としており，これにより文化活動，スポーツ・イベントなどの市民生活に対して一定の制限が課された。

3月16日には公衆衛生庁は，70歳以上の高齢者と他人との接触を制限するよう勧告した[15]。この時点の累計死者数は7名にすぎなかったが，これは新型コロナにより高齢者らが重症化しやすいことを意識した対策であった。スウェーデンの医療現場では，限られた医療資源を有効に使うため，年齢，持病などから快復の見込みを考慮し，治療の優先順位が決まる。そのため，感染後，重症化しても治療の優先順位が低い高齢者の感染自体を抑えることが念頭にあったのであろう。

3月19日には，公衆衛生庁は，スウェーデン国内の休暇旅行についても，それが本当に必要か考えることを勧告した[16]。

その後，3月24日にはスウェーデン公衆衛生庁は，レストラン，カフェ，バーにおいて社会的距離を確保するため着座で飲食の提供をするよう，勧告した[17]。客が狭い空間で密集することを避けることを狙ったものであった。

3月27日には，スウェーデン政府は，公衆衛生庁の勧告に従い，同月12日の措置を厳格化し，同月29日から50名以上の集会を禁止する決定を行った[18]。この時期には，感染者，死者が急増中であり，10分の1まで制限を強め，対策を強化したのである。これは，同月12日の措置と同様，勧告ではなく，法律に基づく禁止事項である。

4月1日には，公衆衛生庁は，日常生活上の勧告を改めて出し，国民に注意を喚起している。その中には，70歳以上の高齢者など，社会の最弱者への感染拡大を防止するため，他人との接触を制限し，公共交通機関の利用，商店での買い物を避けるよう，勧告した[19]。

また，同日より，高齢者施設への訪問は全国の統一規則として禁止された。高齢者の死亡がますます深刻化する中で，高齢者への対応を強めたのである。さらに4月7日，スウェーデン政府は，感染予防のため必要があれば直ちに集会の一時的制限，商業施設の一時的閉鎖などの措置をとることを可能にする感染症予防法の改正案を国会に提出することを決定した（4月16日国会採択，4

月 18 日施行，6 月 30 日まで）[20]。

以上のように，スウェーデン政府が公衆衛生庁の勧告により導入した主な対策は，500 人（途中から 50 人）以上の集会の禁止，70 歳以上の高齢者との接触の制限，飲食店での社会的距離の確保，高齢者施設への訪問禁止，集会の一時的制限・商業施設の一時的閉鎖等を可能にする感染症予防法の改正などであった。

同時期，隣国のデンマークでは，3 月 11 日，フレゼリクセン首相が WHO のパンデミック宣言を受けて大規模な対策を発表している。学校などのすべての教育機関，公務員を 13 日から 2 週間の自宅待機，民間企業にも在宅勤務の推奨，100 人以上の集会の禁止，図書館，博物館，美術館，レストランなどの閉鎖を行ったのである。まだ死者が出ていない時点での迅速な対応であった。感染対策の裏付けとして，3 月 12 日にはデンマーク国会は新型コロナ対策に関する特別措置法を採択し，感染が疑われる場合の強制的な検査，治療，検疫などの権限を当局に認め，公共機関などの施設へのアクセスを禁止した[21]。エアスン海峡を挟み，スウェーデンとデンマークの間で極めて異なる対応が展開されたのである。

第 2 波に対しては，スウェーデン公衆衛生庁は，10 月 19 日以降，全国レベルのみならず，県レベルでも勧告を出し，地域の感染状況に合わせて，地域限定で防止対策を求めることが可能となった。内容は，公共交通機関の利用を避けること，地域内・外の不要不急の旅行を控えること，商店，ショッピングモール，美術館，博物館，図書館，プール，ジムなどの屋内施設の利用を避けること，会議，コンサート，演劇，スポーツ大会などへの参加を避けること，同居人以外との接触をできる限り避けることなどである。実際に 10 月下旬以降，公衆衛生庁は感染の広がりから県レベルの勧告を次々に発表し，11 月にはほぼすべての県で勧告が出される事態になった。

さらに，スウェーデン政府は，11 月 23 日から 8 人を超える集会，イベントなどを禁止した。第 1 波のときの 50 人以下の制限と比べると，極めて厳しい措置がとられたことになる。政府が，第 2 波を深刻に受け止めていることがわかる。また，政府は 22 時以降のアルコール飲料の販売も禁止した。

感染の拡大を受けて，12 月 18 日，これらの措置はさらに厳格化された。12

月24日以降，レストラン等で飲食を共にできる人数は最大4名に制限され，アルコール飲料の販売も20時までとなった。図書館等の公共施設も翌年1月24日まで閉鎖された[22]。

3. 国境管理をめぐる対応

次に国境管理について，スウェーデン政府はいかなる対策をとったのであろうか。大きく2つの措置がとられた。

第1に，2020年3月14日，スウェーデン外務省は，すべての国への不要不急の渡航を4月14日まで行わないよう国民に勧告した。第2に，3月17日にスウェーデン政府は第三国からスウェーデンへの不要不急の渡航を一時的に停止する措置（ただし，「第三国」からは，スウェーデン国籍者，在住者，EEA[欧州経済領域]とスイス居住者の帰国は除く。以下も同様）を決定し，3月19日に開始した（30日間）[23]。なお，この措置は，スウェーデンを含むシェンゲン協定全参加国が3月17日，欧州委員会の3月16日付け政策方針を承認したことを受けて導入されたものである[24]。

感染が拡大する中で，3月14日にスウェーデン外務省は自国民の海外への渡航を制限するが，あくまでも「勧告」という形をとり，「不要不急」のものに限定している。それに対して，3月17日の措置は，EU加盟国としてスウェーデンも足並みを揃え，第三国からの入国を停止したのである。この入国停止措置は，一時的とはいえ，より厳格なものであった。これは，欧州委員会がスウェーデンを含むシェンゲン協定参加国に対して，すべての域外国境で同時に統一的な方法で一時的渡航制限を求め，スウェーデンもそれを承認した結果であった[24]。実際に，その後もスウェーデン政府は欧州委員会からの勧告を受けて，他国とともにそれを承認することで，同措置の延長を繰り返すことになる。

スウェーデンは，シェンゲン圏の一角を占めている。元々，北欧諸国は北欧会議の枠組みの下で域内国境の出入国管理を撤廃する北欧パスポート同盟[25]を形成していた。1973年にデンマークがECに加盟し，1995年にはスウェーデン，フィンランドもEUに加盟した。1995年にシェンゲン協定が発効し，その後，1997年署名のEUのアムステルダム条約によりシェンゲン協定がEUの枠内に取り込まれることになった。スウェーデンは，この条約交渉に参加し，その流れに賛成していたが，北欧パスポート同盟とシェンゲン協定との調整が必要となった。EU 非加盟のアイスランド，ノルウェー[26]，EU の司法内務協力に適用除外をもつデンマーク[27]を含めて，北欧 5 カ国は北欧パスポート同盟を維持するため EU との間に 1996 年 12 月 19 日にシェンゲン協定に加盟する協定をそれぞれ締結した[28]。その結果，シェンゲン圏の中に北欧パスポート同盟全体が組み込まれる形となり，北欧を含むシェンゲン圏で域内出入国管理は撤廃された[29]。人の移動に関して，こうした枠組みがあるため，スウェーデンのみが第三国人に対して自由に決定を行うことは困難であった。

国境管理をめぐる上記の 2 つの対策は，その後，延長されている。まず自国民の不要不急の海外渡航を制限する 3 月 14 日の措置は，その後も更新されている。すなわち，4 月 3 日には同措置を 6 月 15 日まで延長し，5 月 13 日にはさらに 7 月 15 日まで延長した[30]。

この措置をめぐり，6 月 17 日にはスウェーデン外務省は，一部の国（ベルギー，クロアチア，フランス，ギリシャ，アイスランド，イタリア，ルクセンブルク，ポルトガル，スペイン，スイス）への渡航停止勧告を 6 月 30 日に解除すると発表した。その他の EU，EEA，シェンゲン協定加盟国への不要不急の渡航制限は 7 月 15 日まで有効とされ，さらにそれらの国々以外への不要不急な渡航制限に関しては，8 月 31 日まで延長された[31]。その後も，渡航制限はヨーロッパを中心に徐々に解除されているが，ヨーロッパ外の国々の多くについては 11 月 15 日まで延長された。11 月 9 日には，同措置は 2021 年 1 月 31 日まで延長された[32]。

スウェーデンは，新型コロナの状況に応じて，ヨーロッパ域内において 2 段階で渡航制限を解除し始めたが，この背景には欧州委員会の要請があった。すでに域内国境管理を解除した加盟国も出ていたが，欧州委員会は残る加盟国に対しても 6 月 15 日までに EU 内の自由移動に対する域内国境管理，制限を解除し始めるよう，促していた[33]。

第三国からの入国を停止する第 2 の措置も，更新され続けている。4 月 16 日，スウェーデン政府は，欧州委員会からの提案を承認する形で 3 月 19 日に始めた第三国からスウェーデンへの不要不急の渡航を一時的に停止する措置を 5

月 15 日まで延長する決定を行った。5 月 14 日には　スウェーデン政府は，同政策を 6 月 15 日まで延長する決定を行った[34)]。これらの決定も欧州委員会の勧告に従ったものであった[35)]。なお，スウェーデン政府は，6 月 4 日に農業・林業・園芸で働く季節労働者をこの入国停止措置の例外と決定している（6 月 8 日発効）[36)]。

さらにスウェーデンの第三国からの入国停止措置は，6 月 11 日付けの欧州委員会勧告に基づき，6 月 12 日に 6 月 30 日まで延長された。この欧州委員会勧告は，第三国からの旅行制限を 7 月 1 日より段階的に撤廃することも勧告していた[37)]。スウェーデン政府は，6 月 25 日には第三国からの入国停止措置を 7 月 7 日まで再延長した[38)]。

7 月 2 日にはスウェーデン政府は第三国からの入国禁止を 8 月 31 日まで再延長する決定を行ったが，同時に制限を緩和する措置も決定している。すなわち，従来，EU 市民，シェンゲン加盟国市民とその家族，居住許可をもつ第三国人の入国は認められていたが，入国目的が帰国の時という条件が付いていた。この帰国という条件が撤廃された。また，日本を含む 14 カ国の居住者に対してはこの入国禁止の例外としている。これらの決定は，7 月 4 日に発効した。以上の決定は，スウェーデン政府も決定に関与した国境管理緩和に関する EU の理事会勧告（2020 年 6 月 30 日付け）に沿ったものである[39)]。その後，8 月 27 日，スウェーデン政府は第三国からの入国停止措置を 10 月 31 日まで再延長することを決定した。10 月 22 日には，同措置は 12 月 22 日まで延長され，現在は 2021 年 3 月 31 日まで延長されている[40)]。

英国で変異ウィルスが見つかると，スウェーデン政府は，2020 年 12 月 21 日，翌日以降英国からの入国を禁止すると発表した。これは，2021 年 1 月 21 日までの措置とされたが，1 月 31 日まで延長されている。また，英国からの航空便も 2020 年 12 月 31 日まで停止された[41)]。

国境管理をめぐり，北欧内での人の移動に関して新型コロナは大きな爪痕を残している。例えば，デンマークは，3 月に都市封鎖を導入した際，国境封鎖も同時に行った。スウェーデン，ドイツとの国境でも国境管理を開始したのである。この封鎖の解除の動きは，上述のように欧州委員会の勧告の下で始まった。デンマーク政府は，各国の感染状況，自国民への対応などに基づき国ごとに封鎖を解除し始め，6 月 15 日にはノルウェー，アイスランド，ドイツとの国境封鎖を解除し，観光客の受け入れなども認めた。しかし，スウェーデンについては，他のシェンゲン協定加盟国，イギリスとともに封鎖の解除を認めなかった。6 月 27 日からは，デンマーク政府は，「開放国」，「検疫国」に分けて，シェンゲン協定加盟国とイギリスについて封鎖の解除を個別に判断している。他の北欧諸国については，各国内の地域ごとに判断を行い，6 月 27 日にはスウェーデンのヴェステルボッテン地域について封鎖を解除した[42]。その後，対象地域が徐々に拡大され，スウェーデン全域が封鎖解除の対象となった。このように，スウェーデンに対する国境封鎖の解除は遅れ，感染状況を見つつスウェーデン国内の地域ごとに段階的に進められた。

スウェーデンに対する同様の対応は，同じく隣国のノルウェー，フィンランドでも行われた。スウェーデン独自の新型コロナ対応の結果，スウェーデンの感染状況が 6 月に入っても高い状況下では，スウェーデンに対する早期の国境開放には北欧各国で根強い懸念があった[43]。

その後，第 2 波が北欧でも深刻になると，2020 年 12 月 21 日，スウェーデン政府は，感染拡大で商店等が閉鎖されたデンマークから多数の人がスウェーデン南部に買い出し等の目的で入国することを恐れ，翌日から英国とともにデンマークも入国禁止措置の対象とした。

以上のように，新型コロナは，北欧パスポート同盟以来の北欧協力にも足並みの乱れを生じさせたのである。

4. 新型コロナ対応をめぐる国内の議論

以上の紹介に見られるように，スウェーデン政府は，新型コロナ問題が深刻化した 3 月以降も緊急事態を宣言することはなく，都市封鎖，外出禁止などの強硬措置も行っていない。政府は，3 月 14 日にスウェーデン国民に対して不要不急の海外渡航を制限し，3 月 19 日以降は欧州委員会の勧告を承認する形で第三国からスウェーデンへの不要不急の渡航を停止し，国境を越える人の移動を一時的に制限した。しかし，国内的には，感染拡大防止のため 500 人以上の集会の禁止（3 月 12 日開始。3 月 29 日以降は 50 人以上の集会の禁止），日常生活上の勧告を出すなどに徹し，市民生活に厳しい制限を課すことはなかった。学校教育でも小学校，中学校の休校措置はとられなかった。

3月22日に，ルヴェーン首相が国民に対して直接演説した際も，国民に各自の責任を果たし，大人としての行動を求めた[44]。スウェーデンの新型コロナ対応は，緩やかな措置で感染を管理し，医療崩壊を避けつつ，国民の自己責任に基づき感染予防を行い，市民生活，経済活動を維持させるというものであった。スウェーデン政府は，「集団免疫」を目標にするとは公言していないが，徐々に国民の間で新型コロナに対して抗体をもつ者の比率を高め，今後の第2波，第3波を乗り切ることを目ざしていたと考えられる。ワクチンが開発され，接種が可能となるまでの時間稼ぎと考えることができよう。スウェーデン政府と公衆衛生庁が一丸となって展開した独自の政策であった。

その一方で3月から5月にかけて，多数の高齢者が亡くなっている。急激な感染，死者の増加に対応が間に合わなかったとはいえ，改善の余地があったことは確かであろう。この点について，公衆衛生庁の疫学者で新型コロナ責任者のテグネルは，「もっと良くできたこともあるが，大体はスウェーデンは正しい道を選択したと思う」と6月3日のインタビューで答えている[45]。

以上の第1波を通して，スウェーデンの対応に対する国民の支持率は基本的に高い。新型コロナ危機におけるスウェーデンの主要機関に対する国民の信頼度に関して世論調査が定期的に行われている。図表3は，27の主要機関のうち，本章に特に関係のある5つの機関を取り出し，その信頼度の推移を示したものである。医療機関と公衆衛生庁は，27機関のうち，常に第1位，第2位の信頼度を維持している。公衆衛生庁については，多数の死者が出て，批判が高まった6月から7月にかけて信頼度が約10%も落ちているが，依然として高い数字ではある。公衆衛生庁が基本的に感染を管理できており，毎日定時に記者会見を開き，日々の感染状況について科学的知見に基づいた情報提供を行っていることがプラスに働いたのであろう。他方，政府に関しては，徐々に信頼度が下がる傾向にある。社民党，環境党の連立政権は中央党，国民党と協力し，補正予算案や緊急経済対策などを可決して対応してきた。しかし，高齢者の大量死問題が6月には国会でも取り上げられ，政府は野党の穏健連合党，スウェーデン民主党から厳しい批判を浴びた[46]。一時，野党との差が縮まる傾向

図表 3　スウェーデンの主要機関に対する国民の信頼度調査

調査期間	医療機関（%）	公衆衛生庁（%）	政府（%）	野党（%）	高齢者介護（%）
2020/03/21-05/03	81	77	59	34	29
2020/03/21-05/10	81	77	59	34	29
2020/03/21-05/17	81	77	59	33	26
2020/03/21-05/24	81	77	58	33	25
2020/03/21-05/31	81	76	57	32	25
2020/03/21-06/07	80	75	57	32	24
2020/03/21-06/15	80	75	56	31	23
2020/03/21-06/22	80	74	55	30	23
2020/03/21-06/29	76	67	45	21	16
2020/07/2-07/06	77	68	46	23	18
2020/07/9-07/13	79	71	46	25	16
2020/07/16-07/20	76	67	45	27	13
2020/07/23-07/27	81	75	50	22	18
2020/07/30-08/03	79	73	52	28	21
2020/08/06-08/10	82	68	45	21	22
2020/08/13-08/17	78	72	41	24	19
2020/08/20-08/24	78	73	42	28	20
2020/08/27-08/31	80	70	45	21	21
2020/09/03-09/07	82	74	43	24	22
2020/09/10-09/14	76	70	39	30	18
2020/09/17-09/21	79	74	41	24	23
2020/09/24-09/28	78	74	46	24	24

注）毎日，100 名の 18 歳～79 歳にネットインタビューしたものを集計。途中で集計期間に変更がある。

出所）Undersökning bland allmänheten om corona, Kantar Sifo for MSB, 2020-05-04 以降の号（2020-05-17 号より後は，Rapport om förtroende, oro och beteende under coronakrisen, Rapport till MSB と名称変更）により筆者作成。

にあった。高齢者介護施設については，高齢者の死亡を防止できなかったことから信頼度は低く，6月から7月にかけては特に下がっている。同施設は，27主要機関の中で下位グループにある[47]。

9月には，別の調査機関の世論調査が『ダーゲンス・ニーヘーテル』紙に掲載された。それによれば，5月から8月にかけて新型コロナ対応に対する支持は与野党を問わず落ちている。ルヴェーン首相（5月49%，6月39%，8月34%。以下同様），政府（50%，38%，36%），野党（30%，20%，14%）である。公衆衛生庁への信頼度は4月69%，5月66%，6月57%，8月58%となり，同庁の疫学者テグネルへの信頼度は4月69%，5月67%，6月60%，8月63%であった[48]。6月以降，政府の新型コロナ対応をめぐり，スウェーデン国民の間で不信が増えたのは確かであろう。

第3節　EUにおけるスウェーデン

1. スウェーデンの新型コロナ対応とEUにおける政策形成

スウェーデンは，1995年にEUに加盟した国である。長年，社民党を中心に福祉国家づくりに邁進し，ヨーロッパにおいて経済的にも政治的にも豊かで成熟した社会を作り上げてきた。しかし，冷戦終結直後の1990年代前半，経済不況に直面し，政治的にはヨーロッパで孤立感を味わうことで，EUへの加盟を決断したのであった。1994年のEU加盟をめぐる国民投票では，比較的僅差での加盟承認であった（投票率83.3%，賛成52.3%，反対46.8%，白票0.9%）。また，2003年のユーロ導入をめぐる国民投票では有権者は導入案を否決し（投票率82.6%，賛成42.0%，反対55.9%，白票2.1%），スウェーデンは現在でもユーロではなく，スウェーデン・クローナという通貨を使用している[49]。その意味では，EUの中でも独自性の強い国と位置づけられるであろう。

本章で扱った新型コロナ対応においては，完全な独自路線を貫いたわけではない。社会面の対応ではスウェーデン単独の対応を展開したが，国境管理については欧州委員会との緊密な協力の下で政策を展開した。基本的に欧州委員会の勧告を採用し，EU およびシェンゲン協定参加国との協調を優先したのである。第三国人の入国を停止し，その後，制限を緩和していく過程において細かい措置が欧州委員会との連携の下で展開された。国境管理は，スウェーデン単独で対応するだけでは済まない分野であることが示されている。

また，EU によるワクチンの共同調達に対しても，スウェーデンは積極的に参加している。スウェーデンの計画では，接種の優先順位が 4 段階で示され，まず第 1 段階で重症化，死亡のリスクが最も高い施設，自宅の 70 歳以上の高齢者，その対応に当たる医療，介護従事者らが指定された。2020 年 12 月 27 日から接種が始まり，2021 年 1 月 17 日現在，約 14 万 7000 人が接種を受けた。ワクチンは，ファイザー社とビオンテック社の共同開発ワクチンとモデルナ社のワクチンの 2 種類が使われている。3 つ目のワクチンとしてアストラゼネカ社のワクチンも承認されたが，2 月 2 日，スウェーデン公衆衛生庁は 65 歳以上の治験データ不足を理由にして，まずは 18～64 歳を対象に接種することを勧告した。第 2 波で厳しい状況を迎えた独自路線のスウェーデンにとって，ワクチン接種は切り札になるものであった。そのため，スウェーデン政府はワクチン供給の遅れに対して，極めて敏感であり，ワクチン接種の信頼性を揺るがすものと捉えている。

2021 年 1 月 21 日の欧州理事会ではワクチン問題も話し合われた。会議後，ルヴェーン首相は，高い感染率と新しい変異ウィルスで深刻な状況が続いていることに触れた後，「記録的な速さでワクチンを用意しており，ワクチン接種率を上げられるよう，できる限り早い出荷を確実にしていくことが今や重要である」と述べている[50)]。

2. 欧州復興基金設立問題とスウェーデン

新型コロナをめぐる危機が進行する中，EU 内でスウェーデンにとって重要な問題が生じた。それは，欧州復興基金を設立する問題である。EU は 2021～2027 年の中期予算の審議を続けていた。スウェーデンはデンマーク，オランダ，オーストリアとともに予算総額が多すぎるとの立場をとり，GNI の 1％以内に収めることを主張した。また，純拠出国として払い戻し（リベート）も求めていた[51)]。これら4カ国は，「倹約4カ国」と呼ばれた。

その交渉の最中に新型コロナ問題が発生し，これへの対策が予算問題に加わることになった。4月23日，EU各国首脳は新型コロナ対策も議論し，復興基金を設立することで合意した（この時点では金額未定）。会議後，ルヴェーン首相は，新型コロナによりEU内の協力と連帯が試されていると述べ，スウェーデンが経済，福祉，気候変動でも強いEUを必要としていると指摘した。復興基金についても，融資にすることなど多くの条件を出したと明らかにした[52)]。

その後，復興基金について準備が進められたが，5月18日，ドイツ，フランスの両首脳が予算規模5000億ユーロの新たな復興基金を設立し，返済不要の補助金とすることで合意した。フォン・デア・ライエン欧州委員会委員長もこれを歓迎した。欧州委員会は，総額7500億ユーロ（そのうち5000億ユーロが補助金，2500億ユーロが融資）という形の提案にまとめ，加盟国に提示した。

それに対して，6月の欧州理事会でスウェーデン政府はデンマーク，オランダ，オーストリアとともに反対を表明し，EU内で足並みの乱れを生んだ。これら4カ国は，財政規律を重視し，返済不要の補助金ではなく，融資にすることを求めた。ルヴェーン首相は，復興基金について長期の融資にすることでヨーロッパにおいて生産性，競争力などが可能になると主張した。また，予算については総額，払い戻しで従来の立場を主張したが，予算が気候，デジタル化に焦点を当てたことは評価している[53)]。結局，この首脳会議で合意は得られなかった。

その後，復興基金を含む中期予算は7月の欧州理事会において改めて議論され，5日に及ぶ難交渉の末，合意に達した。EU加盟国にとっては，2000年12月のニース欧州理事会以来の長丁場の首脳会議になった。復興基金は総額7500億ユーロ（補助金3900億ユーロ，融資3600億ユーロ）となり，融資の比率を大幅に高め，スウェーデンをはじめとする「倹約4カ国」の要求を反映させた。また，EU予算として拠出した額からの払い戻しについても，ルヴェーン首相に言わせると「スウェーデンの予算拠出額は引き下げられてきたが，払い戻しはこれまでで最大になった」と指摘している。さらにEUからの支払いと受領国の法の支配の尊重をリンクさせた枠組みができた点も評価している[54)]。

欧州復興基金と法の支配の扱いについては，その後，ポーランド，ハンガリーから批判が出され，欧州復興基金の発足が危ぶまれた。この点について，スウェーデンは一貫して欧州復興基金からの支払い時に法の支配を条件とする重要性を主張した。2020 年 12 月の欧州理事会では，議長国ドイツの提案で法の支配について欧州司法裁判所の判断を求める手続きが導入されることなり，ポーランド，ハンガリーも同意し，欧州復興基金の発足が決まった。これについて，ルヴェーン首相は，法の支配を妥協することなくやり遂げたことから，メルケル首相率いる議長国ドイツに対して「とても良い仕事をした」と高く評価している[55]。

スウェーデンは，なぜここまで復興基金を含む予算問題で反対を貫いたのであろうか。スウェーデンは EU 内でも経済的に豊かな国に位置づけられるが，財政規律については厳しい立場をとっている。国民に高い税負担を課しており，国内の新型コロナ対応でも多額の予算を必要としている状況で，拠出した資金が補助金として南欧諸国などに支出されることは，有権者に説明が困難であり，野党からも追及を受けることは必至であった。そのため，復興基金では融資にこだわり，受領国の法の支配の尊重を条件づけたのであろう。また，EU 予算で純拠出国として財政負担を強いられてきた状況からより多くの払い戻しを勝ち取ったことも国内向けには大きな意味があった。

第 4 節　コロナ後の時代における国際秩序づくりとスウェーデン

1. スウェーデンと EU における政策形成の展望

以上，新型コロナ問題をスウェーデンの観点から紹介してきた。EU 加盟以来，25 年の関係の中で，スウェーデンの対外政策で EU としての政策は大前提の存在となっている。その分野は経済政策から外交，安全保障政策まで拡大している。近年，外交，安全保障の分野でスウェーデンは EU の多数の加盟国や欧州委員会の方針との協調を重視した政策をとるようになっている[56]。

新型コロナ問題では，スウェーデンの政策の独自性が強調され，スウェーデンの単独主義が強く印象づけられたが，実際には国境管理に顕著なように，欧州委員会の勧告に沿う形で対応策が採用された。また，同時期にEU内で熾烈な駆け引きが展開された欧州復興基金の交渉では，デンマークをはじめとする他の小規模加盟国と組み，自国の利益を最大化しようと動き回った。EUとの協調を単に理念として掲げるのではなく，したたかにEUを利用しようとする発想も垣間見られた。

こうした実利主義は，スウェーデンの今後のEUにおける政策形成でも続くものであろう。上述のように，国境管理をめぐり他の北欧諸国との足並みは乱れたが，欧州復興基金問題ではデンマークと共通の立場に立ち，予算の執行に関して財政規律を求めた。その点では，EU内の政策形成において立場の似る北欧諸国との協力を維持，発展させることは，今後も重要となろう。

2. スウェーデンと国際秩序づくりの模索

コロナ後の時代における国際秩序づくりへの模索でも，スウェーデンは基本的にEU全体としての方針，さらに北欧諸国との協調を重視すると考えられる。例えば，環境問題で，フォン・デア・ライエン委員長率いる欧州委員会の推進する欧州グリーンディール計画を支持している。2019年12月の欧州理事会で，ポーランドを除く26カ国が2050年に温室効果ガスの排出実質ゼロを目標にすることで合意したが，これをスウェーデンは高く評価している。さらに，2020年12月の欧州理事会は2030年に域内の温室効果ガスの排出量を1990年比で55%減らすことで合意した。これに関して，ルヴェーン首相は，先頭に立つことでEUの競争力が強化され，全体としてスウェーデン，EUの雇用も増えると歓迎している[57]。

環境問題への積極的関与は，政府与党の社民党，さらに環境党にとっては，長年重視してきた政策であり，両党の協力が円滑に進む分野である。また，環境問題に対して意識の高い国民の支持を得やすい面もある。EUが環境対策とデジタル化に積極的に投資を行うことは，産業の競争力を高めることにもつながり，産業界も歓迎している。

さらに，国際秩序づくりという点で，近年，スウェーデン・中国関係に変化が表れている[58]。スウェーデンでも，貿易相手国として中国の存在感は大きいものがある。スウェーデン企業の進出もあり，経済的に蜜月関係が続いてきた。しかし，人権をめぐる中国への対応に懸念が高まり，対中世論は悪化している。スウェーデン国籍をもつ香港の作家，書店経営者である桂民海の逮捕と有罪判決，香港への強権的な対応，ウィグル族への抑圧など，長年，人権を重視してきたスウェーデンの基準では容認できない事件が次々に起こっている。経済的利益と人権との狭間でスウェーデンが中国といかなる関係を発展させるのか，難しい選択に迫られている。その際も，単独で行動するよりも，他の北欧諸国，EU 諸国とも連携し，対中国政策の再構築を進める可能性が高い。実際に，2020 年 7 月に香港国家安全維持法が施行された際に，スウェーデンのリンデ外相は，外務安全保障上級代表の 2020 年 5 月 29 日付け宣言に触れ，中国の決定が国際義務違反になると述べ，深刻な展開を注視し，EU としての継続的かつ明確な共同行動を強く求めていくとの声明を発表した[59]。

新型コロナ対応では単独主義的傾向と EU 加盟国としての政策調整の両方が見られたが，今後の国際秩序づくりでは国力の限界もあり，スウェーデンは他の EU 加盟国との連帯，協調をより重視することになろう。

［注］

1）スウェーデンの COVID-19 対応については，その独自性に注目する論文，記事が多い。例えば，以下を参照。廣木重之（駐スウェーデン大使）「スウェーデンはどう COVID-19 と向き合っているか」一般社団法人霞関会ウェブサイト（https://www.kasumigasekikai.or.jp, 2020 年 7 月 29 日公開，2020 年 8 月 1 日アクセス）。ニルス・カールソン，シャロッタ・スターン，ダニエル・B・クライン「集団免疫作戦しか道はない―スウェーデンは第 2 波を回避できる？」『フォーリン・アフェアーズ・リポート』第 6 号，2020 年 6 月。Marlene Riedel, "Sweden goes it alone: The EU's coronavirus exception," European Council on Foreign Relations,（https://www.ecfr.eu/article/commentary_sweden_goes_it_alone_the_eus_coronavirus_exception, 9 April 2020，2020年6月1日アクセス）. 清水謙「スウェーデンの対コロナ独自戦略」『外交』第 62 号，2020 年 7 月。渡辺まどか「信頼を資産とするスウェーデンのコロナ対策―その背景・経過・特徴」『科学』第 90 巻第 10 号，2020 年 10 月。「封鎖なし，独自路線のスウェーデン　死者数は北欧で突出」『朝日新聞デジタル』2020 年 5 月 20 日（同記事は「スウェーデンの独自路線」『朝日新聞』2020 年 5 月 23 日夕刊として再録）。「集団免疫　終息のカギ　スウェーデン独自のコロナ対策」『日本経済新聞』2020 年 6 月 26 日朝刊。

2）欧州疾病予防管理センター・ウェブサイト（https://www.ecdc.europa.eu/en/geographical-distribution-2019-ncov-cases，2020 年 12 月 12 日アクセス）。

3）欧州疾病予防管理センター・ウェブサイト（https://www.ecdc.europa.eu/en/cases-2019-ncov-eueea，2020 年 12 月 12 日アクセス）。

4）スウェーデン公衆衛生庁ウェブサイト（https://www.folkhalsomyndigheten.se/，2020 年 9 月 16

日アクセス)。以下，同庁の発表はウェブサイトによるが，紙幅の関係でURL，アクセス日を省く。
5）Nyhet, Folkhälsomyndigheten, 31 januari 2020. 正式な確認日は2月4日。
6）"The infection fatality rate of COVID-19 in Stockholm – Technical report," Public Health Agency of Sweden, 2020, pp.6-7.
7）在デンマーク日本国大使館，在ノルウェー日本国大使館の領事情報。
8）10万人当たりの死者数は，欧州疾病予防管理センターの発表に基づき筆者が計算。
9）スウェーデン公衆衛生庁の発表に基づき筆者が計算。
10）岡澤憲芙『スウェーデンの政治―実験国家の合意形成型政治』東京大学出版会，2009年，108頁。
11）清水謙「変わりゆく世界秩序のメルクマール―試練の中のスウェーデン」『アステイオン』第92号，2020年6月。同論文は，スウェーデン民主党の支持層にも詳しい。
12）同上，77－78頁。
13）Speech, Ministry of Health and Social Affairs, 29 April 2020, スウェーデン政府ウェブサイト（https://www.government.se/, 2020年9月15日アクセス）. 以下，同政府の発表はウェブサイトによるが，紙幅の関係でURL，アクセス日を省く。
14）Nyhet, Folkhälsomyndigheten, 11 mars 2020. Article, Ministry of Justice, 13 March 2020.
15）Nyhet, Folkhälsomyndigheten, 16 mars 2020.
16）Nyhet, Folkhälsomyndigheten, 19 mars 2020.
17）Nyhet, Folkhälsomyndigheten, 24 mars 2020.
18）Nyhet, Folkhälsomyndigheten, 27 mars 2020.
19）Nyhet, Folkhälsomyndigheten, 1 april 2020.
20）Article, Ministry of Health and Social Affairs, 9 April 2020.
21）在デンマーク日本大使館の領事情報。
22）Ändring i föreskrifterna och allmänna råden（HSLF-FS 2020:12）om allas ansvar att förhindra smitta av covid-19 m.m., HSLF-FS 2020: 50, Folkhälsomyndigheten. Press release, Ministry of Justice, 23 November 2020. Artikel, Socialdepartementet, Utbildningsdepartementet, 18 december 2020.
23）Press release, Ministry for Foreign Affairs, 14 March 2020. Press release, Ministry of Justice, 18 March 2020.
24）COM（2020）115 final, 16.3.2020.
25）1950年代に北欧人に対して北欧域内国境での出入国管理，税関などが次々に撤廃され，1958年には第三国人に対しても域内国境での出入国管理の撤廃が適用され，北欧パスポート同盟が成立した（アイスランドの参加は1966年）。Frantz Wendt, *Cooperation in the Nordic Countries*, Stockholm: Almqvist & Wiksell International, 1981, pp.188-189.
26）両国はすでにEUとの間でEEA協定を結び，1994年に同協定の発効に伴い人の自由移動を確保していた。
27）デンマークは，1992年にEU条約（マーストリヒト条約）批准に失敗した際，司法内務協力についても適用除外（エディンバラ合意）を受け，これへの参加を留保した。そのため，アムステルダム条約締結後，EC事項にかかわるシェンゲン協定に関しても，デンマークは政府間協力として参加し，通常の国際法ベースで対応している。
28）スウェーデン・EU間の協定については，以下を参照。O J L239, 22.9.2000, pp.115-123.
29）吉武信彦『国民投票と欧州統合―デンマーク・EU関係史』勁草書房，2005年，262頁。
30）Press release, Ministry for Foreign Affairs, 3 April 2020; 13 May 2020.
31）Press release, Ministry for Foreign Affairs, 17 June 2020.
32）Press release, Ministry for Foreign Affairs, 21 September 2020; 9 November 2020.

33）COM（2020）399 final, 11.6.2020.
34）Press release, Ministry of Justice, 16 April 2020; 14 May 2020.
35）COM（2020）148 final, 8.4.2020. COM（2020）222 final, 8.5.2020
36）Press release, Ministry of Justice, 4 June 2020.
37）Press release, Ministry of Justice, 12 June 2020. COM（2020）399 final, 11.6.2020.
38）Press release, Ministry of Justice, 25 June 2020.
39）Press release, Ministry of Justice, 2 July 2020. Council Recommendation（EU）2020/912, OJ L 2081, 1.7.2020. Press Release, Council of EU, 30 June 2020.
40）Press release, Ministry of Justice, 27 August 2020; 29 October 2020.
41）Press release, Ministry of Justice, 22 December 2020; 23 December 2020.
42）Nyhed, Udenrigsministeriet, 25.06.2020.
43）Charlie Duxbury, "Sweden the odd one out as Nordic turn nationalist," *Politico*, 30 June 2020.
44）Speech, Prime Minister's Office, 23 March 2020.
45）*Dagens Nyheter*, 03.06.2020, uppdaterad 04.06.2020.
46）*Dagens Nyheter*, 10.06.2020.
47）Rapport om förtroende, oro och beteende under coronakrisen, Rapport till MSB, Kantar Sifo の各号。
48）*Dagens Nyheter*, 02.09.2020, uppdaterad 03.09.2020.
49）五月女律子『欧州統合とスウェーデン政治』日本経済評論社，2013 年。
50）Nyhet, Folkhälsomyndigheten, 27 december 2020; 30 december 2020; 19 januari 2021; 2 februari 2021. Artikel, Statsrådsberedningen, 22 januari 2021.
51）Sebastian Kurz, Mark Rutte, Mette Frederiksen and Stefan Löfven, "The 'frugal four'advocate a responsible EU budget,"Opinion piece, Prime Minister's Office, 17 February 2020. Article, Prime Minister's Office, 20 February 2020; 25 February 2020.
52）Article, Prime Minister's Office, 24 April 2020.
53）Article, Prime Minister's Office, 22 June 2020.
54）Article, Prime Minister's Office, 21 July 2020.
55）Article, Prime Minister's Office, 11 December 2020.
56）吉武信彦「スウェーデンの安全保障政策の展開―単独主義，国際主義，地域主義の相克」岡澤憲芙，斉藤弥生編『スウェーデン・モデル―グローバリゼーション・揺らぎ・挑戦』彩流社，2016 年。
57）Article, Government Offices of Sweden, 16 December 2019; 11 December 2020.
58）スウェーデン・中国関係については，以下を参照。清水謙，前掲「変わりゆく世界秩序のメルクマール」論文，88－91 頁。「スウェーデン　悪化する対中関係の行方は　ビヨン・イェルデン氏」『朝日新聞』2020 年 6 月 27 日朝刊。
59）Statement, Ministry for Foreign Affairs, 1 July 2020.

（吉武信彦）

第5章

ベルギー：連邦制の下での独自の対応

いつ，どのように新型コロナウィルスがベルギーで蔓延し，これに連邦政府などが如何なる対応を取り，どんな成果を上げたのか，またその後の状況などについて簡潔に述べたい。

ベルギーの対応は，執筆時点で，以下のように総括[1)]することができる。すなわち，

1. 国内感染をくい止めるための「水際作戦」には失敗した。
2. 連邦制の下で権限分担が進んでいる中で，保健危機への一元化された対応は困難であったが，連邦と共同体，地域圏を結び付ける「独自の解決策」が採用され，国家的対応が取られた。
3. 危機へ対処するために，事務管理中の内閣に対し国会が新たに信任を与え，その上で法律の効力を持つアレテ（政令）[2)]を定める「特別権力」を付与した。
4. 新型コロナの保健危機に際し，連邦政府は，国民の基本的人権を前代未聞の形で制限した。
5. このようにして，ベルギーは，国民の生命の危機に対して対処すべき法的義務に応えたが，9月以降欧州他国と同様に国内感染者数が再び急激に増加し始め，10月に再外出禁止措置を取った。その後さらに事態は悪化し，11月から「強化された外出禁止措置」が取られた。

第1節　ベルギーでの感染拡大（水際作戦の失敗）

2020年1月25日土曜夕方，ベルギー外務省が，中国の湖北省武漢地域に居

る3名のベルギー人が新型コロナウィルスに感染していると発表したのが最初のニュース[3)]であった。これによると，湖北省には12名（内3名は中国当局により隔離された）のベルギー人が滞在しているが，EU各国が協力して自国民避難の措置を取ることになれば，彼らも帰国することになる。また，前日金曜に外務省は湖北省への不要不急の旅行を控えるようすでに呼びかけていたとのことであった。

1月31日金曜の続報[4)]によれば，保健相と外相が以下のような発表をした。すなわち，フランスが飛行機を派遣し，同日パリ時間22時に現地を離陸し，途中マルセイユで仏国民を降ろした後，日曜（2月2日）にベルギーのブリュッセル近郊の空軍基地に着く。戻ってくるEU市民は全員で53名（外国人は外国当局に引き渡される）であり，このうち12名がベルギー国籍（正確には，ベルギー人が9名，中国人近親者が3名）である。中国ですでに検査を受けてはいるが，到着次第検査をし，軍病院で14日間隔離される。これらの人々が感染している確率は低いが，慎重を期す。もし感染していれば，大学病院などに移送して治療を受けることになる。

2月4日，この内の1人が新型コロナウィルスに感染しており（ベルギーで最初の感染者），隔離されたと連邦公衆衛生局が公表したが，無症状とのことであった[5)]。

このように，中国からの直接感染は防げたのであるが，意外なところに落とし穴があった。

それは，2月後半のカーニバル休暇中に隣国フランスや北部イタリア（スキー旅行など）に出掛けていた人々が，現地で感染後帰国し，自らの健康状態に注意することなく，そのまま普段の生活を再開してしまったからである。

3月1日，2番目の感染者が確認された。新型コロナ感染が確認されていたフランスの地域（場所は未特定）からの帰国者であった。

3月2日，6名の感染者。いずれも最近北部イタリアに居たことが確認された。

3月3日，5名の感染者。全員が北部イタリア旅行から帰ったばかりであった。

3月4日，10名の感染者。内9名は北部イタリアに旅行した者だった。残りの1名は，ヴェネチアに旅行した感染者と接触していた。この時点で，ベルギー国内での人との接触による感染が発生していることが確認された。

この日まで，感染者合計は23名であったが，その後感染者は日に日に増え，その勢いは止まらなくなった[6]。

第2節　公機関の対応

1. 危機管理と連邦制

ベルギーは，50年前から国家改革を開始し，衆知のように1993年に「連邦制」に移行した。本来国が有していたさまざまな権限は，連邦および共同体，地域圏の間で原則として排他的に分割されることになった。

こうして，保健Santéに関わる権能も，いくつもの権力の間で，複雑な仕方で分割された。まず，1980年8月8日制度改革特別法第5条，§1，I[7]により，「保健政策」に関する重要な権限は共同体に付与された。次に，第6次国家改革（2012–2014年）の枠内で，保健の権能の一部，専ら第一線の医療，つまり伝染病の予防と検診の権能，が共同体に移転された[8]。さらに，2013年のフランス語系自治体間の合意に基づき，フランス語共同体が得た権能行使の大部分が，フランス語地域についてはワロン地域圏に，ブリュッセル首都二言語地域についてはフランス語共同体委員会（Cocof）と事実上共通共同体委員会（Cocom）に移転された[9]。このように，保健に関する予防政策はワロン地域圏とCocofに割り当てられたが，教育と幼児政策に関わりを持つ予防についての限定的な権限はフランス共同体がなお維持することになった[10]。他方で，連邦は，共同体の権能の明白な例外として，国家的予防措置に関する権能とその財政面の権能を，なお残余権限として有していた。

危険な伝染病などに有効に対応するためには集中化されかつ整合性のある対策が望ましいが，上記したような権限分割により，保健の権能が特定の権力に専属する仕組みになっていなかったので，初期対応に齟齬を来すことになった[11]。

2. 初期対応

WHO（世界保健機関）[12]がパンデミック宣言をした3月11日に，ベルギーで最初の死者が確認された[13]。感染者数は日を追って増加し続け，この状況を前にして，各公権力は，その固有の具体的権能の範囲において，公衆衛生に関わる危機に対する戦いをしようとした。

例えば，南部ワロニーでは，ワロン地域圏政府は，3月10日に，老人ホームへの訪問を3月31日迄禁止し[14]，フランス語共同体は，3月13日に，3月16日月曜からすべての教育網の全学校の授業中止を決定した[15]。北部フランデレン[16]では，3月10日に，フランデレン政府福祉相により，老人ホームへの訪問が制限され，訪問者名簿への記入が求められることになったが[17]，アントウェルペン（〔英〕アントワープ）市では，3月11日に，市長が連邦当局の明確で客観的な指針がなければ，同市でのイベントを禁止できないし，経済的な損失補償[18]が伴わなくてはならないと述べるなどした[19]。

連邦政府の対応としては，3月12日木曜22時半頃，ソフィー・ウィルメス首相（MR，仏語系自由党）が，まず総計369名の感染者の存在を発表した。ついで事態が連邦が関わる局面になったと認め，最善の調整を確保すると約束し，事態は危機管理の第2段階[20]にあると確認して，以下のような最初の感染防止措置を取ると述べた。すなわち，人が集まる娯楽的，文化的などの公私すべての行事は，規模に拘わらず，中止。カフェ，レストランは閉鎖。スーパー，薬局，食料品店などの商店は開店。学校は休校にするが，両親が働いている児童の受入は継続。保育園も継続。これらの措置は翌金曜夜から4月3日（復活祭の休暇前日）まで実施されるとした[21]。

第3節　連邦政府の権限問題

1. ベルギーの政治状況

パンデミック発生当時の連邦政府は，ウィルメス首相が率いる「事務管理内閣」であった。「事務管理」とは，政府の辞職または下院解散後，次の政府の成立まで国の職務が停滞することのないよう管理するのが本来の役割である。つまり，国家の行政の維持・管理および前内閣が開始した活動を継続し，完成させるのが役割である。ただし，例外的に緊急時の対応，国家や国民を重大な危機にさらす場合の対処も認められてはいる。政府の権限が厳格に制限されているのは，政府がすでに辞職しているので，国会が政府に対して有する統制権が機能しないからである。

なぜ事務管理をしていたかというと，いわゆる「国連移住協定」署名に反対する新フラームス同盟（N-VA，フランデレン語系右派）の大臣が辞職し，連立が崩壊したことにより，2018年12月21日にシャルル・ミッシェル（MR）内閣は辞職した[22]。しかし，19年5月に下院や欧州議会の同日選挙が予定されていたので，国王の指示によりこの選挙まで事務管理をすることになったのである。ところが，選挙後も連立交渉が一向にまとまらないので事務管理を続けていたところ，ミッシェルがドナルド・トゥスクの後任として欧州理事会議長に選出された。それで，その後を継いだウィルメス第Ⅰ次内閣（19年10月27日）が，20年3月の時点でも，新内閣の成立を待って延々と事務管理を続けていたのである。

実を言うと，ミッシェルは予算案を本会議に掛ける直前に辞職してしまったので，19年度予算が未成立であった。連立崩壊により事務管理をすることになった内閣は，下院の150議席中，与党を38議席しか有しておらず，法案を通すことさえ覚束ない状態であった。それ故，2年続けて18年度予算を用いる以外に術がなかったのである。この状況下では，ウィルメス政府のできることにそもそも大きな限界があったのである。

にも拘わらず，ウィルメス首相は，以下に見るように，そのイニシアティヴを見事に発揮したと評価できる。

2. 連邦政府への特別権力付与

コロナ禍はすでに第2次大戦以来の未曾有のものとなりつつあったので，緊急措置権を有するとしても事務管理内閣が対処するのが適切かどうかの議論が生じた。結局，数日の間に一丸となって対処すべきだと与野党間で話がまとまり，ウィルメス内閣に下院が信任を与え，民主的正統性を付与して，つまり事務管理内閣から完全な権限を持つ内閣に格上げし，これに新型コロナウィルスの世界的大流行とその社会・経済的影響への対処に限定される「特別権力」を付与することが決定された。こうして，ウィルメス第Ⅱ次内閣が成立した（20年 3 月 17 日）[23]。言わば中継ぎ内閣がいきなり「新型コロナ対策内閣」にされてしまったのである。このような次第で，首相は与えられた任務に専念することになったのである。

上記の「特別権力」とは，政府の権限を一時的に拡大することをいう。危機的状態に緊急対処するために，授権法で定められた領域において，政府に対し，法的規定を単独で修正しまたは制定する権限を一定期間与えるものである。つまり，国会を通さないで法律の効力を持つ命令を定めることができるのである。

国会は 2 つの授権法[24]を制定した（3 月 27 日）。その制定目的は，新型コロナウィルスの流行または世界的流行と戦いかつその結果に対処するためである。特別権力を授けられたのは国王，つまり政府である。国王のアレテ（政令）により，政府は法律の制定改廃が可能で，しかも遡及効（2020 年 3 月 1 日まで）を持たせることができる（法Ⅰ・Ⅱ第 2 条）。介入可能な領域は，新型コロナと戦うために公衆衛生や公共の秩序維持，流行の影響を抑えるために被害を受けた経済分野などへの支援および保護措置，危機に共通対処するために EU の決定に従うためなどである（法Ⅱ第 5 条）。特別権力の有効期間は 3 カ月で（1 回に限り延長可能），アレテは 1 年以内に法律による追認を必要とし，追認のない場合は無効となる（法Ⅰ第 5 条，法Ⅱ第 7 条）。以上からして，授権期間が限定され，授権事項も精確に限定され，授権の目的も明らかにされており，授権期間満了後国会による追認が必要とされていることが分かる。こうして見ると，十分な枠付けと国会の介入が定められているから，特別権力付与は決して政府に「白紙委任」をしている訳ではないことが分かる。

同法に基づき，政府に 6 カ月間特別権力が付与された。

3. 連邦政府による対応体制

連邦政府の危機管理に関するさまざまな決定は，「国家安全委員会(CNS)」[25]への諮問後に行われた。このCNSには，共同体および地域圏の代表が加えられており，連邦を構成する自治体の意見も反映される形を取った。この他に，「拡大関係閣僚会議super-kern」が連邦政府内に設けられ，ウィルメス内閣に信任を与えた与野党10党の党首も構成員となった。党首は選挙人の信託を得ているわけではないが，さまざまな立場の意見反映が期待されることになった。このような「新たな決定の仕組み」は，危機的状況における創造性の発揮といえるだろう。

4. 具体的措置

新型コロナによって発生した危険から人々を守ることを目的とする最初の重要な措置は，内務大臣のアレテ（政令）によって定められた。それは，市民保護，警察の職務，市民の安全に関わる連邦の法的規定に専ら基づくものであった。3月23日の内相のアレテは，国民の自宅待機や移動の厳格な制限などを課した上に，諸種の制限の例外リストを定め，精確にするなどした。この23日のアレテに基づいて，いわゆる「外出禁止措置confinement」が発令された。

このように，国レヴェルで調整された全国一律の対応を基本的に取ることになったので，この取り組み方が国民のある程度の部分を安心させるに至ったと思われる。

特別権力による国王のアレテも定められはしたが[26]，むしろ実際には，上記のように内務大臣のアレテによって多くのことが適切に処理されることになったのは，公序などに関する権限の法的基盤が整備されており，内相にさまざまな権限が元々付与されていたからである[27]。

新型コロナ対策の正式な権限を授けられた政府は，まず「外出禁止措置」を発令し，次に「規制緩和戦略」を策定した。

まず，「規制措置」から見ると，上述したように3月13日に規制を開始し，20日に国境閉鎖し，23日以降本格的な外出禁止措置を取った。

では，その根拠となった「新型コロナウィルスの蔓延を制御するための緊急措置に関する 2020 年 3 月 23 日の大臣のアレテ（M. B., 2ème édition, 23 mars 2020)」を詳しく見てみよう。

最初の「制定文」は，アレテ制定の理由や根拠などを示すものである。少し長いが，どんなことを考慮に入れたのかがよく分かる。すなわち，

安全および内務大臣は，
市民保護に関する 1963 年 12 月 31 日法第 4 条を参照し，
警察の職務に関する 1992 年 8 月 5 日法第 11 条，第 42 条を参照し，
市民の安全に関する 2007 年 5 月 15 日法第 181 条，第 182 条および第 187 条を参照し，
行政の簡素化に関する様々な規定を定める 2013 年 12 月 15 日法第 8 条，第 2 節 1 および 2 を参照し，本アレテは，規制の効果分析を免除されることの故に，
2020 年 3 月 21 日付財政監査官の意見を参照し，
2020 年 3 月 22 日の閣議で審議された諸大臣の意見を参照し，
1973 年 1 月 12 日のコンセイユ・デタ[28]に関する整理法第 3 条，第 1 節，第 1 項を参照し，
特にベルギーおよび近隣国の状況の急速な変化および世界保健機関により定められた伝染基準の超過，新型コロナウィルスの潜伏期間，2 次感染の規模と数値の増加から，定められた 5 日の期間でコンセイユ・デタ立法部の意見を待つことを許さない緊急性，したがって，直ちに必要な措置を取ることが不可欠であることの故に，
2020 年 3 月 10 日 12 日 17 日に開催された国家安全委員会での自治体政府と権限ある連邦機関との協議に鑑み，
国際的な保険危機の管理およびこれらの危機の潜在性に対する積極的な備えの枠内での予防原則を定める欧州連合運営条約第 191 条に鑑み，およびこの原則が，重大な危機が生じる大きな蓋然性があるときに，公権力が緊急かつ仮の措置を取ることができることを意味することに鑑み，
特にその高い感染力と死亡リスクという新型コロナウィルスの特徴に関する世界保健機関の宣言に鑑み，
2020 年 3 月 11 日の世界保健機関による新型コロナウィルスの世界的蔓延との認定に鑑み，
2020 年 3 月 16 日の世界経済を揺るがし世界中に急速に広まっている新型コロナに関わる危険水準が最大限に達したとの世界保健機関の指摘に鑑み，
新型コロナウィルスの欧州地域およびベルギーへの伝染，感染数の指数上昇，今日までに取られた措置がこの指数上昇を阻止するのに十分ではなかったこと，病院の入院率，特に集中治療のそれが危機的になっていることに鑑み，

新型コロナウィルスがベルギー国民にとって緊急事態であり保健危機であることに鑑み，
新型コロナウィルスが肺および呼吸器官を一般的に冒す感染症であることに鑑み，
新型コロナウィルスが人から人へ空気感染すると思われること，伝染が口から鼻へ全ての飛沫放射で起こると思われることに鑑み，
政府危機調整センター評価部門の意見に鑑み，
上記から，閉ざされかつ蔽われた場所での集会が，屋外のものでも，公の保健にとって特に危険であることに鑑み，
ウィルスの蔓延を遅らせ，制御するために，公の保健計画に不可欠の措置を直ちに命じる必要があることに鑑み，
したがって，すべての集会を禁じる警察措置が不可欠であり，適切であることに鑑み，
上述の禁止が，一方で，急性感染数を減らし，よって集中治療に可能な最良の条件で重症患者を受け入れることを可能にすること，他方で，研究者に有効な治療法を見付け，ワクチンを準備するより多くの時間を与えることに鑑み，
危険が国土全体におよんでいること，公の秩序を維持するための措置，その有効性を最大化するために，その一貫性の存在が一般的利益であることに鑑み，
2020年3月13日以来ベルギーで確認された感染者および死者数に鑑み，
緊急の必要性があることに鑑み，
以下のように定める。

実にさまざまな観点からアレテ制定の必要性を検討している。以上のような法的な根拠，医学的および防疫的な理由，感染状況の認識の下で，内務大臣は，次のような内容のアレテを定めた。すなわち，

第1条

1節　商業および商店は休業とする。ただし以下を例外とする。

–食料品店，夜間営業店を含む。
–動物の餌を扱う商店
–薬局
–本屋
–ガソリンスタンド，燃料店
–理容業，予約により1名のみを受け入れること。

社会的間隔原則の尊重，特に人と人との1.5mの間隔の維持，を保証するために必要な措置が取られねばならない。これらの措置は，本アレテで言及されたすべての活動に適用される。

2節　広い売り場への立ち入りは，以下の態様に従ってのみ行われうる。

–10 平方メートルに客 1 名とし，最長 30 分間とする。
–可能な限り，1 人であること。
大売り出しや値引きは禁止される。
3 節　食料品店は，7：00 から 22：00 までしか開くことができない。夜間営業店は，通常開店時間から 22：00 まで開くことができる。
4 節　市場は禁止される。但し，食料品店のない地域での食料供給に不可欠な屋台を除く。
5 節　文化，お祭り，レクリエーション，スポーツ施設および horeca（ホテル，レストラン，カフェ）は休業とする。Horeca のテラスの家具は建物内部で保管されねばならない。
前項の例外として，ホテルは開店することができる。そのレストランは除く。
食事の配達およびテイクアウトは許可される。
第 2 条　家でのテレワークは，その規模が如何なるものであれ，すべての不急な企業において，職務がこれに適応するすべての職員にとって，義務とする。
　家でのテレワークが適当でない職務について，企業は，社会的間隔原則尊重を保証するための措置，特に人と人との間隔 1.5m の維持，を取らなければならない。この原則は，使用者による従業員輸送についても適用される。
　上述の措置の尊重が不可能な不急な企業は休業とする。
第 3 条　第 2 条の規定は，本アレテの付録に言及された重要部門の企業および必須業務には適用されない。
　これらの企業および業務は，但し，可能な限り，家でのテレワークの制度および社会的間隔原則を実施しなければならない。
第 4 条　公共交通は維持される。それらは，社会的間隔原則の尊重，特に人と人との間隔 1.5m の維持，を保証する仕方で組織されねばならない。
第 5 条　以下の事柄は禁止される。すなわち，
–集会
–私的または公的な，文化的，社会的，祭礼的，民族的，スポーツ，リクリエーション的活動
–学校の遠足並びに領土および領土外での青少年の運動の枠内での活動
–宗教上の儀式活動
1 項の例外として以下のものが許可される。すなわち，
–親密な仲間または家族の活動および葬式
–同じ屋根の下で暮らす家族との屋外での散歩，1 人の人を伴うことが可能。個人的な運動または同じ屋根の下で暮らす家族との若しくはいつもの同じ友達との，人と人との間隔少なくとも 1.5m を保った，運動
第 6 条　幼児および初等，中等教育では，授業および活動が停止される。
しかし，保育園は，開かれる。

高等教育および大学では，距離を確保した教育のみが行われる。
第７条　ベルギーからの不急な旅行は禁止される。
第８条　国民は，家に居なければならない。公道および公共の場所に出ることは禁止される。但し，必要な場合に，以下のような理由による場合は除く，すなわち，
–第１条および第３条に基づき，開店が許可されている場所へ往復する場合
–銀行および郵便局の ATM へ行く場合
–医学的治療へ行く場合
–高齢者および未成年者，身障者，弱者に対し支援および世話をする場合
–職務による出張の場合，自宅および職場間の移動を含む。
–第５条２項所定の場合
第９条　本アレテに定められた措置の適用の枠内において，実施の必要がある限りで，警察要員の法的地位に関する 2001 年３月 30 日の国王のアレテ第４部，第１篇所定の労働および休憩時間の組織に関する規定の例外が，本アレテの適用の間許可される。
第 10 条
１節　第１条および第５条，第８条の規定違反は，市民の安全に関する 2007 年５月 15 日法第 187 条所定の罪により罰せられる。
２節　第２条の企業が，最初の確認を受けた後，社会的距離に関する義務を全く尊重していない場合には，閉鎖措置の対象となる。
第 11 条　行政警察は，本アレテの執行の任に就く。
警察の業務は，本アレテの尊重の監視にある。警察の職務執行に関する法律第 37 条の規定に従い，必要な場合には警告および力を用いることができる。
第 12 条　新型コロナウィルスの伝染を抑えるための緊急措置を定める 2020 年３月 18 日の大臣のアレテは，廃止される。
第 13 条　本アレテの定められた措置は，2020 年４月５日まで適用される。
第 14 条　本アレテは，官報に登載された日から発効する。
ブリュッセルにて，2020 年３月 23 日
ドゥ・クレム　以下「付録」略」

以上から，非常事態宣言の一段階前のかなり厳格な外出禁止措置を取ったことが分かる。但し，この時点ではまだマスク着用が求められてはいなかった。私達日本人の予防的感覚からすると適切さに欠けると思われるところである。ここが欧米社会の特徴的な点で，顔を隠すことに抵抗感がある人が多いそうである。政府としては，かなり思い切った措置を取り，国民の理解と協力を求めている段階で，さらに国民の嫌がることを指示するのは躊躇われたのかも知れ

ない。

その後，この規制は5月3日まで延長された。

次に，「規制緩和戦略」は，策定当初（4月25日）は，2段階〔第1局面1–a（5月4日〜），1–b（5月11日〜），第2局面（5月18日〜）〕を想定していたが，さらに3段階〔第3局面（6月8日〜），第4局面（7月1日〜），第5局面（8月1日〜）〕が加えられた。

こうして徐々に制限が緩和されて，4名までの交際[29]容認，商店再開，学校の漸次再開などが行われ，第3局面からは「自由が原則で，禁止は例外（禁止されていない全てのことは許される）」とされた。こうして，すべての小学校およびレストラン，カフェの再開，交際人数10名まで拡大，国内の小旅行容認（6月8日），EU およびシェンゲン域内旅行のための国境再開（6月15日），観客人数制限付文化活動容認（7月1日）などの措置が取られた。勿論，この間も手洗い励行や社会的距離1.5メートルの維持，テレワークの要請，マスク着用義務（商店内，劇場内など，7月11日〜）などは維持された。

ところが，7月23日に，2週間前からの感染数の増加により，CNS は第5局面（緩和措置）中止を決定した。マスク着用義務が強化され（公共の場所など），感染発生時に追跡を可能にするための措置（レストランなどの客は連絡先を残し，旅行から帰った者は利用交通機関や座席番号などの届けをする）が取られた。また，都市やコミューン[30]が，連邦および州知事と協議した後，デクレ（条例）によって独自の規制措置を定めることが認められた。こうして，例えば，アントウェルペン州では軽度の外出禁止措置が定められ（7月29日），ブリュッセル周辺の19のコミューンではマスク着用が義務化された（8月12日）。

続いて，CNS は，各家庭の交際人数を9月末まで5名に再制限するなどした（8月20日）。その後，10月1日以降について，CNS は，往来の激しい場所以外でのマスク着用義務を廃止し，一律14日間は長過ぎるとの批判を受けて新たな隔離方法などを定めた（9月23日）が，10月に入り，感染者数などの数値が急に悪化した。

こうして見てくると，時々の感染状況の変化や世論の動向などに応じて，連邦政府は，なるべくきめ細かな対応をしようとしたのであるが，少々泥縄的であり，交際人数制限やマスク着用については一貫性に乏しく，結局対応が後手に回ってしまったところもあったと言わざるをえない。

第4節　基本的人権の制限

コロナ対策の規制措置により，数多くの基本的人権が大きく制約されることになった[31)]。

例えば，外出禁止により，例外として散歩などが認められはしたが，「往来の自由」（憲法12条1項，欧州人権条約第4議定書2条1項）が，不要不急の外国旅行の禁止により「渡航の自由」（欧州人権条約第4議定書2条2項）が，数多くの者が集まることが禁止されたので「集会の自由」（憲法26条，欧州人権条約11条）が，宗教上の儀式の禁止により「信教の自由」（憲法19条，欧州人権条約9条）が，学校休校により「教育の自由および教育に対する権利」（憲法24条，欧州人権条約議定書2条）が，劇場や映画館の閉鎖により「表現の自由」（憲法19条，欧州人権条約10条）が，商店の休業により「財産権（営業の自由）」（憲法16条，欧州人権条約議定書1条）などが制限を受けた。また外出時に目的を尋ねられれば「プライバシー権」（憲法22条，欧州人権条約8条）の侵害にもなり得る[32)]。

これらの制限の正当化根拠として欧州人権条約第2条「生命に対する権利」を挙げねばならない。本条により国民の生命や健康を守ることは，批准国ベルギーの義務である[33)]。人の生命に対する権利に優る権利はないから，国は，この権利を万全に保障するために，これに対する危険に応じた人権制限をすることができる。国民の生命および健康の維持という正当な目的に基づき，危険度に応じて比例する制限がなされることになる[34)]。具体的事例においては，目的を達成する手段が「比例原則」に合致するものかどうかが問われることになるが，今回の人権制限に関してこの点について詳しく判断した裁判例はまだない[35)]。

政府は，禁止や勧告，要請といった目的達成手段を場合に応じて採用しており，その措置は比例原則に合致したものであったと判断される。

第 5 節　EU および世界との関わり

ベルギーがコロナ対策について EU の政策形成などにどれだけ主体的に関われたかというと，前記した事情で（第 3 節 1），ほとんどできなかったのが実情である。他を顧みる余裕などなかったのである。

1. EU との関わり

主要な EU 機関が首都ブリュッセルにあるベルギー政府は，EU の前身機関である欧州石炭鉄鋼共同体（1952 年）の創設メンバーであったことからしても，当然のことながら，常に EU の動きに敏感であり，EU の決定を忠実に実行することにその精力を傾けてきたと言って良い。EU の優等生であろうとする政府の活動は，常に EU の掣肘下にあると言っても過言ではない。例えば，EU 安定と成長協定に定められた国家財政の健全性基準（単年度赤字 GDP3% 以内，累積債務 GDP60% 以内）を何としても満たそうと苦慮し，コロナ禍により赤字は GDP の 7% になるとの予測[36]があるなかで大変な努力を続けようとしている。EU の経済支援緊急対策により一時的失業者などのコロナ禍対策用に EU から最大で 78 億ユーロの貸付金を受けられることになって一息つけたのは事実である[37]。

実は 2020 年 10 月 1 日にアレクサンダー・ドゥ・クロー内閣が紆余曲折を経て遂に成立したのだが，その連立交渉の中で最も議論が白熱したテーマの一つは経済・財政問題であった。新型コロナの経済面への悪影響の対策をしようとすれば，当然予算は膨らみ，財源をどうするのかの問題[38]と共に前記 EU 国家財政健全性基準を如何にクリアするかが大きな課題となったのである。

2. EU の枠組内の相互支援

ベルギー外務省によれば，6 月 15 日の時点で，11,266 名のベルギー人が新型コロナを避けて帰国した。この内 2,724 名が「EU 市民保護メカニズム」により

EU 構成国の派遣した航空機に便乗させて貰った者達である（中国，フィリピン，ヴェトナム，ハイチなどから）。ベルギーも 1,828 名の EU 市民を便乗させている。ベルギーが派遣した航空機は 47 便であり（スペイン，セネガル，ガンビア，エジプト，コンゴ，アルゼンチンなどへ），派遣を支援した他国の航空機は 12 便である[39]。3 月 24 日の時点で外務省のサイト[40]に登録していた者は，約 27,000 名であった。これには状況の推移を見守ろうとしている者やすでに自ら帰国した者も含まれているが，6月半ばには約半数が帰国できたことになる。

また，ドイツは2020年3月には既にフランスやイタリアからの患者の受け入れをしていたが，第2波に見舞われたベルギーもドイツの支援を受けることになった。ドイツ語地域およびリエージュ州の患者が国境を越えて移送された。隣国フランスから派遣されたヘリコプターがこの移送の一端を担うなど，EU の枠組内の相互支援は実を挙げている。ちなみに，ドイツの保健相は可能な限り長く外国の患者の受け入れをすると述べている[41]。

3. 国境管理

2020 年 3 月に，デンマーク，ドイツなどの EU 加盟国は，感染拡大を防ぐために，独自の判断で国境閉鎖を開始した。国境については，加盟国の権限であり，主権に属するのは言うまでもないが，欧州理事会が調整に乗り出し，3 月 17 日，取り敢えず 30 日間 EU 域内への不要不急の旅行を一時的に制限することで合意し，同時に，EU 域外にある感染の危険が高い国への EU 市民の旅行も禁止した。その後欧州委員会が 6 月 30 日まで延長することを決定した（5 月 8 日）。

これを受けてベルギーも，3 月 20 日から国境閉鎖に踏み切った。しかし，物流が滞り，国境を越えた家族訪問や買物ができなくなるなどさまざまな不都合が生じた[42]。その後，国内の規制緩和に伴い 5 月 30 日土曜から，内相の決定により，国民の便宜を図るためにドイツ，オランダ，ルクセンブルグ，フランスとの国境再開に踏み切ったが，フランスは入国を認めず，事前調整の不備を認めてベルギー外相が国民に陳謝する事態になった[43]。6 月 15 日，ベルギーは，EU およびシェンゲン域内国の国民に国境を開放した。これはまず EU 域内の往来の自由を再確保しようとするものであったが，各国の反応はまだ明確ではなく，相互主義で対応することになった。外務省のサイトは，地図の色分けなどによる渡航に関する詳しい情報提供を始めた[44]。

7 月 1 日，ベルギーは，欧州理事会の勧告（6 月 30 日）に従い，EU 域外国からの入国（不要不急の旅行，つまり観光旅行など）を認めることにしたが，危険度の高い国（9 カ国，セルビア，タイ，アルジェリアなど）およびベルギー人の入国を認めない国（5 カ国，オーストラリア，カナダ，日本など，相互主義による）を排除した。他方で，入国を認める者のカテゴリーは拡大した。すなわち，船員，国際組織の会議に出席する者，学生，テレワークが適さない高度人材である[45]。

夏のヴァカンスからの帰国者に対応するために，フランデレン政府とワロン地域圏政府は，「赤」認定の渡航禁止国からの帰国者に 14 日間の検疫隔離と PCR 検査を義務付けるデクレ（条例）を定め，違反者には 4,000 ユーロまでの罰金または 8 日から 6 カ月までの禁錮刑を科すことにした[46]。

外務省の渡航情報は，感染状況に応じて頻繁に見直しが行われており，9 月初めの時点では，EU とシェンゲン域外への不要不急の旅行を禁止していた。外務省は，全世界について国だけでなく地域や都市についても，およびベルギー出入国の手続きなどについて詳しい情報提供を行っている。その後，EU 域内他国の基準と整合性を持たせるために，色分け表示の「赤」の地域についてベルギーが唯一「禁止」と表示していたのを，フランスやスペインからの要望を受け，「渡航中止勧告 déconseillée」という表現に改めた（9 月 25 日）[47]。これはベルギーからの EU パートナーに対する礼譲として捉えるべきであろう。ここでも EU 尊重の姿が見て取れる。

10月に入り，旅行について各国がそれぞれのやり方で決めていたのを調整するために，欧州委員会の働き掛けにより，4 つの合意に達した。つまり，「赤」などの地域分類基準の統一，入国禁止廃止，入国の必要理由の統一，一般への情報発信強化である。なお隔離期間の相違などが残されてはいるが，域内の足並みは揃いつつある[48]。

4. 新型コロナウィルスと中国

ベルギーにおいては，中国の責任を問う議論はないと言って差し支えない。確かに，当初中国がこの病気の存在を隠そうとしたことや中国の発表する数字の信頼性のなさを指摘するもの，中国で行われた完全な外出禁止令は欧州各国にとって良い対処方法とはいえないとする報道はあった[49)]。この他に新型コロナウィルスに関して中国を問題視するものは，主要なマスコミの過去の記事検索をしても見受けられない。

発生当初，ベルギーの中国人がマスクを購入し中国に送る動きがあった。その後欧州にも伝染した時に，今度は中国からマスクを送ってきた。ベルギーにも中国政府から数百万枚のマスクが届き，またアリババなどの中国系企業からも送られてきた[50)]。これは相互主義によるものないし中国の外交戦略に基づくものと理解され，マスクは受領され，配布された。なお，中国からの医療スタッフの派遣は行われていない。

5. ベルギーによる海外支援

連邦政府の対外支援機関としてEnableという組織があり，国連の持続的発展のためのアジェンダ2030の実現への貢献を目的として，主にアフリカにあるパートナー14カ国で活動している。新型コロナの蔓延に際し，Enabelは，執行中のプログラムを変更してその対策へ振り向けた。例えば，セネガルでは，医療従事者の養成と能力向上に努めた。ウガンダでは，遠隔教育のインフラ支援などをした。ルワンダでは，市場の近くなどの70カ所に手洗い場を設置した。ギニアでは，マスクと衛生キットの配布を行った[51)]。

おわりに

ドゥ・クロー新内閣の最初の政策は，コロナ対策であった[52)]。連邦と連邦構成自治体との保健政策の調整のために独立した監督官を12カ月の任期で任命するとした[53]。第2波に見舞われているので，強力で実効性のある対策を取らねばならない。ベルギーは，すでに，危機的状態であり[54]，専門家も危急存亡の秋と判断している[55]。10月12日，ブラバン・ワロン州とリュクサンブール州は，感染者の急増により，それぞれ15日間の夜間外出禁止措置（1時から6時まで）を開始した[56]。

10月16日金曜，長時間にわたる協議委員会後，ドゥ・クロー首相は，事態は3月よりも重大だと判断し，第2波を抑制するために，19日月曜から「再外出禁止措置」を取ると発表した[57]。これによると，カフェおよびレストランは1カ月間閉店，テイクアウトは22時まで可能，20時以降酒類販売禁止，自宅外での人との交際（接触）は月に1人だけ，自宅への招き入れは特定の人（親族など）4名に限定，原則テレワーク，午前零時から5時まで夜間外出禁止，屋外でのスポーツまたは文化活動は40名までなどである。

10月22日木曜，新型コロナとの国家的戦いの先頭に立っていた前首相・現外相ウィルメスが，感染し（17日），重症ではないものの集中治療室へ移され（21日），その後退院した（30日）との報道があった[58]。十分な注意を怠ってはいないはずの政府閣僚なども感染する事態に至っている。

事態のさらなる深刻化[59]により，10月30日の協議委員会は，11月2日月曜午前0時から6週間「厳格な外出禁止措置」を取ることを決定した。これは，病院が全ての感染患者の受入ができなくなり，患者の選別をしなければならなくなるのを，つまり，医療崩壊を防ぐためであり，クリスマスなど年の暮れを少しでも普通に暮らせるようにしたいとの意図からである。では，どのように強化されたのだろうか。

「社会生活」に関して

家庭の各構成員は，1人の人と親密な「交際（接触）」をし，この人を家に招くことができる（4名ルール廃止）。但し，独居者は2人まで可能（孤立させないため）。家の外では，一度に最大4名の人と交際できる（マスク着用，社会的距離の維持の下で）。「外出」は，不要不急でなくても認められている。外の空気を吸い，散歩をするなど自由である。「夜間外出禁止」は，フランデレンでは真夜中から朝5時まで，ワロニーとブリュッセルでは22時から朝6時まで。

「国境」は開かれてはいるが，外国への旅行はしないよう勧告されている。「葬式」は15名まで参加可能。「結婚式」は，新郎新婦と証人と市役所の係員のみ。

「経済」に関して

「テレワーク」は可能な所すべてで義務。不可能な所ではマスク着用と換気が義務。「商店」は，必須でないものはすべて閉店。但し，予約による配達や引取は可能。食料品店は開店。「宿泊」については，ホテル，B&Bは開店。そのレストランは閉店。客室での食事提供は可能。「非医療職」（人との接触を伴う仕事，美容院など）は閉店。「ガレージ」は車の修理のみ。

「教育」に関して

万聖節の休暇は11月15日まで延長。「保育園」は通常通り開園。「幼児・初等教育」について授業は16日から再開。「中等教育」は12月1日まで最大50%の出席で行う。「高等教育」は年末まで遠隔講義。1年次生ならびにゼミおよび研究室は12月1日から対面で行う。

これらのルールは全国に適用される。

ドゥ・クロー首相は，ウィルスを退散させる最後のチャンスだとして，みんながルールを守り，連帯しようと呼びかけた[60]。

他方，患者が溢れているまたは医療スタッフの手が足りない病院から余裕のある病院への患者の移送も行われていた。最寄りの病院でなくなれば近親者も見舞いが不便になり，言語の異なる地域へ転院すれば医師や看護師との意思疎通に問題が生じ，特に外国語の医学用語は理解が困難となる。このような懸念の下でも患者移送を実施することにしたのは，感染が急速に拡がっている地域の病院では医療崩壊が起きかねないからである。10月1日から11月4日までの間に，900名の移送が行われた。国内では，東フランデレン州（181名）やアントウェルペン州（118名），ブリュッセル周辺の19コミューン（103名）の病院が受け入れた。隣国ドイツはリエージュの患者23名を受け入れた[61]。下院は，治療をより効率的に行うために，緊急時には患者本人または近親者の同意なしに移送できるとする法案を可決し，医療現場での人手不足解消のための緊急措置として，正式な資格を持たない医学生や看護学生が看護師として働くことを可能にする2021年4月1日までの時限立法を定めた[62]。

その後，感染数などはしばらく落ち着いていたが，感染力が強く致死率も高い変異株の発生（英・南アなど）とカーニバル休暇（2月15日―19日）を控えて（1年前にここから感染爆発が始まり，またクリスマス休暇中，渡航中止勧告にも拘らず16万人もの旅行者があったため），新たな国境管理措置が発動されることになった（21年1月22日）[63]。まず，不可欠な理由によらないベルギーへの出入国は1月27日から3月1日まで一時的に禁止された。不可欠な理由とは，親族訪問や職業目的，研究目的，国境近辺居住者の日常生活（例・買物，通勤）維持などをいう。この場合，内相の定める書式の宣誓書を常時携帯し，提示する義務を負う。違反は罰金250ユーロ。次に，1月25日から英国および南アフリカ，南米からのすべての入国者は10日間（7日から10日に延長された）の自宅待機または宿泊待機をしなければならず，その最初の日と10日目に2度のPCR検査を受けなければならない。さらに，ベルギーに居住していない旅行者は，入国時と出国時に，2度のPCR検査を受け，陰性証明義務が定められた。

また，ワクチン接種は，12月28日に3つの高齢者施設で試験的に行われ，2021年1月5日から本格的に開始された。全国に約200のワクチン接種センターを設けて9月中には国民の70％が接種を完了できるよう工程表が作成された。すなわち，1月5日から高齢者施設入所者および同施設従事者，医療従事者に，3月から4月は65歳以上の高齢者および45歳から65歳の基礎疾患のある人に，6月以降はその他の病人および18歳以上の人に，そして9月中には接種完了予定である。1月22日11時時点で，全国で1回接種を受けた者は162,945名，2回受けた者は295名であり，18歳以上の接種率は1.77％である[64]。

なお，緩和措置は，3週間の間に1日あたりの感染者が800名以下かつ入院数が75名以下の場合に検討されうるとの由である[65]。

［注］

1）Bouhon（F.），Jousten（A.），Miny（X.）et Slautsky（E.），“L'État belge face à la pandémie de COVID-19: esquisse d'un régime d'exception.”, Courrier hebdomadaire du CRISP n° 2446, 2020, p. 6.

2）アレテarrêtéとは，一般に国の行政機関が制定する法規範をいう。ここでは，大臣が制定する

「命令」のこと。わが国の政令に相当する。

3）La Libre Belgique du 25 janvier 2020, "Coronavirus: le nombre de Belges dans les régions touchées par l'épidémie ramené à trois."

4）La Libre Belgique du 31 jan. 2020, "Coronavirus: 53 personnes évacuées de Wuhan vont arriver en Belgique."

5）RTBF de 4 fév. 2020, "Coronavirus: le premier Belge infecté est un quinquagénaire originaire de Flandre occidentale." RTBF はフランス語公共放送局。

6）3月以降毎日のベルギーにおける感染状況などの詳しいデータについては，www.info-coronavirus.be を参照されたい。

7）1980年8月8日制度改革特別法第5条

「§1　憲法第59条の2，§2の2〔現行第128条§1〕に定められた人間らしい生活の事項とは，

I. 保健政策に関して

1°　保健施設内外での医療実施政策，以下のものを除く〔省略〕

2°　保健衛生教育並びに予防医療の活動および業務，国家的予防措置を除く。

以下省略」

8）Renson（A.-S.），"SOIN DE SANTÉ", *Dictionnaire de la Sixième Réforme de l'Etat*（sous la direction de Marc Uyttendaele et Marc Verdussen），Larcier, 2015, pp. 797-825.

9）この分権の結果として，フランデレン政府とドイツ語共同体のそれを入れると，ベルギーには9名の保健担当相が存在することになった（La Libre Belgique du 10 août 2018, "A quoi servent les neuf "ministres de Santé" en Belgique."）。

10）Fallon（C.），Thiry（A.）et Brunet（S.），"Planification d'urgence de crise sanitaire. La Belgique face à la pandémie de COVID-19.", C. H. de CRISP, n° 2453-2454, 2020, p. 31.

11）初めは単なる風邪程度に考えられていたが（Le Soir du 14 avril 2020, "Banale grippe le 3 mars, quarantaine généralisé le 14: histoire belge d'une pandémie."），6月下旬時点で，9,200名強の死者が生じるに至った（その半分以上が老人ホームの入居者であった。RTBF du 25 juin 2020, "Maggie De Block au sujet de la gestion de la crise sanitaire: "Oui, j'ai fait des bêtises."）。また，備蓄されているはずの数百万枚のFFP2マスクが，一部が痛んでいたり（2015年），保管場所が売却されることになり（2018年）廃棄された後，補充されないままになっていた不手際があった（Fallon（C.），Thiry（A.）et Brunet（S.），ibid., p. 44.）。

12）欧州レヴェルでは，ストックホルムに2005年に設けられた欧州疾病予防管理センター（Le Centre européen de prévention et de contrôle des maladies）が伝染病に特化された機関なのだが，このCOVID-19対策では，その姿はWHOほどには見受けられることがなかった。Voir Fallon（C.），Thiry（A.）et Brunet（S.），op. cit.（注10），2020, pp. 29-30.

13）Le Soir du 11 mars 2020, "Premier décès lié au coronavirus en Belgique."

14）RTBF du 10 mars 2020, "Coronavirus: La Wallonie interdit les visites dans les maisons de repos jusqu'au 31 mars."

15）RTBF du 13 mars 2020, "Suspension des cours en Communauté française à cause du coronavirus: pas de devoirs, l'accueil extra-scolaire maintenu."

16）ベルギーの北部フランデレン Vlaanderen には，オランダ語の方言であるフランデレン語を話す人々が住んでいる。フラマン語（仏語）とも呼ばれるが，北部の人々の言語および文化に対する思いを尊重して，地名や固有名詞などはその発音に近い音で表記することにした。フランドル→フランデレン，アントワープ→アントウェルペンなど。

ちなみに，北部フランデレンでは，共同体と地域圏が合同して一つの自治体を形成し，フランデレン政府が共同体と地域圏の権限を行使している。

17）RTBF du 11 mars 2020, “Coronavirus: pouvez-vous rendre visite aux personnes âgés dans les maisons de repos? Le point région par région.”

18）本章では，余り触れることが出来なかったが，連邦政府が，閉店にしたカフェや一時的失業者などに対する短期的経済支援措置などさまざまな対策を打ち出し，また本格的な対応をしようとしているのは言うまでもない。長期的な経済復興支援策なども勿論検討されている。

19）RTBF du 11 mars 2020, “Coronavirus: De Wever ne veut pas interdire des événements à Anvers “sur base d'un avis”, craignant “un bain de sang économique”.” 各地域圏はウィルスに対する固有の政策を持ち，なされた決定は同様ではなく，政府の要請に従うものでもなかった（Faniel（J.）et Sägesser（C.）, “La Belgique entre crise politique et crise sanitaire（mars-mai 2020）”, C. H. du CRISP, no. 2447, 2020, p. 10.）。

20）連邦の想定していた危機管理は，以下の通り。第 1 段階は，できるだけ長くウィルスの国内侵入を防ぐ。第 2 段階は，国内で感染が確認された場合で，感染拡大を抑えるために密接接触したすべての者を監視し，必要なら検査を受けさせ，安全が確認されるまで隔離する。第 3 段階は，感染が拡がった場合で，患者を病院で治療する。必要に応じて，集会の禁止，多くの人が集まる場所（映画館，学校など）の閉鎖，外出禁止などの措置を取る。

21）RTBF du 13 mars 2020, “Coronavirus Belgique: cours suspendus, HoReCa fermé, découvrez les mesures du gouvernement.”

22）ミッシェル内閣の総辞職の経緯については，拙稿「ベルギーの地方選挙（2018 年 10 月 14 日）の結果とその影響」福岡大学法学論叢，第 63 巻第 4 号，2019 年 3 月，pp. 791-839，特に p. 811 以下を参照されたい。

23）ウィルメス第Ⅱ次内閣の成立に関しては，拙稿「ベルギー連邦政府（Wilmès Ⅱ）の成立（2020 年 3 月 17 日）について」福岡大学法学論叢，第 65 巻第 2 号，2020 年 9 月，pp. 265-310 を参照されたい。

24）M. B., le 30 mars 2020, Numac: 2020040937 et 2020040938. 事務管理内閣が明確な法的根拠に基づかずに危機管理を行うよりも，きちんと授権法を定め，その枠内で政府の活動をコントロールする方法を取ったことは，より民主的であり，立憲主義に適うものであったと評価できる（拙稿上掲（注 23）pp. 285-287）。

25）国家安全委員会は，2015年にテロ対策など国家の安全に関する方針を決定する機関として設けられた。構成は，首相，副首相，法務，国防，内務，外務の各大臣，および情報機関の代表などが加わる。これまで，2015 年のパリでのテロ，2016 年のブリュッセルでのテロの折などに開催された。この委員会を補佐したのが，医学的側面では国立公衆衛生研究所の研究センター（Sciensano）であり，規制緩和については規制解除担当専門家グループ（Groupe d'Experts en charge de l'Exit Strategy, GEES）であった。

26）最初の特別権力による国王のアレテ（M. B., 7 avril 220）は，新型コロナウィルスの蔓延を制御するための緊急措置の不遵守に対する戦いに関するものであり，これによりコミューン当局は行政罰を科することができるようになった。3 カ月間に 45 の国王のアレテが定められた。

27）Bouhon（F.）, Jousten（A.）, Miny（X.）et Slautsky（E.）, op. cit.,（注 1）, pp. 11-14.

28）行政事件を扱う最高裁判所，つまり「最高行政裁判所」である。原語の Conseil d'Etat は，対応する機関が日本に存在しないので翻訳しにくい言葉である。内部に行政部と訴訟部を有し，前者は法制局の役割を，後者は行政裁判所の役割を果たしている。そこで，後者の場合に，読者の理解のために「最高行政裁判所」との訳にした。「最高」と付け加えたのは，同裁判所の判決の効力が訴訟当事者だけでなくすべての人にもおよぶからである（対世効）。

29）ここで「交際」とは，家族以外の人との「社会的な交わり（関係）」の意味である。家を出れば，さまざまな人と関わることになるが，それが，家族 1 人につき 4 名まで可能とされたのである（実際には限定は困難で，批判があった）。これは人との接触を制限することで感染を防ぎたいとの意図を示したものである。他にも分かりにくい表現はある。3月23日の内相のアレテ5条には，「同じ屋根の下で暮らす家族」との表現があるが，家族でも同じ屋根の下で暮らしていない場合も多々存在するし，同じ屋根の下で暮らしていても家族でない場合もあり得る。生活スタイルが色々ありうるので誰と社会的な交わり（関係）を持つことが許されるのかは一概には決め難く，さまざまな解釈もあり得ようが，連邦政府は，そのような表現を用いて人との接触に気を付けるよう国民の責任感に訴えたと理解できる。

30）コミューン（commune）とは，日本では「市町村」に相当する地方自治体をいう。

31）Le Soir du 20 août 2020, “L'Etat protecteur et le monstre doux.”

32）Bouhon（F.）, Jousten（A.）, Miny（X.）et Slautsky（E.）, op.,（注1）, pp. 35–36.

33）ibid., p. 9.

34）Prof. Delperée（UCL）および Prof. Behrendt（ULG）も同一見解である（Le Soir du 20 août 2020, “Le virus impose un conflit des libertés.”）。

35）最高行政裁判所（コンセイユ・デタ Conseil d'Etat）に対してコロナ対策措置の緊急執行停止を求める訴えなどがなされている。同裁判所が，訴えが緊急執行停止の要件を満たしていないとして「棄却」したものに（宗教上の儀式禁止について C. E., arrêt no. 247.674 du 28 mai 2020，集会禁止について，株主総会C. E., arrêt no. 247.689 du 1er juin 2020および遊技場C. E., arrêt no. 247.939 du 26 juin 2020，マスク着用義務について C. E., arrêt no. 248.109 du 3 août 2020）などがある。この他に，夜間営業店の22時閉店措置について C. E., arrêts nos. 248.131 et 248.132 du 10 août 2020 は，「当該措置は目的に照らして一見比例していないとは判断されない La mesure n'est pas jugée à première vue disproportionée par rapport à l'objectif envisagé」と訴えの内容について判断を示したものがある。また，不要不急の旅行が禁止される赤の地域に分類された国のリストを定める大臣のアレテについて執行停止を求める旅行代理店の訴えについて，同裁判所は，執行停止を根拠付ける危険の切迫性を証明していないとして「却下」した（C. E., arrêt no. 248.270 du 15 sept. 2020）。

36）RTBF du 26 mars 2020, “Coronavirus: le déficit bugétaire en route vers les 30 milliards d'euros et 7% du PIB.”

37）Le Soir du 25 sept. 2020, “Coronavirus: l' Union européenne accorde un prêt exceptionnel de 7, 8 milliards à la Belgique.”

38）国の収支を注視し，予測，報告を行うモニター委員会によれば，2020年度は330億ユーロ，2021年度は240億ユーロの穴を埋めなくてはならないのである（Le Vif du 12 oct. 2020, “La dette, l'un des défis du gouvernement De Croo.”）。

39）www.diplomatie.belgium.be/fr/politique/Thèmes politiques/sous la loupe/Crise du coronavirus

40）travellersonline.diplomatie.be

41）Le Vif du 30 oct. 2020, “Covid: l'Allemagne accueillera des patients étrangers “aussi longtemps que possible”.”　ちなみに，ベルギーのドイツ語地域は第1次大戦後ベルギーに割譲された領土で，約7万人のドイツ語系住民が居住している。

42）ルクセンブルグに隣接するベルギーの村（Martelange）では，町内の道に国境があり，道の向こうに商店はあるのに国境を越えられないので，国内で買物をするのに何十キロも遠くに行かなくてはならなくなったという事件も発生した。

43）RTBF du 2 juin 2020, “Des frontières fermées à la l'heure du déconfinement: “Des problèmes de communication entre Etats membres”.”

44）www.diplomatie.belgium.be を参照されたい。

45）La Libre Belgique du 7 juillet 2020, “Les Affaires étrangères annoncent de nouveaux pays accessibles aux voyageurs belges.” et du 1er juillet 2020, “La Belgique élargit la notion de voyages essentiels à 4 catégories."

46）Le Vif du 9 juillet 2020, "Retour de vacances: voici la liste des zones à risque." et RTBF du 14 juillet 2020, "Quarantaine pour les retours de zones rouges: le Parlement wallon votera le texte mercredi."

47）Le Soir du 22 sept. 2020, "COVID-19 et frontières: comment la zone《rouge》est devenue《déconseillée》."

48）Le Soir du 8 oct. 2020, "Coronavirus: les quatre choses que l'Europe entend changer pour les voyageurs."

49）RTBF du 31 mars 2020, "Coronavirus: "la Chine trompe la communauté internationale" selon Thierry Kellner." et La Libre Belgique du 30 juillet 2020, "C'est le bon moment pour l'Europe de faire pression sur la Chine."　この他に，米国が中国を批判して，両国の対立が深まっているなどの報道はある。

50）RTBF du 20 mars 2020, "Coronavirus: les 5 millions de masques arrivés en Belgique acheminés vers les hôpitaux." et du 14 mars 2020, "Coronavirus: Liege Airport, point d'entrée de deux millions de masques envoyés en Europe par Alibaba."

51）www.enabel.be/fr/story

52）La Libre Belgique du 7 oct. 2020, "Comment Alexander De Croo a voulu apporter sa marque dans la gestion de la crise sanitaire et envoyer un message à la Flandre."　ウィルメス前政権時には保健危機に対する戦いの中心機関は CNS であったが，ドゥ・クロー政権では，「協議委員会 le comité de concertation」となった。これは，元々連邦と地域圏や共同体が協議をする場であった。ここに，首相と連邦自治体の首相（ministres-Présidents）および必要な場合に関係閣僚が出席し，問題解決をし，決定を下すのである。しかし，ここでの決定は強制力を持たないので，保健危機においてどの程度の有効性があるのか，今後の推移を見守る必要がある。

53）La Libre Belgique du 30 sept. 2020, "Un commissaire Corona sera désigné pour 12 mois."

54）La Libre Belgique du 11 oct. 2020, "Coronavirus: la Belgique devient le deuxième plus mauvais élève d'Europe." et Le Soir du 11 oct. 2020, "Coronavirus: la perspective d'un nouveau confinement n'est plus écartée."

55）La Libre Belgique du 12 0ct. 2020, "Yves Van Laethem: "A la fin de cette semaine, on pourrait atteindre les 10,000 nouveaux cas par jour"." et RTBF du 12 oct. 2020, "Coronavirus en Belgique ce 12 octobre: plus d'un test sur 10 est désormais positif en Belgique, tous les indicateurs en forte hausse."　10 月 5 日から 11 日まで 1 日平均で 5,421 名の新たな感染者が出た。これは前週の 2 倍であり，9 日には 7,481 名にもなった（VRT du 15 oct. 2020, "COVID-19: près de 1.800 personnes hospitalisées en Belgique, et un nouveau record de près de 7.500 cas en un jour."）。人口 1,150 万人の国で感染者が 1 日 7,500 名近くということは，日本でなら東京で 1 日に同じ人数の感染者が出ている状況ということになる。どれだけ大変な状況か想像できよう。

56）Le Soir du 12 oct. 2020, "Le Brabant wallon et le Luxembourg passent en confinement nocturne pour quinze jours."

57）La Libre Belgique du 16 oct. 2020, "Un parfum de reconfinement en Belgique: voici toutes les mesures strictes qui entrent en vigueur dès ce lundi." et Le Soir du 16 oct. 2020, "Coronavirus: après le laissez-aller, un automne aux airs de confinement."

58）La Libre Belgique du 17 oct. 2020, "Sophie Wilmès testée positive au coronavirus.", RTLdu 22 oct. 2020, "Sophie Wilmès, atteinte du coronavirus, est aux soins intensifs: le directeur médical de l'hôpital nous a donné des détails." et LN24 du 30 oct. 2020, "Sophie Wilmès est sortie de l'hôpital."

59）第 1 波時の最大 1 日入院数は，3 月 28 日に 629 名であったが，第 2 波の 10 月 27 日に 689 名と過去最大になった。ワロニーやブリュッセルでは10月23日に第1波を越えていた（Le Soir du 27 oct. 2020, “Coronavirus: le pic de mars est dépassé.”）。また，死者は4月以来初めて1日に100名を超えた（La Libre Belgique du 28 oct. 2020, “Coronavirus en Belgique: plus de 100 morts en une journée pour la première fois depuis fin avril.”）

60）VRT du 30 oct. 2020, “La Belgique passera le 2 novembre à un “confinement renforcé” de 6 semaines.”

61）Le Vif du 6 nov. 2020, “Un peu moins de 200 patients transférés en quatre jours.”

62）La Libre Belgique du 30 oct. 2020, “Les transferts de patients Covid entre hôpitaux rendus obligatoires: “Ils peuvent s'effectuer sans le consentement du patient.”” et Le Soir du 5 nov. 2020, “Coronavirus: la Chambre adopte en urgence la délégation des sctes infirmiers.”

63）RTBF du 22 janvier 2021, “Quarantaine, voyages, métiers de contact : voici les décisions du comité de concertation de ce 22 janvier.” Le Soir du 22 janvier 2021, “Voyages à l'étranger, métiers de contact… : toutes les nouvelles mesures pour lutter contre le coronavirus.”

64）ibid（Le Soir）.

65）Le Soir de 21 janvier 2021, “Interdiction temporaire des voyages, allongement de la quarantaine et calendrier de réouvertures : ce qui se trouve sur la table du Codeco.”

（武居一正）

第6章

ハンガリー：我々は今，民主主義と戦争の間にいる

ハンガリーで新型コロナ感染が最初に確認されたのは2020年3月4日だった[1)]。以後第一波が3月中旬から5月にかけて訪れ，4月中旬が頂点だった（図表1参照）。1日の感染確認の最大は200名を超え，一日の死者数も20人近くに達した（図表2参照）。その後，新規感染確認は減少し6月中頃に収束したかに見えた。しかし7–8月の小康期を経て8月末に第2波が訪れた。9月に入ると日々の新規確認は数百の域から千の位へ，そして10月末以降は数千の域へと再び急上昇の局面に入った。これが第3波とすれば，今後一旦減少ないし横ばいに転じても，第4波がいつ来るか予断を許さない。

第1波と第2波の間，新規の感染確認は減少したが感染者実数（感染者累計から回復者累計を除いた数で，罹患状態にある人数）を見ると（図表3），数百

図表1　ハンガリーにおける新型コロナ新規感染確認数

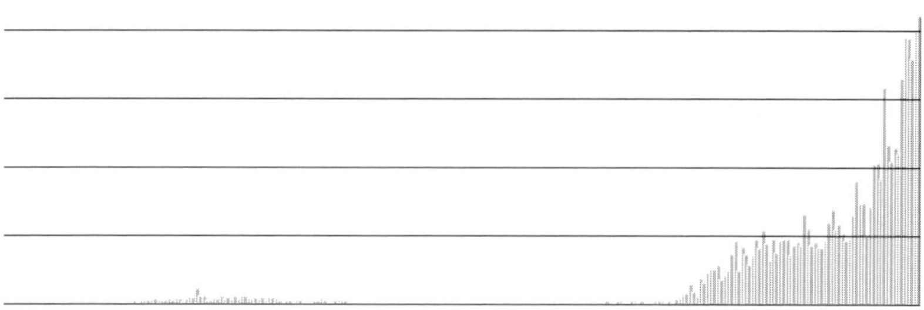

注）縦軸は日毎の新規感染数（人目盛り2千人），横軸は月/日。

出所）*Worldmeter*, www.worldometers.info/coronavirus/#countries; 閲覧日：2020/11/5。図表2も同様。

図表 2　ハンガリーにおける死亡者数

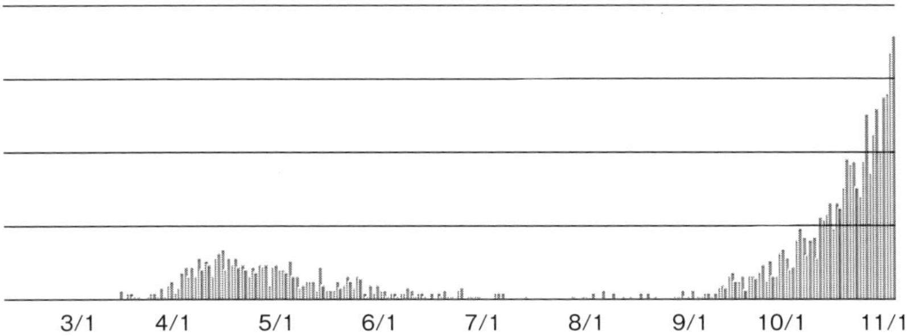

注）縦軸は日毎の死者数（人目盛 25 人），横軸は月/日。

図表 3　ハンガリーにおける感染者実数

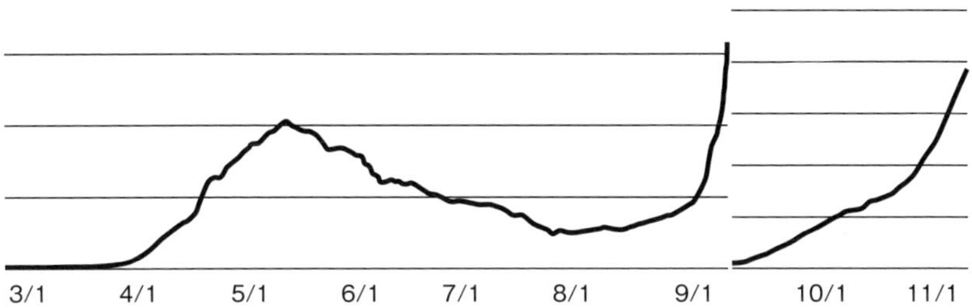

注）縦軸の目盛は日毎の感染者実数（9 月 1 日まで 1 目盛/千人，9 月 1 日以降は 1 目盛/2 万人），横軸は月/日。

出所）*Worldmeter*, www.worldometers.info/coronavirus/#countries;　閲覧日：2020/9/3 および 2020/11/5。

人から千人の間で推移した。死者数を見ても断続的に数名が確認されている。また感染未確認の感染者が確認数の 2～3 倍いたと考えられるので（後段の「PCR 検査と全国サンプル調査」の項を参照），実際の市中感染は収束から程遠く，その結果，8 月末に第 2 波を迎えた。

第1節　ハンガリー政府の国内新型コロナ対策

1. 新型コロナ感染への初期対応から緊急事態宣言へ

ハンガリー政府が採った最初の新型コロナ感染対策は2020年1月31日の「新型コロナ防護担当専門委員会」（以下，専門委員会）の設置である[2)]。これはEUが1月28日に発動した「統合政治危機対応メカニズム（IPCR）」への対応だった。その後もハンガリー政府はEUと足並みを揃えて水際対策を基本とする感染防止策を打ち出していく。

ハンガリー最初の感染確認は帰省先のイランから戻ったブダペシュトの医大生2人だった。これが3月4日であり，翌5日には3例目となる英国人旅行者の事例が判明した。英国人旅行者はイタリアのミラノに滞在中で，そこからハンガリーを訪れた。

国内の感染確認を受けてハンガリー政府は水際対策を進め，合わせて国内での対策として病院や老人養護施設での面会禁止措置を講じた。さらに3月7日に，1週間後（3月15日）に予定していた国民的祝賀行事「1848年革命記念式典」を中止にした。

3月11日，新規感染確認は一日数件だったが，ハンガリー政府は緊急事態の宣言に踏み切った。基本法（憲法のこと）53条第1項「政府は生命や財産の安全を脅かす自然災害，産業事故に際し，あるいはその2次災害を避けるため，緊急事態宣言を発する」に基づくものだった[3)]。

翌12日，緊急事態宣言に伴う緊急措置が発表された。

1）西部国境で検問所を復活（対オーストリアとスロベニア）

2）外国人渡航者の入国制限。イタリア，中国，韓国，イランから渡航した外国人の入国禁止。これらの国から到着する国際旅客便（鉄道，バス，航空機）の運行停止。

3）検疫措置の強化。上記4カ国から帰国するハンガリー国民は無症状でも公的検疫施設に収容。検査結果が陰性でも14日間は自宅隔離で，検疫当局の監視下に置く。隔離中の遵守事項の監視は警察が行う。隔離中の在宅者の生活必需品確保は自治体の責務。ハンガリー国籍保持者でもハンガリーに住所や滞在先がない場合（ハンガリーは二重国籍を認めている），感染者でなくてもハンガリーから出国するか，隔離施設に送致。

4）緊急事態中に失効する公的証明書類は緊急事態終了後15日間効力。

5）大学生は大学に入構禁止[4)]。

6）教育機関の臨時休校（16日から実施）。遠隔授業の導入[5)]。

7）集会等の制限。屋内は百名以上，野外は5百名以上の催しを禁止。開催制限の実施は主催者および会場主管者が責任を持つ。

8）高校生の国外語学研修の延期。

9）国外修学旅行の禁止。予約の取消。

10）検疫規制を遵守しない外国人は国外退去。

11）医療，国家防衛，治安，行政の機能維持のため以下の者は国外渡航禁止：医療従事者，軍人，予備役軍人，服務中の志願兵，国防省職員，治安関係公職従事者，公安職員，税務署員，政府職員，省庁の職員。

12）ハンガリー国防軍は緊急事態に関わる治安維持に協力し，警察および防災当局の専門的職務遂行を補助。ハンガリー国防軍医局はNATO上級軍医局と共同してコロナ対策案を作成し，専門委員会あてに随時送付。

以上である。

2. 感染拡大と感染防止策の強化：「日常生活が変わる」

3月11日の緊急事態宣言後，感染は拡大局面に入った。新型コロナによる最初の死亡が確認されたのは3月15日だった。ブダペシュトの75歳の男性である。翌16日，政府主席医務官が会見し，「ハンガリーでも他の欧州諸国と同様に個別感染の段階が終わり集団感染の段階に入ります[6)]。誰からウィルスを移されるか分からない段階です。見えない敵との戦いです。ハンガリーの全住民が力を合わせましょう」と呼びかけ，次のような具体的な感染防止策を国民に提示した。「密集 közösség」を避け，「密接 soros kontakt する状況」と「密閉場所 zárt terek」を回避する，「手で眼や口に触れない」，「入念な手洗い」，「感染者はマスクをつける」，「拭き掃除を頻繁に行い家庭内を清潔に保つ」，「帰国者は２週間自宅で隔離」などである。

同じ 16 日，オルバーン首相は国会で演説し「日常生活が変わる」と述べ，強化された感染防止策を発表した。強化された政策に従い 17 日の午前零時に国境が封鎖され，すべての外国人の入国が禁止された。日用必需品店（食料品，家庭用品，化粧品，衛生雑貨，薬局，ガソリン，タバコ）以外すべての店舗は営業時間が午前６時から午後３時の間に制限された（持ち帰り販売は許可）。70 歳以上の高齢者に外出自粛が要請され，高齢者向けの日用品宅配サービスが行われた。

集会は人数に関わりなく禁止された（例外は宗教，結婚式，葬式）。スポーツの試合は無観客で実施され，文化・公共施設は利用禁止となった。禁止事項に違反した場合は５千フォリント（以下，F と略。1F は約 0.3 円）から 50 万 F の罰金が科され，取り締まりに警察が当たる。必要な情報を政府が団体や個人から官民を問わず収集することが可能となった。また緊急事態措置の実施に必要な人材を専門機関や教育機関から徴用する権限も政府に与えられた。

緊急事態宣言から 10 日ほどの間に次々と超法規的と言える政令が発せられ，戦時のような国家総動員体制が築きあげられた。実際，オルバーン首相は緊急事態宣言直後の会見で「我々は今，民主主義と戦争の間にいる[7)]」との状況認識を示した。そして「新型コロナの拡大は，２週間という限定つきの緊急事態宣言の延長を余儀無くさせる」（3 月 28 日）とも述べた。

政府による緊急事態の延長政策は国内外で大きな物議を醸した。いま一つ重要な争点は，緊急事態宣言後に発令された超法規的な政令の法的根拠だった。基本法第 53 条は緊急事態時に「特別立法（出席議員の 2/3 以上の賛成が必要な法案）により法令の一時停止などを含む緊急事態措置を実施する」ことを政府に認めている。しかし緊急事態特別措置法（ハンガリーでは「権力委任法」）を国会が承認したのは 3 月 30 日だった。この問題も合わせて，オルバーン政権の感染対策評価は第３節で論じる。

3. PCR 検査と全国サンプル調査

重要な感染対策に PCR 検査がある。第１波の感染拡大が最高潮に達した４月

図表 4　各国の PCR 検査実施状況

東欧諸国					西欧諸国，米国，東アジア				
国名	人口百万人当たりの感染数	人口百万人当たりの死者数	人口百万人当たりの検査数	総人口	国名	人口百万人当たりの感染数	人口百万人当たりの死者数	人口百万人当たりの検査数	総人口
世界全体	3,195	107.9			スペイン	9,744	620	182,161	46,757,733
エストニア	1,766	48	110,146	1,326,680	連合王国	4,881	611	239,511	67,943,420
ラトビア	730	18	131,125	1,882,691	フランス	4,090	469	92,360	65,296,963
リトアニア	1,035	32	231,766	2,715,855	イタリア	4,391	587	139,138	60,447,245
ルーマニア	4,396	183	91,428	19,216,352	ドイツ	2,888	112	133,705	83,827,321
セルビア	3,574	81	104,661	8,731,559	ノルウェー	1,950	49	126,419	5,428,015
ブルガリア	2,315	87	57,412	6,939,728	デンマーク	2,882	108	407,270	5,795,502
クロアチア	2,328	44	39,575	4,101,063	フィンランド	1,451	60	111,111	5,542,120
ポーランド	1,730	53	70,314	37,839,819	スウエーデン	8,305	576	108,301	10,109,375
チェコ	2,220	39	82,216	10,712,210	スイス	4,772	231	114,069	8,664,751
ハンガリー	571	64	43,147	9,656,316	アメリア	18,400	561	242,367	331,314,584
スロバキア	683	6	60,061	5,460,073	中国	59	3	62,814	1,439,323,776
スロベニア	1,345	64	75,103	2,078,985	韓国	378	6	37,236	51,276,376
ウクライナ	2,621	56	34,201	43,690,148	日本	519	10	11,238	126,412,688
ベラルーシ	7,551	71	159,275	9,448,815					
ジョージア	365	5	89,141	3,987,910					
カザフスタン	5,603	81	129,408	18,812,164					
ロシア	6,718	116	244,968	145,944,672					

出所）*Worldmeter,* www.worldometers.info/coronavirus/#countries; 閲覧日：2020/8/28.

中旬に政府主席医務官が会見し，感染確認総数が 1,579 件に達し，これまで 37,000 件の検査を行ったと述べた。検査数が少ないとの批判が野党などから出ていた。ハンガリーの PCR 検査数は 8 月 28 日で 42 万件ほどである。4 月中旬の実績 37,000 件と合わせるとハンガリーでは一日に 2～3 千件の検査が行われたことになる。人口 100 万人当たりの検査数は 8 月末で 4 万ほどであり，日本に比べれば4倍だが，東欧諸国の中ではやや少ないが概ね同程度である。他方，西欧諸国に比べると一桁少ないか，数分の一程度である（図表 4 参照)。

感染状況を知る重要な手がかりである PCR 検査になぜこのような大きな違いが生まれたのか。

PCR 検査は概ねどの国でも検査の必要性に応じて無料（公費や保険）と有料

の区別がある。感染者と密接な接触のあった人，感染の疑いのある人は無料という基準が一般的である。ハンガリーは一般基準に加えて医療関係者と老人介護関係者も無料である[8)]。他方，自己都合は有料が普通であり，ハンガリーでは自己負担額が 3–4 万 F である[9)]。日本は自費の場合 4 万円ほど，米国は数千円から 2 万円ほど[10)]，英国は 14,000 円程度である。EU は PCR テストの重要性を指摘するが[11)]，検査体制は各国ごとで少しずつ異なり，ドイツでは自費での負担額が 2 万 4 千円ほどである[12)]。ハンガリーの自費検査料は所得水準（一人当たり国内総生産は 170 万円程度で，ドイツの 1/3 ほど）から見ると決して安くはなく，実質で日本と同程度の負担である。つまりハンガリーの PCR 自費負担は名目で西欧諸国と大差ないが，実質で数倍の負担である。

PCR 検査の自費負担は国ごとで異なり，違いは無視できないほど大きい。西欧に比べ東欧で検査件数が少ない理由の一端はここにあると思われる。ハンガリーで感染拡大が始まった 3 月，献血時に無料の PCR 検査が受けられる，との流言が広まった[13)]。この流言は高い料金で検査を受けられない人々の検査願望だったと考えられる。

検査料の高さが検査数の少ない理由だとすれば，検査で確認される感染状況は低所得者層の感染状況を正確に反映していない。果たして感染確認数は実際の感染状況をどの程度反映したのか。この点に関して政府直属の新型コロナ疫学研究センター[14)]（以下，センター）が 5 月前半に行った全国サンプル調査結果が興味深い。調査結果の概要は以下の通りである[15)]。

検査対象：14 歳以上の全国民から地域性と社会階層性に偏りがないよう中央統計局が抽出した 17,787 人（489 自治体）。実際に検査に参加したのは 10,575 名。

検査場所：センメルヴァイス医大（首都に所在），セゲド大（南部に所在），ペーチ大（西部に所在），デブレツェン大（東部に所在）。

調査時期：5 月 1 日から 5 月 16 日。

調査内容：PCR 検査，抗体検査およびアンケート調査。

調査結果：PCR 陽性者 3 名，抗体陽性者 70 名。抗体陽性率の最高値は首都（0.9%），最低値は北部地方（0.45%）。通勤者の抗体陽性率は 0.59% で，在宅者は 0.42%。

検査結果を基にセンターが計算した5月1日から5月16日までの全国新規感染者推計は2,421人，また抗体保持者の全国推計は56,439人だった。

検査結果をうけ7月1日にセンメルヴァイス大学学長が記者会見し「この調査結果から［ハンガリーの感染程度は］低いと考えられる。わが国では早期に厳しい規制措置を導入したお陰で感染拡大が抑制された。住民の多くが規制措置を遵守したことも重要だった」と政府の対策そして国民の協力を高く評価した。もっともハンガリーの感染数や抗体獲得数が「低い」という比較の根拠は示されなかった。

一国の抗体獲得率を単純に国際比較できないが，日本では厚生労働省が2020年6月に8千件ほどの抗体サンプル検査を行い，東京で0.10%，大阪で0.17%，宮城県で0.03%だった[16]。ハンガリーにせよ日本にせよ，この程度の抗体陽性率で集団免疫が獲得されたと言うのは困難である。

ハンガリーで5月1–16日の間に全国で実施されたPCR検査の新規感染確認は698人だった。センターの推計値2,421人の29%である。センターの推計値が正しければ，感染確認者の2.5倍の新規感染者が実際には存在したことになる。未確認の感染者は自覚症状の有無に関わりなく市中で通常の市民生活を送っている。この未確認感染者が市中感染の主な源である。つまり5月の全国調査に基づけば感染収束には程遠く，第2波の到来が示唆されていた。また新型コロナの抗体陽性率が1%未満だったことも明らかにされた。ウィルスから見れば，潜んでいた多くの宿主（感染者）が発覚（PCR検査による確認）を免れ，飛び移りうる新しい宿主（抗体の無い人々）も無限大に存在した。

4. 規制緩和策の早期導入

ハンガリー政府はセンターのサンプル調査実施と歩調を合わせるかのように，しかし調査結果が出る前に感染防止策を見直し，制限緩和も実施し始めた。まず5月1日に専門委員会が，「新型コロナ防止策は新しい段階に入る」とし，新型コロナとの共存が謳われた[17]。週明けの5月4日に首都圏を除いて地方で外出規制が緩和された。5月14日には首都隣接のペシュト県でも規制が緩和された。

5月15日にオルバーン首相は「生活を元にもどす」と表明し，自治体の窓口業務が再開された[18]。首都でも5月18日に外出規制が緩和され，国内旅行制限も6月2日に解除された。教育関係では5月20日の政府声明で保育園が順次再開されることになった。ただし学校の授業は当面オンラインで継続された[19]。国境政策ではEU案に先行して，周辺諸国との間で往来制限が解かれた。

オルバーン首相は内外向け感染防止策を緩和する中，5月26日に権力委任法の廃止法案を議会に提出し，5月29日に廃止された。これに合わせオルバーン首相は「新型コロナ感染症との初戦に勝利した」と宣言した[20]。ブダペシュトではこの日からレストランやホテルの営業が再開され，スポーツの試合も観客を入れた試合が可能になった。コロナ対策の最初の施策だった老人養護施設訪問制限も6月5日に解除された。

7月1日の全国サンプル調査結果公表はオルバーン首相の勝利宣言と呼応するものだった。センメルヴァイス大学学長の「ハンガリーの感染症対策は成功」とのオルバーン賛辞が全国に流れた。

5. 経済支援策

総合経済支援策の提示

政府がコロナ対策として最初に提示した経済支援策は個人事業主と零細・中小事業者（約8万件）向けの納税猶予，破産・差押手続きの凍結など，緊急対応策だった[21]。これに続いて金融緩和策（3月25日）も打ち出された。勤労者向け施策を含む総合的経済対策がまとめられたのは4月6日だった。経済支援策の公表に合わせ，オルバーン首相は「誰ひとりハンガリー人を置去りにしない」と述べ，政府の支援策はすべての国民に行きわたると強調した[22]。

総合経済対策は5つの柱からなった。1. 勤労者所得の確保（賃金補填），2. 雇用の創出（4,500億F），3. 特定産業の支援（観光，衛生医療，食料品，農業，建設業，物流，文化），4. 企業の資金繰り支援（2兆F），5. 年金世帯への補助である。経済対策財源として明示されたのは省庁予算吸い上げ分の1兆3千億F，卸売特別税の360億F，市中金融からの調達が550億F，地方財源の自動車税が340億F，そして政党助成金の半額12億Fである[23]。

賃金補填は事業所の届出に基づき，6月12日時点で1万3千社から16万人分の申請があり，総額265億Fが支払われた。1人当たりおよそ17万Fである。研究開発支援では1万6千件の申請に対し117億Fが支給された。雇用創出支援では1万1千件（総額126億F）の申請が6月12日までに政府に提出された[24]。年金世帯へは年金一カ月分が支給されることになった[25]。

雇用創出では，3万4千人が政府の感染対策事業で新規に職を得た。他方，失業者数は2020年3月に比べ同年6月末までに10万人増加し，38万人となった[26]。従って雇用の創出は失業の急増に追いつかなかった。

特定産業への支援は多岐にわたったが，医療従事者への特別給付金（1人50万F）が6月5日に公表され，7月1日に実施された。学生向けに無利子の貸付枠（10万人分，1人35万Fが上限）が設けられ，子育て支援策も実施された。特定産業の中で観光業と並んで重点が置かれたのは農業であり，一経営あたりの融資枠が1億Fから2億Fへ引き上げられ[27]，農業全体として250億Fの追加融資を行うとした[28]。

経済対策の中心は借入融資枠の新規設定ないし融資枠拡大だった。先に見た総合経済対策の最大項目も企業向けの資金繰り支援だった。融資枠設定に際して政府が推奨したのは政府系の信用機関であるコヴォスKOVOSZ信用金庫が発行するクレジットカード，セーチェーニ・カードの活用だった[29]。コヴォス信用金庫は2010年に政府支援を受けてハンガリー商工会議所と企業者全国連合会が設立した半ば公的な金融機関である。個人事業者，中小企業，個人向けに多様な用途に合わせた資金を提供するのが主な業務である。通常のクレジットカードと同じだが，政府が利子補助するので低利で融資を受けられる。コロナ対策と政府系クレジットカードの普及を組み合わせた独自な施策だった[30]。

遠隔勤務

政府は3月11日の緊急事態宣言に合わせ，帰国者に2週間の自宅隔離を課し，その間は遠隔勤務で過ごすよう要請した。官庁にも遠隔勤務を指示したが，実施条件の提示がなかったため混乱が生じた[31]。遠隔勤務の法制度は整っておらず，「自宅隔離」の意味も人々に理解されていなかった[32]。官公庁の中には遠隔勤務を60歳以上と妊娠中の女性に限ったところもあれば，そもそも遠隔勤務を認めない場合もあった。休校/休園中の子供を連れて通勤する者もいれば，学校や施設に子供を預かってもらい通勤する場合もあった。学校や保育所は家庭の状況に合わせ少人数で登校や登園を受け入れた。こうした混乱に対し「不満が鬱積」し，公務員は首相に公務員の遠隔勤務を直ちに認めるよう公開書簡で要望した[33]。

6. 感染拡大の第2波，そして第3波へ：「国と経済を停止させてはならない」

8 月末にコロナ第 2 波が来た。8 月 26 日，新規感染確認が急増し始め，3 桁台の日が続いた。9 月に入るとさらに新規感染が増え，9 月 20 日には一挙に 1,070 人へと 4 桁台に駆け上がった。もっともオルバーン政権は 7–8 月の小康状態の中で第 2 波に備えていた。専門委員会は 8 月 19 日に欧州全体の感染状況から見て近くハンガリーに第 2 波が来ることを想定し，ハンガリー人の外国旅行を 9 月 1 日以降禁止する提言を公表した。政府はこの時すでに国境の再封鎖を視野に入れていたと思われる[34]。

他方，国内政策は単純に後戻りしない方針が示された。すなわち 6–8 月の間に「医療体制の整備に万全を期すことができた」ので，8 月 25 日においても学校の授業は 9 月以降正常に戻す方針を確認した[35]。しかし 8 月 26 日からの感染急増を受けて政府は緩和政策を見直し，第 1 波の感染拡大期の政策に戻すことを決めた[36]。

もっとも 9 月以降に実際に導入された感染対策は単なる後戻りではなかった。感染拡大の防止を掲げつつ経済活動の維持を図るものだった。9 月 18 日に発令された感染防止策は，1）マスクの着用を店舗や公共交通だけでなく，映画館，劇場，医療機関，養護施設，事業所でも義務化し，2）学校や保育園で義務的体温測定を導入し，3）PCR テスト費用の上限を 19,500F に設定し，4）病院と老人施設で全面的に面会を禁止し，5）娯楽施設は午後 11 時に閉店することを市民と営業者に求めた。

9 月 18 日の感染防止策は経済活動への介入が最小限であり，感染防止策としては功奏しなかった。感染は 10 月に入ると爆発的に拡大し，10 月後半以降 1 日の感染確認数は五千件を越え，死者数も 1 日当たり 50 人を越え 100 人に迫る勢いとなった。このためハンガリー政府は感染防止策の見直しを行い，11月4日に緊急事態宣言を再発令した。同時に緊急事態期間を90日に延長する措置の承認を議会に求めた。

緊急事態の導入に合わせ，政府は以下の措置の導入を決めた。1）劇場，映画館，競技場はマスクの着用に加え着席間隔を2席空けること，2）娯楽施設の営業停止，および午前0時から午前5時までの外出禁止，3）公共交通における通勤時間帯の増便，4）駐車場の無料開放の再導入，以上である。娯楽施設を除けば経済活動の維持に軸足をおいた感染対策であった。オルバーン首相は緊急事態の再導入に合わせて演説し「国も経済も停止させてはならない」，「もし雇用が失われても，その分だけ雇用を創出する」と述べ，経済優先の姿勢を明確に示した。

第2節　国境をめぐるハンガリー政府の対応とEU

EU議長国（クロアチア）は中国での感染拡大に対し，欧州で感染が広がる前に感染拡大に備える情報共有のため「統合政治危機対応メカニズム」を2020年1月28日に発動した。1月30日にEU加盟国の航空会社であるルフトハンザなどが中国便の運航停止を決め，チェコ政府はシェンゲン加盟国として最初に中国人への入国ビザ発給を停止した。チェコ政府はこれに続いて中国・チェコ路線全便の運行中止を発表した。

ハンガリー政府はEUの動きに合わせて新型コロナ専門委員会を立ち上げた。ハンガリー政府が検疫政策の第1弾として実施したのもEU国境管理の強化だった（2月6日）。すなわちハンガリー国境がシェンゲン国境となっているセルビア国境について，「ここを通ってハンガリーに入国するバスはほとんど中国人観光客を乗せている[37)]」として検問強化に踏み切ったのである。ハンガリーは5年前の2015年の難民流入時と同様，自国の南部国境がシェンゲン国境だという強い意識を持っている[38)]。ただしハンガリーの国境政策は以下で見るように，コロナ対応でもEUの方針と国内事情の両方を衡量し決定された[39)]。

ハンガリー政府は最初の国内感染確認後，素早く水際対策をとった。3月4

日のイラン人の感染確認を受け6日にイラン人へのビザ発給を停止した。3月7日にはミラノ便，翌8日には北イタリアからの航空便すべてを乗り入れ禁止にした。中国便も運行停止となった。しかしすべての便ではなく上海航空の上海直行便は除外された。

ハンガリー政府はなぜ中国便すべてを即座に運行停止しなかったのか。中国はハンガリーの貿易相手として，EU 諸国を除けば最大の相手国であり，輸入で 5.4%，輸出で 1.9% を占めた。当時，コロナ防疫で争点だった医薬衛生品の主な輸入先が中国だった。中国からの渡航者の入国は緊急事態宣言で全面禁止となるが，3月以降も中国からのマスク，PCR テスト器材，感染患者用医療機器の貨物機での輸入が目立った。目立ったと言うよりも，ハンガリー政府は中国からの防疫関連品の輸入を広報で強調したのである。外相のシーヤールトーは4月15日に大型貨物機が中国から感染症対策資材を積んでハンガリーに到着したと伝え，次のように述べた。「必要な質と量の特殊防護用品が今後も医師と介護関係者に提供されることが，防疫を成功に導くため肝要である・・・中国の飛行場で輸送機が待機し，ブダペシュト向け貨物積込の許可を待っている[40]」。中国からの貨物機は3月から5月初めまでに 121 便におよんだ。ハンガリー政府は防疫品の到着報道に合わせ，ブダペシュトの 5G ネットワークを中国企業が請け負う，さらにハンガリー・セルビア間の新鉄道も中国との協力関係で行う合意が成立したなど，中国との緊密な経済関係を強調した[41]。

6月に入ると EU は欧州全体として新型コロナの新規感染が落ち着いたことを受け，11 日に欧州委員会が出した勧告に基づき，シェンゲン域内の移動制限を6月 15 日に解除した。また，EU 域外から域内への渡航も7月から段階的に解除していく方針を打ち出した。ハンガリー政府もこの方針に基づきシェンゲン域内の人の往来を緩和した。ただ緩和の時期については周辺諸国との合意に基づいて，EU 案に先行して徐々に国境を開いた。オーストリアとの往来は特に早く再開し，4月 22 日から通勤者に限り国境開放となった[42]。一般旅客も5月 13 日から往来自由となり，同 21 日にはオーストリアからの帰国者に限って PCR 検査が陰性であることを条件に，自宅隔離は不要とされた。

スロバキア国境は5月4日に封鎖が解かれた。農作業に従事する外国人労働者に対しても5月7日に入国が許可された。スロバキア，チェコ，ハンガリーの三国間では5月27日に自由な往来が再開した。同じ日にスロベニアとの国境も二国間の往来が自由になった。シェンゲン域外であるセルビアとの国境も二国間の国民に限り5月25日に封鎖が解かれた。

ハンガリーが隣国との間で早期に国境閉鎖を打ち切ったのは隣国に住むハンガリー系住民を念頭に置いた措置だと言われる。しかし国境を越える通勤が東欧諸国でも日常化しており，必ずしも民族的理由だけではなかった。他方，ポーランドはヴィシェグラード4カ国ではあるが，早期の国境開放はなかった。ドイツとの往来は6月7日に自由となり，次いで6月9日にハンガリーはシェンゲン域内国境を全面的に開放した。

EUはシェンゲン域外国境開放の第一陣として14カ国との往来再開を決める。しかしハンガリーは，自国民の安全を守るためとし，EUと異なる方針を打ち出した[43]。すなわち「ハンガリーは感染状況から見て欧州で最も安全な国」であり，「外国から侵入するウィルスに対してハンガリー人の健康，生命，安全を守る」と宣言し（7月12日），独自の国境政策を発表した。それはEU加盟国を含め独自に世界各国を感染状況に応じて三段階に，すなわち安全な国（緑），不安が残る国（黄），危険な国（赤）に分類するものだった。緑の国との往来は自由となった。他方，赤の国から来る外国人は入国禁止とされた。ハンガリー国民は赤の国からでも検疫・検査措置を経れば入国が許可された。黄色の国からは外国人でもハンガリー国民でも検疫・検査措置を経て入国が許された。EU加盟国ではポルトガル，スウェーデン，ルーマニア，ブルガリアが黄色に分類された。英国，ノルウェー，ロシア，セルビアも黄色国だった。欧州以外は日本，中国，米国[44]以外のすべての国が赤であり，欧州内ではベラルーシ，ウクライナ，モルドバ，ボスニア，モンテネグロ，コソボ，マケドニア，アルバニアが赤に分類された[45]。

色分け措置は8月末に再び感染拡大が始まると見直された。8月31日，ハンガリー政府はシェンゲン域内国境の封鎖を決め，翌日，シェンゲン協定加盟国として最初に域内国境での国境検問を再導入した。「国籍の有無に関係なく入国者全てに検査が実施され，感染疑いがある場合は隔離施設に送られ，疑いのない場合は14日間の自己隔離とされた。自己隔離の場合，PCR検査を2時間から48時間の間隔で2度行い，いずれも陰性ならば自己隔離はなくなる」。つまりシェンゲン加盟国すべてを黄色国としたのである。PCR検査を自己隔離に代えて行う場合は費用が自己負担とされ，これも黄色国対応と同様の措置だった[46]。

厳しい国境管理を導入する一方でヴィシェグラード諸国には特例的にPCRテスト一回の陰性で入国を許可する施策を導入し，オーストリアとの国境は開放時間に限定を付けてではあるが9月後半には両国間の往来に限り再開した。

第3節　新型コロナ対策とハンガリー社会の対応

1.「我々は今，民主主義と戦争の間にいる」

ハンガリー政府は感染拡大に先んじて感染防止策を講じる姿勢をコロナ対策の基本とした。3月11日の緊急事態宣言然り，宣言後の国境封鎖，外出禁止策然りである。緊急事態措置を講ずるには特別立法を緊急事態宣言発布から15日以内に制定する必要がある。政府が権力委任法案を国会へ提出したのは3月20日だった。同法案は超法規的な政令の発布を認める条項だけでなく，政府の判断で緊急事態措置を延長しうる一項も含んでいた。このため野党は法案が議会の存在を否定するものであり，「オルバーンは独裁体制を打ち立てようとしている」と強く反発した[47]。

政府寄りの『マジャル・ネムゼト』紙は「野党は緊急事態においても国民的合意を形成する意志がない」と野党を批判した。緊急事態の延長についても「感染症の収束時期は欧州中を探しても確実なことは誰も言えない」とし政府案を支持した[48]。

権力委任法案の議会審議は紛糾し，法律が成立したのは3月30日だった。議会の2/3の賛成を必要とする重要法案だったが，与党は単独で可決するに足る議席を有していた。

可決された権力委任法によれば「政府は本立法が制定する緊急事態措置を越えて国民の生命，健康，個人および財産の権利擁護，また国民経済の安定を保障するため，政令により〔既存の〕法律の適用を一時的に停止する，あるいは他の法律と異なる措置を採ることができる」。さらに同法は「基本法の緊急事態条項に基づいて発令する政令の効力を緊急事態の終了まで延長できる権限を政府に与え」るとし，政府自らの判断で緊急事態に加えて緊急措置も延長できることになった。また同法は「緊急事態宣言発令後から本立法の発効に至るまでに制定された緊急事態関連の政令を国会は追認する」とした[49]。

ハンガリーの権力委任法は国内だけでなくEU内でも物議を醸した。フォン・デア・ライエン欧州委員会委員長は権力委任法の成立直後に声明を発表し「緊急事態への対処がゆき過ぎている状況，とりわけハンガリーの状況を憂慮する」と名指しでハンガリー政府を牽制した。またスロバキア，エストニア，ラトビア，リトアニアを含むEU加盟17カ国が「法治国家，民主主義，基本的人権が危機に晒されている」として欧州委員会にハンガリーなど該当国の実情調査を求めた。さらに欧州理事会前議長のトゥシュクはポーランドとハンガリーの「政治家の中に治療薬ではなくウィルスのように振舞っているものがいる」と述べた[50]。

EUは実際にもハンガリーの「ゆき過ぎた」緊急措置を制止する姿勢をとった。欧州委員会はハンガリーの情報保護局を事情聴取し，人権の制限が「必要な範囲で妥当な有期措置」となるよう要請した（ディディエ・レンデンス司法担当欧州委員）」[51]。ハンガリー政府は立法後2カ月経った5月26日に権力委任法の廃止法案を国会に提出し，同法は同月29日に廃止された。

2. 緊急事態措置とハンガリー基本法

憲法に相当する基本法は，政府が緊急事態を宣言し緊急措置をとることを認めている。また権力委任法は政府が超法規的措置を講じうることを明記する。これも基本法に基づいている。ハンガリーの法制度は緊急事態に政府が無制限に近い権限を行使することを認めている。さらに今回のコロナ対応では，国会承認を経ずに緊急の政令が次々と制定され，政令の合法性を担保したのは，事後的な国会での追認だった。法的手続きとして非常に危ういと言える。従って，野党やEU側によるオルバーン政権への批判は的外れとは言えない。

オルバーン政府の緊急措置についてハンガリーの憲法学者は，将来に禍根を残すと指摘した[52]。他方，比較政治の立場からコロナ緊急法制を考察した学術論文は[53]，オルバーン政府の対応を「反自由主義的憲法主義」と特徴づけた。つまりオルバーン政府は憲法（基本法）の規定を濫用したものの，基本的には憲法を尊重しているというのである。「反自由主義的憲法主義」も法の支配の一種であり，「反自由主義的」ではあるが法の支配の内にあると理解する。ちなみにこの論文はポーランド現政権のコロナ対応政策もハンガリーと同種だと特徴づける。

3. 反自由主義的民主主義の旗手：オルバーン

オルバーンないしオルバーン政権は EU の価値観に反している，と EU や欧米メイディアが批判するのは今回が初めてではない。オルバーン批判は 2010 年に誕生した第 2 次オルバーン政権の初期から始まり，憲法改正，報道への介入，大学自治の否定などをめぐってオルバーン批判が国内外で噴出した[54]。もっとも当初の批判はオルバーン個人の資質や政治姿勢に重心があった。しかしオルバーンによる 2014 年 7 月 26 日の「反自由主義的民主主義声明」（いわゆるベイレ・トゥシュナド[55]演説）以来，そしてポーランドなど他の旧ソ連東欧諸国でも類似の政治家や政党が現れると，オルバーン批判の論調が変わった。特に欧米の論壇においてそうである。すなわちオルバーンを「独裁」，「反民主主義」，「法の支配の逸脱」などレッテル貼りで批判するのではなく，なぜオルバーン的な政治家や政治姿勢が旧ソ連東欧地域で支持を得るのかという視点から，オルバーン政治を分析する論調が登場したのである。

体制転換後の旧ソ連東欧諸国の政治体制は当初，民主化か権威主義化のいずれかで整理された。しかし，権威主義については亜種として「競争的権威主義」など古典的な権威主義と違う自由主義的要素を持つ，つまり多元主義を部分的に備えた権威主義体制を分別する新しい議論が比較政治学で生まれた[56]。他方，民主化についても社会主義後に生まれた政治体制を理解する必要から，ポリアーキー（多元主義的民主主義）の亜種が提唱された。その一つが「反自由主義的民主主義（英語は Illiberal Democracy，以降は ILD と表記）[57]」論である。

ILD 論で興味深いのは，単なる政治体制の理論分析ではなく東欧諸国の人々の心理に基づいて ILD 論を活用する研究である。つまり東欧での「反自由主義的」な傾向は，東欧が「1989 年後に『〔西欧の〕模倣を強要された』ことへの根深い嫌悪」に由来するというホームズらの指摘である[58)]。「他国の文化が自分たちの文化より優れていると認めさせる企てにより自尊心を傷つけられたことの副産物」だという見方である。オルバーンを生んだのは他ならぬ EU 自身の「企て」すなわち東方拡大政策，正確には後で見る東欧諸国による EU 加盟政策であり，オルバーンそしてオルバーン政治を支持する東欧の国民や社会は EU 自身が産み落とした「フランケンシュタイン」だとされた[59)]。

EU 加盟の基準はオーストリア，スウェーデン，フィンランドが加盟する 1995 年より前の 1993 年のコペンハーゲン欧州理事会で以下のように原則化された。

1．政治的基準として民主主義，法の支配，人権およびマイノリティの尊重と保護を保障する安定した諸制度を有すること，
2．経済的基準として，市場経済が機能しており EU 域内での競争力と市場力に対応するだけの能力を有すること，
3．法的基準として EU 法の総体（アキ・コミュノテール）を受容し，政治的目標ならびに経済通貨同盟を含む，加盟国としての義務を負う能力を有すること，

以上の３点である。EU 側は統合体本体を維持するために，アキ・コミュノテールを新規加盟国の国内法に置き換えることが不可欠であるとし，加盟交渉はこのための作業であった。

他方，東欧諸国の一部では，EU への加盟自体は自ら望んだこととはいえ，「多様性の中の統合」を標榜しながら，多岐にわたる「アキ・コミュノテール」[60)]を一つの例外もなくすべて受け入れることをブリュッセルの「強要」とみなす「根深い嫌悪」がみられた[61)]。

東欧諸国の「反自由主義」を EU 加盟過程に戻って理解する「企て」論は示唆に富む[62)]。東欧諸国の政治指導者には EU の政策に従順に従うのではなく，自国民の自尊心に訴える言説，すなわちブリュッセルとの違いや見せかけの拒絶を強調する姿勢を採る傾向が強い。特にオルバーンにはこの傾向が顕著であ

図表 5　ハンガリーの政党支持率の推移（2018–2020 年）

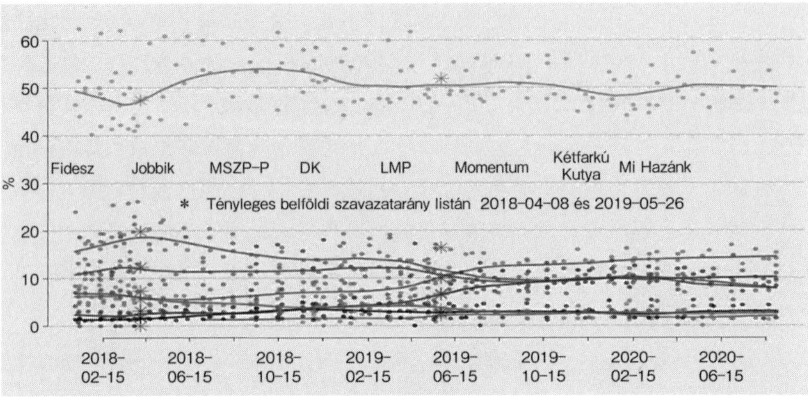

注）表示されている政党は 2020 年 6 月時点で支持率上位からフィデス（民族派），民主連合（旧社会党系），モメンタム（リベラル），対話（旧社会党系），ヨッビク（民族派），二又尾犬（民族派），もう一つの選択（リベラル），我が祖国（民族派）。（　）内の色分けは筆者による。

出所）https://kozvelemeny.wordpress.com/2019/10/29/kozvelemeny-kutatasi-osszefoglalo-2019-oktober-29; 閲覧：2020/09/20.

る。コロナ対応の国境政策でもオルバーン政府はブリュッセルの国境政策と根本的に異なる政策を打ち出すのではなく，「一味違う対策」を後追いではなくEU に先行して講じた。

オルバーンの反ブリュッセル言説はブリュッセル以上に自国民に向けられている。ブリュッセルと対抗するオルバーンの姿勢は国民の 1/3 を占めるフィデス党（オルバーンが党首）の岩盤的支持層だけでなく，無党派層の一部に受け入れられ，オルバーン政権は長期化した。

今回のコロナ危機は，実は，オルバーン政権にとって救世主だった。コロナ危機前，オルバーン政権への支持率は低下気味であり，2019 年末の地方統一選挙で無党派層の支持を失いかけた。しかしコロナ危機でオルバーンは本論で見たようにメディア露出度を高め，政権への支持率が元の 50％の水準に戻った（図表 5 参照）。

おわりに

新型コロナウィルスは国境を越え，人種を越え，民族を越えて拡散する。スペイン風邪の時のように各国はもはや情報を隠すことはできない。ウィルスはヒトの中に宿り，何週間も，あるいは数カ月ものあいだ体内で過ごす[63]。水際対策，クラスター対策，集団免疫策，都市封鎖など，どの対策もウィルスの駆除に至ることはなかった。人の中に宿っているものは簡単に駆除できない。

いま欧州は再びコロナ急拡大の中にある。新型コロナとの闘いは未知との戦いでもある。押さえ込まれたはずの新型コロナが急に蘇り感染爆発を起こす。マスクの着用を徹底しても感染は止まない。過去の感染症，黒死病もコレラも流行当時は見えない未知の敵だった。検疫や隔離は見えない敵から身を守る最も古い手段である。手洗い消毒が始まるのは19世紀中葉のウィーン，多民族帝国ハプスブルクの首都においてだった。ハンガリー出身の医師センメルヴァイス（ブダペシュトの医大に名を残した）が原因不明の感染症，産褥熱に対抗するため，院内の産科医に手洗い消毒を励行させせようとしたのが始まりだった。しかしウィーンの権威ある病院は手洗い消毒を受け入れず，ハンガリーに戻って初めてセンメルヴァイアスは成果を上げた。同じ時期，コレラ禍のロンドンで労働者階級出身の医師スノーが患者多発地区と井戸の関係に着目し，汲上げポンプを取り換えさせて感染拡大を抑え込んだ。市当局はポンプ取替えに抵抗したが，スノーが押し切った。未知の敵に対し２人の医師は権威や既存の知見ではなく，罹患者の位置情報を基に感染状況を可視化する斬新な智慧で新しい防疫策を考案した。疫学という新しい医学の始まりである。

スペイン風邪の流行は世界大戦の最中であり，世界は感染防止のために協調することなく，情報を隠し合った。それでもヒトがウィルスを媒介するという認識，そして密状態を避けるという感染対策が生まれた[64]。しかしウィルス感染の認識と対策はそこで止まり，以後，足踏み状態である。一世紀たった今，感染情報はつぶさに公開されるが，各国のウィルス対策は昔ながらである。それでも100年前の大戦時と異なり，欧州諸国はEUを枠組みとして相互に助け合う姿勢を見せている。ハンガリーもEUの市民保護・人道支援に積極的に参加し，また医療品や衛生用品を相互に援助し合うEUの政策「欧州連帯行動[65]」にのっとり，EU 未加盟のセルビア，モンテネグロ，アルバニア，北マケドニア，ボスニア・ヘルツェゴビナにも支援物資を送り，さらに中国から購入した人工呼吸措置のうち150台を隣国のチェコに寄贈するなどEUおよび周辺国と連携を図っている[66]。新しい新型コロナ対策であるワクチン接種でもEUが共同購入体制を築き，ハンガリーは2020年12月末からEU公認のワクチンを医療関係者から優先的に接種し始めた。

他方，EUの新型コロナ復興基金の配分をめぐってハンガリーとポーランドの「反自由主義」が再度，政治的に争点となり，ブリュッセルと両国の間で対立が深まっている。両国首相は復興基金の配分を「法の支配」と結びつけた欧州議会多数派に対し強く反発し，コロナ復興基金だけでなく，2021年から始まるEU全体の長期予算案に対して拒否権発動を辞さない構えを示した。総額1.8兆ユーロ（230兆円）に上る7年分のEU予算が吹き飛ぶ可能性が生まれた。ただでさえ健康と経済の間で隘路に陥った欧州各国のコロナ対策がEU内の亀裂でさらに混乱することは何としても避けなければならない。最悪の事態を回避するため両国首相とドイツのメルケル首相との間で三者会談が断続的に行われ，12月10日に合意が生まれた。ハンガリーとポーランドが拒否権発動を断念する代わりに，欧州裁判所にEU議会が採択した「法治国家」条項の適法性審査を付託することになったのである。さらに「法治国家」条項の発動条件を厳格化すること，および同条項の恣意的な政治利用を行わないことも再確認された[67]。

欧州裁判所の結論が出るには半年から二年が必要であり，今回の合意は結論の先延ばしだったと言える。欧州裁判所が法治国家条項を「無効」と判断する可能性はないに等しい。しかし両国への制裁を実行するには制裁発動条件の詳細を詰める必要がある。

ともあれ三者会談の合意で当面のコロナ救済基金の配分は実施される見通しとなった。会談後，オルバーン首相とポーランドのモラビエツキ首相は共同の記者会見を行い，今回の合意を「大勝利」とし，自分たちの権利が守られたと宣言した。「反自由主義」をめぐるEU内での議論は未決着のまま年を越し，議論の先行きは不透明なままある。

コロナ禍もいつまで続くのか全く見通しが立たない。先のスペイン風邪は1918年に始まり，収束したのが2年後の1920年だった。ハンガリーでは2年後の2022年に総選挙が行われる。オルバーン首相は新型コロナ第1波を強い指導力を発揮して押さえ込みに成功し，支持率を回復させた。しかし爆発が続く第3波では有効な対策がなく苦戦している。加えてEU内部での反「反自由主義」攻勢である。さらに近い将来には法治国家条項によるEU予算の削減もありうる。二重苦どころか三重苦で4期連続，通算5期目を目指す総選挙を迎えることになる。ブリュッセルとの「反自由主義」論争がさらに厳しくなり，持ち前のカリスマ性を控えざるを得なくなれば，コロナ対策の成否がオルバーン政権の帰趨を決しかねないのである。

焦眉の課題であるワクチン確保で，オルバーンはEU共同購入枠外のロシア製ワクチンの購入に踏み切り[68)]，続いて中国製ワクチンの使用も公認し，中露製ワクチンを独自のワクチン対策の切り札にする目論見である。中露製ワクチン投入策は奏功するのだろうか。2021年2月2日，ハンガリー医師会が会長名で中露製ワクチンの導入に対して明確な不信感を表明するなど[69)]，雲行きは怪しくなっている。オルバーン政権はワクチン問題で舵取りを誤れば国民のワクチン拒絶に会い，オルバーン政権の弱体化さえ招きかねない。総じて，ブリュッセルとの「戦争」あるいはオルバーンの親中露的な「東方外交」の成否も中露製新型コロナワクチンによって握られることになったと言えそうである。

［注］

1）*Heti Világgazdaság Online*; https://hvg.hu/itthon/20200304_koronavirus_szlavik_rendkivuli_budapest. オルバーン首相の声明として掲載している。以下，*Heti Világgazdaság Online*『週間世界経済オンライン』からの引用はHVG，月–日で表記する。本文中で註記なしで記された新型コロナ関連のハンガリー国内状況は『週間世界経済オンライン』ないしは次の註にあるハンガリー政府新型コロナ関連広報のいずれかに基づく。*World Meter* はハンガリー最初の感染確認を3月5日の2人としている；www.worldometers.info/coronavirus/country/hungary/;（閲覧：2020/09/24）

2）ハンガリー政府の公式ページの1月31日付けコロナ関連記事。以下KKI，月–日で表記；https://koronavirus.gov.hu/intezkedesek?page=24（閲覧：2020/08/31）

3）基本法53条の第2項以降の条文：「第2項　政府は緊急事態において特別立法の規定に基づき，法令の適用を保留ないし法令とは異なる措置，さらには非常的措置を実施する政令を制定することができる。第3項　第2項に基づく政令の効力は15日間であるが，政府は国会の承認を基に政令の有効期間を延長することができる。第4項　政令は緊急事態の終了により効力を失う」。

4）オンライン授業が3月23日に開始：HVG，3–23。

5）多くの学校が機器不足や教師の不慣れで出遅れた：HVG，3-18。
6）日本でのクラスターに関する定義と異なる。Furuse Y, Sando E, Tsuchiya N, et al. Clusters of Coronavirus Disease in Communities, Japan, January-April 2020. *Emerging Infectious Diseases*. 2020;26（9):2176-2179. doi: 10.3201/eid2609.202272. 日本の専門家は集団感染をクラスターの次の段階としている。同じ感染状況をハンガリーの専門家は集団感染と認識。WHO は感染の段階を「散発的感染　sporadic cases」,「クラスター感染 clusters of cases」,「集団感染 community transmission」に分類。
7）HVG，3-13
8）https://semmelweis.hu/hirek/2020/08/08/a-semmelweis-polgaroknak-tovabbra-is-ingyenes-a-pcr-szures/;（閲覧：2020/09/25）
9）例えば www.fulorrgegekozpont.hu/koronavirus-pcr-vizsgalat;（閲覧：2020/09/25）
10）www.healthsystemtracker.org/brief/covid-19-test-prices-and-payment-policy/;（閲覧：2020/09/25）
11）Guidelines on COVID-19 *in vitro* diagnostic tests and their performance［2020/C 122 I/01］
12）www.dw.com/en/how-does-testing-for-the-coronavirus-work/a-52633616;（閲覧：2020/09/25）
13）HVG，3-18
14）センメルヴァイス医大，ペーチ大，セゲド大，デブレツェン大の共同事業。HUNgarian CoronaVirus Disease-19 Epidemiological Research: https://clinicaltrials.gov/ct2/show/NCT04370067;（閲覧：2020/09/25）
15）検査概要は以下で閲覧可能：https://semmelweis.hu/english/2020/07/h-uncover-results-an-estimated-56000-people-had-prior-exposure-to-the-novel-coronavirus-through-the-end-of-the-nationwide-study/;（閲覧：2020/09/25）
16）厚生省抗体保有検査，2020 年 6 月 1 日-7 日に実施：www.mhlw.go.jp/content/000640287.pdf;（閲覧：2020/09/25）
17）KKI，5-1
18）KKI，5-15
19）KKI，5-20
20）KKI，5-29
21）KKI，3-23
22）KKI，4-6
23）HVG，4-6
24）KKI，6-12
25）HVG，4-16
26）HVG，8-29
27）KKI，4-15
28）KKI，5-1
29）KKI，4-10，5-1
30）コロナ経済対策の世界的概観は次を見よ：M. Nikola et al., The socio-economic implications of the coronavirus pandemic: a review, *Elsevier Public Health Emergency Collection,* 2020 Jun. 78, 185-193, doi: 10.1016/j. ijsu. 2020.04.018.
31）HVG，3-11
32）HVG，3-11
33）HVG，3-27
34）KKI，8-19

35）KKI，8–25
36）KKI，8–28
37）www.schengenvisainfo.com/news/hungary-tightens-border-checks-in-a-bid-to-prevent-coronavirus/EU;（閲覧：2020/09/25）もハンガリーの対応を同様に広報している。
38）家田　修「東欧から見た壁」，特集　壁の構築と崩壊（2）『思想』（1146），2019–10.2. 110–115 頁。
39）EU の対策は集団免疫政策や日本政府のクラスター政策とは対照的。日本政府の方針は 2 月末に決定され「現時点では，まだ大規模な感染拡大が認められている地域があるわけではない」「感染の流行を早期に終息させるためには，クラスター（集団）が次のクラスター（集団）を生み出すことを防止することが極めて重要」；2020 年 2 月 25 日付け「新型コロナウィルス感染症対策本部決定」議会審議 http://www.kantei.go.jp/jp/singi/novel_coronavirus/th_siryou/kihonhousin.pdf，閲覧：2020/09/25）。
40）KKI，4–15
41）KKI，5–1
42）KKI，4–17/5–12
43）KKI，7–2
44）EU の渡航制限解除国と比べ日本の処遇は共通するが，米国は EU 解除リストには含まれず，中国は条件付き解除だった。
45）KKI，7–13
46）KKI，9–1
47）HVG，3–20
48）*Magyar Nemzet*, 2020–3–27,;（閲覧：2020/09/25）https://magyarnemzet.hu/belfold/az-ellenzek-hatraltatja-a-jarvany-elleni-vedekezest-7921325/;（閲覧：2020/09/25）
49）KKI–3–30
50）HVG，4–3
51）HVG，5–14
52）HVG，3–19
53）Timera Drinóczyi & Agnieszka Bieri-Kacala, Covid-19 in Hungary and Poland: extraorginary situation and illiberall constitutionalism, *Journal of the theory and practice of legistlation,* 2020, vol. 8, no. 1–2; doi.org/10.1080/20508840.2020.1782109.
54）ハンガリーの政治評論家タマーシュ　G　ミクローシュがオルバーンによる大学行政への介入で学問の自由が危機に晒され，コロナ対策でも政策の専門性が著しく後退していると指摘（HVG，3–23）。センメルヴァイス大学大学長の態度にはタマーシュの指摘が現れている。
55）Băile Tuşnad ルーマニアの地名。ハンガリー名はトゥシュナードフェルデェー Tusnádfürdő
56）松里公孝「ウクライナにおける現代家産制と公式政党の形成」『ロシア東欧学会年報』2000，29，49–71．；大串敦「支配政党の構築の失敗と限界：ロシアとウクライナ」『アジア経済』2013，54–4，146–167.
57）コソボで議会選挙後に登場した政権を指して Fareed Zakaria が唱えた：The rise of illiberall democracy, *Foreign Affairs,* New York, 1997, vol. 76, no. 6, pp. 22–43, doi: 10.2307/20048274: Ivan Krastev & Stephen Holmes, Explaining Eastern Europe: Imitation and its Discontents, *Journal of Democracy,* 2018, vol. 29, no. 3, pp. 117–128.
58）Krastev & Holmes, op. cit. pp. 118–119.
59）Krastev & Holmes, op. cit. p. 117.
60）「EU 拡大は欧州にとって歴史的な画期であり，EU はこの機会を自らの安全保障，経済，文化，そして世界の中での欧州の地位のために活用しなければならない」（当時の EU 委員長ジャック・サンテールの 1997 年 7 月 16 日の言葉；Agenda 2000：http://europa.eu.int/dgla)。31 項目は以下の通り：モノの自由移動，人の自由移動，サービス提供の自由，資本の自由移動，会社法，競争政策，共通農業政策，共通漁業政策，運輸政策，税制，経済通貨同盟，統計，社会・雇用政策，エネルキー，産業政策，中小企業，科学・研究，教育・職業訓練，電気通信・情報技術，文化・視聴覚政策，地域政策，環境，消費者保護・健康衛生，司法・内務協力，関税同盟，対外関係，共通外交安全保障政策，財政規律，財務・予算規定，機構，その他。「新規加盟予定 10 ヵ国の加盟交渉結果に関する報告書」『Jetro ユーロトレンド』2003.9：https://www.jetro.go.jp/ext_images/jfile/report/05000395/05000395_001_BUP_0.pdf;（閲覧日：2020/11/5）

61）EU が掲げる「ヨーロッパ統合の理念」と東欧諸国が望んだ「ヨーロッパへの復帰」において，それぞれが想定する「ヨーロッパ」に大きなズレがあったと筆者は考える：拙稿「ハンガリーと EU 加盟：社会統合の視点から」林忠行編『東中欧地域国際関係の変動』1998 年，スラブ研究センター，79 頁。

62）EU の「企て」は東欧の人々に既視感を呼び起こしたとする見方がある。第 2 次世界大戦後のモスクワによる統合である。第 2 次大戦後，東欧諸国では共産党が政権を掌握し，ソ連の主導下「自発的」に「コメコン」や「ワルシャワ機構」の設立に参加した。また，社会主義建設の「兄貴分」であるモスクワを教師とし，自国の社会主義建設を推し進めた。当時のモスクワ詣でに代わり，今度はブリュッセル詣でになった，というのが今の東欧の人々の率直な EU 観，あるいはブリュッセルとの距離感である。他方オルバーンのブリュッセルへの対応も既視感を伴う。社会主義時代のハンガリーの指導者カーダールが採ったモスクワへの「面従腹背」姿勢である。カーダールは 1956 年の動乱を収束させるためモスクワの意向を受け入れ，ソ連軍の先頭に立ってハンガリーの反乱を鎮圧した（家田修「ハンガリーに見る歴史の断絶と連続　―カーダールとイッエーシュの56年事件論を手掛かりとして―」『東欧史研究』13 号，1990)。しかし，動乱後にカーダールがハンガリーで建設したのはソ連型社会主義ではなく「グヤーシュ社会主義」と呼ばれるハンガリー独自の社会主義だった。「グヤーシュ型」であっても社会主義であることに違いはなかった（グヤーシュはハンガリー風牛汁。グヤーシュ社会主義は市場型社会主義とも言われ，市場を活用する改革型の経済体制：盛田常夫『体制転換の政治経済社会学』経済評論社，2010 年)。カーダール自身も根っからの社会主義者だった。オルバーンの対ブリュッセル姿勢はカーダールと同じである。面と向かって反旗を翻すが（反自由主義)，腹で同調する（民主主義者)「面背腹従」である。一見，カーダールと逆向きだが，両者ともハンガリーに独自な道を追求する動機で共通する。

63）Jianping Huang et al., Long period dynamics of viral load and antibodies for SARS-CoV-2 infection: an observational cohort study, *MedRxiv,* posted April 27, 2020
doi: https://doi.org/10.1101/2020.04.22.20071258.

64）100 年前にスペイン風邪が流行した当初，欧州各国は「単なる風邪」として報道し，「単なる風邪」は検疫をすり抜けた。感染の実情は戦時下で報道統制されたが，感染症対策がなかった訳ではない。ハンガリーで感染第 1 波が山場を迎えた 1918 年秋，地方都市ミシュコルツ市長が市民に配布したビラが残っている。同様のビラが全国各地で配布された。現在のコロナ対策と対比するため以下に掲げておく。

「スペイン・インフルエンザの予防のために：いま流行しているインフルエンザは軽微な場合は風邪と似た症状であり，重症化すると 39–40 度の高熱が出る。感染者は倦怠感，食欲不振，痛みに襲われ，肺炎を起こすこともある。大規模で急速な感染は密接密集，特に密閉の場で起こり，多人数が集まる集会，劇場，映画館，飲食店，喫茶店，居酒屋，駅などの待合室，社交場，寄席など娯楽場への出入りは自粛すべきである。感染者宅を訪問しない。混み合う電車や市電は不急不要なら乗らない。咳をするときはハンカチで口と鼻を押さえる。痰を吐くことは危険である。握手は感染の原因となる。毎日，何度もうがいをする。身体，服装，住まいは清潔に保つ。食事の前に手洗いを励行する」（一部省略）。；www.flickr.com/photos/59061037@N02/49693899388/in/dateposted-public/（閲覧：2020/09/20）。ハンカチがマスクの代わりとすれば，ハンガリーの主席医務官のコロナ対策，あるいは日本のコロナ対策「新しい生活様式」と全く同じである。当時のハンガリーの軍医将校で大学教授も務めたバーリント・レジェー Bálint Rezső（姓・名の順）は「病気を広めているのは他ならぬ人自身である。とりわけ症状の軽い感染者が自由に街中を歩き回り，電車に乗り降りしている」と，人を介した感染への警告を発しており，上記のような感染対策を作成する上で基本的な指針を与えたと思われる；Vincze Miklós, Száz éve ért véget a Magyarországot is rettegésben tartó spanyolnátha járvány, *Kultúra,* 2020.3.22., https://24.hu/kultura/2020/03/22/spanyolnatha-magyarorszag-influenza-betegseg-virus-jarvany-budapest/; Valentiny Pál, Spanyolnátha, Budapest, 1918, *KRTK KTI,* Közgazdaság és Regionális Tudományi Kutatóközpont, Közgazdaságtudományi Intézete, www.mtakti.hu/koronavirus/spanyolnatha-budapest-1918/13320/.

スペイン風邪は第１次世界大戦時に兵士，捕虜，兵站要員，戦争避難民など戦争によって移動したヒト自身が感染媒体だった。新型ウィルスは主戦場だった欧州を経由し，世界中から戦争に動員された人員を介して遠くアジア・アフリカに拡散した。スペイン風邪の主な犠牲者はインドを始めとする非ヨーロッパ地域の住民だった。全世界で数千万人を越える夥しい死者が帰結だった。果たして人類は百年前のウィルス禍から何かを学んだのだろうか。

65）Coronavirus: European solidarity in action, European Commission.

66）European solidarity, https://www.consilium.europa.eu/hu/policies/coronavirus/european-solidarity-in-action/（閲覧：2020/11/01）

67）HVG, 12-11.

68）KKI, 2021/01/22. EU 公認のワクチンについて，EU の公式見解 Q&A は「無症状での感染［市中感染］がワクチンで防ぎうるかどうかは，今後の研究に依らないとわからない，……ワクチンを接種した後もマスクの着用，三密回避，ソーシャル・ディスタンスなどは必要である」と述べ，ワクチンの効力は未確定であり，新型コロナ収束に直結するわけではないとしている：https://ec.europa.eu/commission/presscorner/detail/en/qanda_20_2467;（閲覧：2021/01/22）。

69）*portfolio. hu*, https://www.portfolio.hu/gazdasag/20210203/levelet-irt-az-orvoskamara-igy-nem-tudja-ajanlani-a-kinai-es-orosz-vakcinat-468046（閲覧：2021/02/18）。

（家田　修）

第7章

ポーランド：新型コロナ対策から見える ポーランド政治の特徴

欧州で初めて新型コロナウィルス感染症（以下新型コロナ）が発見されたのは2020年2月下旬，イタリア北部の地方都市での集団感染であったとされる。この新型コロナは，直接中国からイタリアに来たのではなく，英国経由とドイツ経由の2つの経路があったことがわかり[1]，欧州全体に激震が走った。LOTポーランド航空は北京発着のフライトを暫定的に3月28日まで停止する措置を取り，ポーランド保健省も新型コロナに関する情報を市民に提供した[2]。2月12日，クラスカ保健省副大臣は，ポーランドにはまだ新型コロナ感染者はいないとし，また，万一ポーランドで感染が発生しても対処する準備ができていると述べた。同省によると，2月中旬に湖北省武漢市に滞在する30名のポーランド人の帰国を完了し，彼らはヴロツワフの病院で経過観察中であるが新型コロナの症状は確認されていないとした。2月28日，保健省は中国，韓国，イラン，日本，イタリア，タイ，ベトナム，シンガポール，台湾への渡航を推奨しないとする注意喚起を出した。このような保健省の動きを後押しする形で，3月2日，下院議会はリモートワークの推奨，子どもが学校などに預けられない場合の親に対する追加手当などを盛り込んだ対策法案を可決した。

第1節　ポーランドにおける新型コロナウィルス感染症の状況

ポーランドで初めて新型コロナ患者が認められたのは2020年3月4日だった。患者はルブシュ県在住でジェロナ・グラの病院に入院しているが経過は順調とのことだった。患者は男性でドイツから入国しており，濃厚接触者約200

図表１　ポーランドにおける新型コロナの感染者数と死亡者数

週	感染者数	死亡者数
2020.3.2-8	6	0
2020.3.9-15	98	3
2020.3.16-22	432	2
2020.3.23-29	1102	13
2020.3.30-4.5	1989	61
2020.4.6-12	2729	129
2020.4.13-19	2386	139
2020.4.20-26	2531	177
2020.4.27-5.3	2102	140
2020.5.4-10	2276	121
2020.5.11-17	2606	130
2020.5.18-24	2674	78
2020.5.25-31	2640	68
2020.6.1-7	2415	92
2020.6.8-14	3031	84
2020.6.15-21	2603	109
2020.6.22-28	2094	89
2020.6.29-7.5	2005	77
2020.7.6-12	1802	56
2020.7.13-19	2225	50
2020.7.20-26	2876	46
2020.7.27-8.2	3724	57
2020.8.3-8.9	4821	79
2020.8.10-16	4923	69
2020.8.17-23	5091	82

出所）WHO https://covid19.who.int/region/euro/country/pl〔2020.9.22〕

名は全員陰性であると報告された。それ以降8月23日までのポーランドにおける新型コロナ感染・死亡者数は図表1のようになる。

総じてみると，感染者数については4月6–12日の週，6月8–14日の週，そして8月に入ってからの3つの波が見られる。また，死亡者数については感染者数の波の1〜2週間後に上り基調であることが確認できる。8月28日現在，感染者数は6万4,689人，死亡者数は2010人となっている。なお，本章では扱えなかったが，2020年10月から感染状況は悪化し，2021年1月16日現在，感染者数は142万9,612人，死亡者数は3万3,213人となっている。

第2節　ポーランドにおける新型コロナへの初期対策

1. 初期の水際対策

3月4日に国内初の新型コロナ感染者発生を受け，ポーランド政府はその対応に奔走した。3月5日，LOTポーランド航空はアジア便を中心に，いくつかの路線の運休・減便を発表した。3月9日，保健省は国内に16名の新型コロナ感染者がいることを明らかにし，感染の疑いがある自宅隔離者は散歩や買い物などの外出は出来ない旨強調した。また，これを遵守しない場合には，刑事責任を追及される可能性があることも付言した。同日，国立衛生局は1000人以上の規模の屋外イベントの中止を勧告した。さらに同日，モラヴィエツキ首相は，主要な陸上国境にて衛生検査の実施を発表した。当初はポーランド–ドイツ国境4カ所およびポーランド–チェコ国境の5カ所であったが，翌10日にはウクライナ，ロシア，ベラルーシ，リトアニア，およびその他のドイツ国境にも適用された。3月11日，LOTポーランド航空は近隣諸国便を中心に，さらなる運休を明らかにする。このような水際対策にもかかわらず，3月12日，ポーランド初の新型コロナによる死者が出たことがシュモフスキ保健相により発表された。3月13日には新型コロナ感染者は68人まで増加し，政府は水際対策から国内対策にも目を向けざるを得なくなった。

2. 感染脅威事態

3月11日，ポーランド政府は同月12日から25日まで，公立・私立を問わず，学校，幼稚園，保育園，大学の閉鎖を発表した。同時に，これにともなう保育・託児に関わる家計支出を支援するため，8歳未満の子どもがいる家庭を対象とした手当を導入した。3月13日，政府は新型コロナの世界的感染拡大に鑑み「感染脅威事態」を宣言した。

その柱は，①3月15–24日までの国境審査の復活，②一部例外を除く外国人の入国禁止，③入国者に対する2週間の自宅隔離措置の実施，④国際旅客機のポーランド国内空港への着陸禁止（ポーランド国民の帰国を目的とする政府チャーター便を除く），⑤国際列車への乗客の乗車見合わせ，である。また，国民生活に関連する部門としては，大規模商業施設や文化施設の営業を制限し，レストラン，カフェ，バーなどの飲食店によるサービスの提供をテイクアウトに限定した（ただし，ショッピングセンター内も含めて，食料品や薬局，ランドリーなどの店舗は引き続き営業可能とされた）。さらに，50人以上の参加する集会も禁止となった。これにより，原則的に外国人はポーランド国内に入国が不可能となるが，一部留保（①ポーランド国民の配偶者，②ポーランド国籍を持つ親の子ども，③ポーランド人カード（国籍に準ずるもの）を持つ者，④外交官，⑤ポーランドの永住権，滞在許可または労働許可証を持つ者，については入国可能となった。なお，上記条件に該当したとしても，原則14日間の自宅隔離は実施される）がつけられた。貨物については国際・国内貨物を問わず継続して運行され，貨物輸送を行う外国人に対する検疫も行われない。道路の封鎖については，車両やバスでポーランド国境を越えることは可能であるが，入国の際は上記制約を受けることとなる。

また，軍の動きも活発になった。3月13日，新型コロナ対応にともない，全領域防衛軍が12時間以内に出動できる待機態勢をとり，また，特殊能力をもつ部隊については6時間以内の待機態勢を整えた。ブワシュチャク国防相は300名の兵士に対して国内の14の空港での新型コロナ感染拡大防止活動を指示，また兵士たちはシレジア地方の6カ所の国境検問所において国境警備隊を支援した。さらに14カ所の軍病院と5カ所の予防医療センターが新型コロナに対応可能となった。軍は備蓄局の倉庫から搬出された器材および消毒関連物資の輸送も行った。さらにブワシュチャクは「ポーランド政府は適切なタイミングで新型コロナの脅威に対応し，状況は政府のコントロール下にある。そして，16日から2万5,000名に増員する。また，警察のパトロールも軍による協力により強化されることとなる」と述べた。

3. 危機対策パッケージの発表

感染脅威事態によって新型コロナが国民に大きな制約を与えることとなったことが明らかになった約一週間後の3月18日，閣僚評議会において，ドゥダ大統領およびモラヴィエツキ首相は，新型コロナの経済的・社会的影響を緩和するための危機対策パッケージを発表した。図表2に記すように同パッケージの総予算は同国GDPの約10%にあたる2120億ズロチ，また同パッケージの予算についてはEU資金以外から手当てすることとなった。

同パッケージについては発表後の21日，ドゥダ大統領が自営業者や零細企業を対象に社会保障料の支払いを免除する方針を示した。18日に発表された同パッケージにも社会保障費の納付期限猶予の施策が含まれていたものの，企業関係者からは危機収束後に速やかに事業を平常運転に戻すことは難しいとして懸念する声が上がっていた。ドゥダ大統領は，首相，開発相，社会保険庁など

図表2　危機対策パッケージ

① 労働者の安全を保証：一定の条件を満たす場合に，雇用主に対し従業員への給与の40%を補助金として支援すること（平均賃金を上限とし，雇用主側も同様に賃金の40%をカバーする）や自営業・単発業務型契約の労働者に対し，ポーランドの最低賃金の80%を上限として支給することなど（総額300億ズロチ）
② 企業支援：融資保証や社会保障費納付猶予，5000ズロチまでの小型融資等の企業支援（総額約732億ズロチ）
③ 医療分野への支援：（総額75億ズロチ）
④ 金融システムの機能保護：預金保障や金融機関への流動性供給拡大など（総額約703億ズロチ）
⑤ 地方道路建設，デジタル化，学校の近代化，エネルギー等のインフラ分野への公共投資（総額300億ズロチ）。

出所）在ポーランド日本大使館（2020.3.19），p.4

図表3　3月24日の移動制限の適用除外

① 出勤および仕事に必要な商品，サービスの購入のための外出
② ボランティア（検疫が必要な人や自宅隔離されている人のサポートをする場合など）
③ 日常生活に不可欠な外出（食料品や医薬品などの買い物，通院，近親者の世話，犬の散歩など）
④ 移動制限では3人以上のグループで移動することは禁止されているが，この制限は家族での移動には適応されない
⑤ 会議やイベントなどを含めた集会の全面禁止
⑥ 公共交通機関は引き続き運行するが，バス，路面電車，地下鉄では，車両の座席数の半分の人数までの乗車のみ認める。
⑦ 職場では人数制限などは適用されないが，従業員同士の距離をとることや消毒剤の設置など，3月20日の国立衛生局勧告（上述）を実践する必要がある。

出所）日本貿易振興機構（2020.3.26）

との協議の結果，2020年2月比で収益が50％以上減少した自営業者と従業員9名までの零細企業については，3カ月分の社会保障費の支払いを免除することで合意した。同パッケージについては，23日に国家安全保障会議を招集して議論され，25日には閣僚費議会が関連法案の閣議決定を行われた。

政府が経済対策に本格的に乗り出すなか，3月20日，国立衛生局が勧告を出し，8つの項目について，国民一人一人の自覚を促した[3)]。このような国民への感染防止対策の励行は，政府の危機感とも関連する。政府は3月20日，「感染脅威事態」を解除し，より高次の「感染事態」を宣言。23日には，4月10日までの学校の閉鎖や，検疫などの措置に違反した場合の罰則強化，24日には職務活動に必要な場合や日常生活に必要不可欠な場合を除く外出制限（図表3参照のこと），3人以上の集会の禁止，公共交通機関の利用制限などの追加的措置の導入を発表した。また，一時的な国境審査機関の4月13日までの延長および国際旅客機の国内空港への着陸禁止期間の4月11日までの延長が発表された。

4. ハンガリー非常事態法成立とポーランドのさらなる行動制限の導入

3月30日，同じ中欧諸国ハンガリーで非常事態法が成立した。同法は新型コロナ対策が終了するまで効力を持つとされるが，その判断が同国オルバン首相の意向に左右されかねないと大きな懸念が生じた（同法は，感染対策に必要なら根拠法がなくても特別措置を講じられる権限を政府に与え，国民が隔離政策に従わない場合，禁錮3年以下の刑を科せるほか，偽情報など感染対策を妨げる情報を流した場合には禁錮5年以下の刑を科すことができる)。EU 加盟国でもイリベラル・デモクラシーの旗手とされるハンガリーが制定した同法については，国連人権高等弁務官事務所の報道官も「政府が国会の監視を避けて，無制限に権力を与えられているように見える」と警告し，「非常事態立法は厳しく期限が設けられるべきだ」[4]とした。

ポーランドではこの種の法的措置は行われなかったものの，さらなる行動制限の導入に入った。ポーランド政府は3月31日，店舗や公園，ビーチなどでの滞在禁止，家族同士でも2m 以上離れて歩くことなどをさだめ，原則4月1日から導入された[5]（同制限の終了日が「追って通知があるまで」としている点では，ハンガリーの非常事態法に共通する部分がある)。

さらに前項でも述べた，3月18日提案の危機対策パッケージは危機防止シールドパッケージと表現を変え，詳細が図表4のとおりとなったことが4月1日に政府から発表された。この名称変更は，新型コロナ感染拡大によってポーランド国民および企業が受ける経済的損害を抑制するための「盾」となるべく，雇用の保護や企業負担の軽減，企業の金融流動性の維持を目的としたことによる。これによって国民の経済社会的活動の制限と国民の同活動の支援という車の両輪がようやく揃ったといってよい。

図表4　危機防止シールドパッケージ

① 従業員が9人以下の企業は，3～5月に社会保険庁（ZUS）へ払わなければならない以下の社会保険料負担などが免除される：社会保障拠出金，健康保険，労働基金，連帯基金，保証付き従業員給付基金（FGŚP），年金基金（FEP）。
② 税金や社会保険料の分割払い，または支払いを延期する場合，それに係る料金などが免除される。ただし，免除の申請は「感染脅威事態」中，および「感染脅威事態」解除から30日以内に行う必要がある。
③ 外国人の滞在許可・労働許可の延長（「感染脅威事態」が解除されてから最大30日以内）
④ 従業員の勤務時間の柔軟化
⑤ 新型コロナウィルス感染拡大の影響を理由とする公開調達などでの納期・業務完了遅延に対する罰金の停止。
⑥ 法人税および所得税の減免：2020年の収入が2019年に比べて50%以上減少した納税者を対象に，2020年に発生した損失を2019年に得られた収入から差し引くことを認める。

出所）日本貿易振興機（2020.4.6）

第3節　2020年4月からのポーランド政府の新型コロナ感染拡大対策

1. 行動制限下のポーランド社会

危機防止シールドパッケージは同月3日，欧州委員会によって承認された。欧州委員会は，この措置は必要かつ適正なものであり，先般欧州委員会が採択した新型コロナに関する経済支援のための国家補助規制に関する暫定枠組みに整合的なものと評価した。

経済再生に向けての要人の発言も活発化した。モラヴィエツキ首相は，6日の下院審議において，新たな経済モデルを構築し，経済への影響を最小限に抑えるべくあらゆる手段を講じる必要があると述べ，生産体制の再構築に必要な長期的な対応策の他，通貨ズロチの強化，公共財政の安定化，金融・規制・財政政策の一貫性を維持するための措置を準備していると発言した[6)]。また，エミレヴィチ開発大臣も同日，新型コロナへの対策は必要不可欠であるが，生産拠点の閉鎖は計画していないと述べた[7)]。

新型コロナによって経済的被害を受けた事業者に対する追加的措置も続々と発表された。7日，エミレヴィチ開発大臣は，危機防止シールドパッケージ第2弾を発表した。先に発表した総額2120億ズロチに加え，約185億ズロチを投じ（約115億ズロチが新規支出，約69億ズロチが歳入損失分），従業員数10〜49名までの小企業を対象とした3カ月分の社会保障費負担額の50%減免措置，同2.5億ズロチを上限とする融資枠の設定（内，80%までを国営政策投資銀行BGKが保証），自営業者および業務委託型契約の労働者を対象とした一時給付金（1回2080ズロチ，3回まで申請可），医療サービス支援（リモート・サービスに必要な機材・サービスの拡充等），農家支援，NGO支援等が含まれた。さらに，企業向け支援として「財政の盾」が発表された。8日モラヴィエツキ首相が発表した，新型コロナに対する新たな経済対策として，雇用および企業の流動性を維持するための総額1000億ズロチの政策がそれである。このうち，250億ズロチが零細企業（従業員10人未満），500億ズロチが中小企業（同10〜250人），250億ズロチが大企業向けの融資に充てられ，ポーランド開発基金

(PFR) を通じて実施される。融資期限は 3 年間で，2 年目から返済開始となる。また，一定の条件を満たす場合には融資の 75%が返済免除となる。零細企業は 32 万 4000 ズロチ，中小企業は 350 万ズロチを上限として融資を受けることが可能（大企業については上限額は案件に応じて決定される)。融資の対象となるのは，収益が 25%以上減少した企業で，雇用およびビジネスを維持することなどが条件となる。また，大企業についてはポーランドで納税していることが条件となる。また，モラヴィエツキ首相は，政府はポーランドの企業およびその従業員を新型コロナから守るだけではなく，敵対的買収を試みようとする他の企業からも保護し，税金逃れも防止すると付言した。なお，先に発表された危機対策パッケージと合わせると，政府による企業向け支援の規模は総額約 3200～3300 億ズロチ（約 705～727 億ユーロ）となった。

2. 第 1 段階の規制緩和

9 日，政府は，既に導入されている新型コロナ対策に関する国内制限措置や国境管理措置の延長を発表した。外出制限，商業施設やレストランの営業制限，店舗への入場人数制限などが 4 月 19 日まで延長される。また，保育園や教育機関は 4 月 26 日まで閉鎖期間が延長となる。国際鉄道便および旅客航空便の停止措置は 4 月 26 日まで延長，また国境管理措置（外国人の原則入国禁止）については 5 月 3 日まで延長され，引き続き入国者には検疫隔離措置がとられる。その他，4 月 16 日より公共の場では口や鼻を覆うマスク，スカーフ，ショール

図表 5　第 1 段階の規制緩和

店舗への入店人数制限の緩和：店舗面積 100 平方メートル未満の店舗では，レジ 1 台につき 4 人まで，100 平方メートル以上の店舗では 15 平方メートルにつき 1 人の計算で入店できる。 レクリエーション目的での移動制限の解除：森林や公園に入ることが可能になる。その際も口と鼻をマスクなどで覆い，2 メートル以上の距離を保たなければならない。また，公園にある遊具などは引き続き使用できない。 13 歳以上の未成年は成人の監督なしで移動できる。その際も口と鼻をマスクなどで覆い，2 メートル以上の距離を保たなければならない。 宗教行事への参加人数制限の緩和：参加人数は宗教施設の面積に応じて，15 平方メートルにつき 1 人の計算で参加できる。

出所）日本貿易振興機構（2020.4.21）

等の着用義務が新たに導入された。

16日，モラヴィエツキ首相は，実施中の日常生活および経済活動への国内制限措置を解除する四段階の工程表を発表した。この第１段階の国内制限措置の緩和（図表５参照のこと）が行われたのが４月20日である。これは十分なソーシャルディスタンスをとることや，マスクなどの着用を条件として，市民活動の平常化への第一歩を目指す試みであった。

3. 第２段階の規制緩和

政府は４月29日，段階的緩和の第２段階を発表した。当該措置は５月４日もしくは５月６日より実施された。緩和の内容は図表６のとおりとなる。

図表６　第２段階の規制緩和

【5月４日より実施】
大型ショッピングモールの営業再開。ただし，面積15平方メートルあたり１人の入場制限を設ける必要がある（廊下は施設の面積として含まない）。ただし，ショッピングモール内での飲食店，フィットネスセンターやレクリエーションスペースは引き続き閉鎖される。
ホテルおよび宿泊施設の営業再開。ただし，ホテル内のレストラン，レクリエーションスペース，スポーツジム，プールなどは引き続き閉鎖され，食事はルームサービスのみ提供される。
大型ホームセンターの週末営業の再開。
図書館，博物館，美術館等の一部文化施設の運営再開。ただし，時期などについては，各施設が衛生当局と協議の上で決定される。
医療リハビリテーション施設の再開。なお，マッサージ店は対象に含まれない。
【5月６日より実施】
両親が働いている子供を対象に，幼稚園と保育園の保育サービスを再開できる。ただし，各地方自治体は感染状況などを鑑みて，幼稚園や保育園を閉鎖することができ，その場合は子育てに係る追加の手当てが両親に支給される。
（注）保育園，幼稚園，学校および大学は原則５月24日まで閉鎖されている。

出所）日本貿易振興機構（2020.5.8）

4. 第３段階・第４段階の規制緩和

政府は５月13日，規制緩和第３弾を発表した。詳細は図表７のとおりとなっている。さらに５月27日，第４段階の規制緩和が発表された。主な内容は図表８にまとめてある。

図表７　第３段階の規制緩和

５月 18 日から，13 歳未満の子供でも大人の同伴なしで外出可能に。
５月 18 日から，美容院，ヘアサロンが再開。ただし，利用客はマスクなどを着用しなくてはならない。また，待合室で待つことができず，オンラインまたは電話で予約を行う必要がある。
５月 18 日から，レストランや喫茶店，バーの営業が再開。ただし，入店できる人数は４平方メートル当たり１人まで，テーブル間の距離は２メートル以上，ほかのテーブルの利用客と 1.5 メートル以上の距離を確保する。シェフやウェイターはマスクと手袋を着用するなどの条件がある。
５月 18 日から，公共交通機関の乗車定員の制限を緩和。座席数の半数，または乗車定員の３割までの人数の乗車が可能となる。
５月 18 日から，屋外スポーツ施設利用の際の人数制限などが緩和。また，スポーツジムなど屋内スポーツ施設も，施設の床面積に応じて設定された制限人数以内であれば利用できるようになる。
５月 25 日から，小学校（1〜3 年生）の再開

出所）日本貿易振興機構（2020.5.19）

図表８　第４段階の規制緩和

【5 月 30 日より実施】
屋外ではマスクなどで口と鼻を覆う必要がなくなる。ただし，商店や教会，バス，トラムなどの中，屋外であっても対人距離２メートル以上取ることができない場合は，マスクを着用する必要あり。
飲食店を含めた各種店舗や市場，郵便局などでの入場人数制限を撤廃。店内では手の消毒やマスクの着用が必要。飲食店ではテーブル同士の間隔を２メートル以上確保する必要あり。
屋外での 150 人以上の集会やコンサートの実施が可能に。ただし，参加者はマスクを着用するか２メートル以上の対人距離を確保する必要あり。
ホテルの営業を完全に再開。ただし，ホテル内のレストランやバーは5月 30 日から再開されるが，ホテル付属のスポーツジムやプールの再開は６月６日から。
【6 月 6 日より実施】
感染予防のための衛生状態を確保したうえで，映画館や劇場などの文化施設，ジムなどのスポーツ施設，遊園地などを再開。なお，屋外のジムや遊び場は５月 30 日から利用可能。

出所）日本貿易振興機構（2020.6.1）

これをもって，市民活動に対しての政府による迅速かつ強硬な行動制限は解除された。初の感染者が出てから「感染事態」を宣言するまで 20 日余，その後市民生活の行動制限を四段階に分けて解除するまで２カ月あまりの展開であった。実はこの期間，５月 10 日に大統領選挙が予定されていたが，新型コロナによる政治的・社会的・経済的混乱を理由として延期されていたことは知っておくべきことかもしれない。結局ポーランド大統領選挙は6月 28 日に第１回投票が行われ，上位 2 名に入った現職のドゥダ大統領とワルシャワ市長のチャスコフスキが 7 月 12 日の決選投票に臨み，51.2％の得票率でドゥダが大統領に再任されている。

5. 危機防止シールドパッケージの変遷

ドゥダの再選には，迅速な規制緩和だけではなく，危機防止シールドパッケージが奏功したかもしれない。5 月 8 日，ボリス・ポーランド開発基金総裁は，新型コロナに対する「財政の盾」の財源を確保するべく，5 年公債（表面利率 1.625％）の発行を開始し，185 億ズロチを売り上げたと発表した。同月 12 日，同総裁は，同基金を通じた「財政の盾」の下，既に約 9 万 5000 社が約 200 億ズロチの融資を受けたと発表した。

14 日，下院は上院による修正提案を一部承認の上，新型コロナに対する第 3 次危機対策パッケージを可決した。自営業者の社会保障費支払い免除に関する条件の緩和（収入が平均月額賃金の 300％以下という上限を撤廃。但し，申請月の収入が 7000 ズロチ以下が条件），企業支援のための産業開発機構（ARP）への 9 億ズロチの資本注入，Netflix などの大手 VOD サービス企業に対する課税（収益の 1.5％），外国人の季節労働の手続簡易化，公共調達法の改正等が含まれた。同月 19 日，政府は新型コロナに対する第 4 次危機対策パッケージ案の検討に入った。閣僚評議会が 20 日に採択した第 4 次危機対策パッケージ案には，国営政策投資銀行を通じた利子補填（予算総額約 5.65 億ズロチ），地方政府の財政規則の緩和および財源拡大，外国資本による敵対的買収からのポーランド企業の保護（2 年間の時限措置）等が含まれた。また，開発省はさらなる経済刺激策を準備しており，新たな住宅パッケージ，民間住宅建設業界への支援，デジタル化，新規投資促進のための救済策の他，制約部門の開発支援等が検討されている。20 日，ポーランド開発基金は，同基金を通じた「財政の盾」の下，すでに約 15 万 2000 社が約 310 億ズロチの融資を受けたと発表した。また，開発省によると，危機対策パッケージの下，426 万件以上の申請が提出され，約 428 億ズロチの支援が実施されたという。

さらに 25 日になると，欧州委員会がポーランド開発基金による「財政の盾」

による大企業向けの支援の一部（100 億ズロチ）を承認した。同事業を通じた大企業支援は総額 250 億ズロチを予定しており，モラヴィエツキ首相は，欧州委員会に対して残りについても早期承認を要請した。同月 27 日，欧州委員会は新型コロナからの経済回復に向けた欧州復興基金案および次期多年度財政枠組（MFF：Multiannual Financial Framework）案を発表した。同基金の規模は 7500 億ユーロで，次期 MFF からの予算手当を合わせると，復興計画案は総額 1 兆 8500 億ユーロとなる。報道によると，同復興計画において，ポーランドは補助金および融資で約 638 億ユーロの支援を得られる見込みとなり，補助金ではイタリア，スペイン，フランスに次ぐ 376.9 億ユーロ，融資ではイタリア，スペインに次ぐ 261 億ユーロを得られると試算された。これをうけて，28 日，ドゥダ大統領およびモラヴィエツキ首相は共同記者会見を行い，27 日の欧州委員会提案を歓迎・評価した。ドゥダ大統領は，新型コロナは，世界が直面した最大規模の危機に等しく，欧州は経済発展のための「新たな推進力」を持つべきと述べた上で，欧州はアジアやその他地域に生産拠点を移してきたが，再び巨大な生産拠点となるべきであり，そのためには多くの投資・研究開発及び野心的な計画が必要とした。モラヴィエツキ首相は，新型コロナ発生直後からポーランド政府が総額 4000 億ズロチ超に上る危機対策パッケージおよび「財政の盾」を立ち上げるなど，非常に迅速に対応してきた成果を強調した。

6. ドゥダ大統領再選と新人事

このあとポーランドにおける政局は大統領選挙における「法と公正」のドゥダ大統領再任に焦点が当てられていくことになる。結果については前項で詳述したが，人事面からみると，ドゥダ再選によって一通りのコロナ対策の区切りがつけられたといってよい。例えば 8 月 18 日にはポーランドの新型コロナ政策を牽引してきたシュモフスキ保健大臣が記者会見を開き，辞任を表明した。同大臣は，辞任後も下院議員として政治活動に携わりつつ，心臓外科医としての臨床業務に復帰するとしている。同大臣は，辞任は数か月前から検討されていたが，新型コロナ感染拡大のため，半年間延長して大臣職を遂行したと述べた。同様に，ポーランドのコロナ外交（次節参照のこと）の中心人物だったチャプトヴィチ外相が同月20日，辞任を表明した。同外相は，7月のポーランド大手紙ジェチポスポリタ紙のインタビューにて，大統領選挙後に外相職を退任する意向を示しており，9月下旬または10月上旬に予定される内閣改造での交代が見込まれていた。

20日，モラヴィエツキ首相は，シュモフスキの後任にニェジェルスキ国民健康基金（NFZ）長官を，チャプトヴィチの後任にラウ下院外務委員会委員長を充てる人事を発表した。

第4節　新型コロナをめぐるEU＝ポーランド関係

1．EUのなかのポーランド

別章でも既述のとおり，EUは新型コロナについて迅速に効率的・効果的な手が打てたわけではなかった。遠藤が「EUに過度な期待をかけるべきではない」[8]と述べ，国末が「調整役以上の役割をEUに期待するのは，もともと無理がある。医療に対する権限は基本的に，EUではなく加盟国に付されているからである。地域の設備や高齢者の割合，生活習慣に応じたきめ細かな措置が求められる医療は，EUの共通政策に最も向いていない」[9]と述べるように，EU加盟国だからといってこの難局をEUに打開を期待することは，理念上も実践上も無理があった。

しかし，EUは無策だったわけではない。すでに3月13日には欧州委員会委員長フォン・デア・ライエンは経済対策の一環として，医療サービスや中小企業支援，雇用対策などのために，2014-2020年結束政策から370億ユーロあまりを割当て，ポーランドには最大額となる74億ユーロが割当てられた。3月23日には非公式EU外相会合がテレビ会議方式で開催され，新型コロナについては各国民の帰国に向けた支援，EU市民の域内トランジットの確保，物とサービスの流動性維持の必要性について話し合いをもった。4月3日のEU外相理事会ではポーランドのチャプトヴィチ外相が，EUは各加盟国の新型コロナおよびその経済的影響に対する取り組みを積極的に支援すべきであると主張し，このような支援の確保を可能とする野心的な方針を EU の MFF に求めた。また，同外相はロシアによる偽情報拡散の試みについて，EU 弱体化を目指す偽情報に対抗するために，EU の戦略的情報発信の強化を主張した。このような流れを受け 15 日にフォン・デア・ライエンは，「EU は多国間主義の強力な推進者。世界規模の難題の解決には，多国間主義が価値を与える」と EU 加盟国の連帯を強調した。

さらに 4 月 21 日，モラヴィエツキ首相は，23 日に開催予定の欧州理事会を前に，ミシェル欧州理事会議長と電話会談を行い新型コロナに関して，① 衛生面での安全保障，② EU 域外との協力，③ EU の経済復興政策について議論し，同首相は，各 EU 加盟国のさまざまな需要を踏まえた新たなマーシャル・プランが必要であると主張した。この議論は 7 月 1 日のモラヴィエツキ＝ミシェル会談でも取り上げられ，両者は電話会談において，2021～27 年の MFF および欧州復興基金を中心に協議を行った。モラヴィエツキ首相は，EU による野心的な予算の早期採択および施行が必要であるとし，ポーランドが合意可能な案について提示した。同首相は，ポーランドは一貫して，EU 予算における結束政策および共通農業政策の重視を要請しており，農業政策の重視なくして持続可能な気候政策の実施は見込まれないと主張した。また，同首相は，新型コロナからの復興における共通市場および EU 予算の重要性を強調し，EU における産業発展戦略は，すべての EU 加盟国に利益をもたらすべきであると述べた。

また，EU の視点は EU 域内のみに留まることはなかった。5 月 15 日，EU 外相理事会がテレビ会議形式で開催され，EU と南方近隣諸国（欧州近隣国政策枠組みの北アフリカおよび中東諸国 10 カ国を対象）との協力について議論された。ポーランドのチャプトヴィチ外相は，コロナ禍における，同諸国での政治不安および経済危機対策を目的とする EU の支援拡大を指示する旨述べた。

このように，ポーランドは EU 加盟国として，第 1 に EU が新型コロナの問題に対して財政的に積極姿勢をとること，第 2 に EU の域外国への依存を増やす事態を食い止めること，そして第 3 に EU 周辺国・地域との当該問題に関する協調関係を主張した。

2. V4主要国としてのポーランド

ポーランドがコロナ禍に見舞われた2020年3月以降という時期は，同国が2020年7月1日からV4（Visegrád Four）議長国に就任する直前期にあたっていた。V4はポーランド，ハンガリー，チェコ，スロバキアによる中欧4カ国のサブ・リージョナルなグループであり，東にドイツ，西にウクライナ，南に南東欧諸国，北に北欧諸国やバルト三国・フィンランドと接する地政学的に重要な位置にある。ポーランドは前項で述べたようなEU加盟国としてのコロナ外交のほかに，V4主要国としてのコロナ外交も展開した。

4月21日，モラヴィエツキ首相は，シンコフスキ・ヴェル・センク外務副大臣を，V4議長国およびV4結成30周年担当政府全権委員に任命した。これは，前述のとおり7月より1年間，V4の議長国を務めることへの準備の意味がある。これを受けてセンクは，4月30日，新議長国としてのV4の共通政策方針を発表した。ここでは，コロナ後のEU経済の再興に向けた協力の強化を柱とし，次期MFF交渉で共通の立場を構築することを主張した（その他の重要分野として，デジタル問題，サイバーセキュリティ，気候変動，エネルギー協力などが挙がった）。5月19日にはV4＋独首脳会談が開催され，ドイツのメルケルも出席する場でモラヴィエツキ首相は，MFFにおいて強力な結束政策および農業政策が確保されるべきとの従来の立場を主張，さらに新型コロナによる危機の克服を目的とする復興基金の設立を支持するものの，新たな財源の創出が，中東欧諸国や南東欧諸国といった比較的経済力の低いEU加盟国に対する過度な負担となるべきではないとして，V4諸国の代弁者となった。5月21日にはモラヴィエツキ首相とハンガリーのオルバン首相がテレビ会談を行い，新型コロナ情勢，同感染症対策の経験共有，地域問題などにつき協議した。また，モラヴィエツキ首相は同会談において，ポーランドで実施されている経済支援政策である危機対策パッケージおよび「財政の盾」について説明した。このようなV4諸国内での新型コロナに関するEU域内の情勢および新型コロナへの対策に関する情報交換は5月下旬になるとより盛んになる。5月27日，チャプトヴィチ外相は，新型コロナ拡大後初となる外遊として，チェコおよびハンガリーを訪問し，両それぞれペトシーチェク・チェコ外相，シーヤールトー・ハンガリー外務貿易相と会談を行った。このなかでチャプトヴィチ外相は，V4の協力，コロナ危機からの脱却，経済制限措置の解除計画につき協議した。また，次期 V4 議長国就任を意識してかチャプトヴィチ外相は，ペトシーチェク外相との会談にて，2020年はV4協力30周年にあたり，その成功はさまざまな場裏においてV4各国が共通の立場の調整に努めた賜であると述べた。さらに6月3日，「V4＋NB8（北海・バルト海8カ国）」外相会合がテレビ会議方式で開催され，中欧・北欧地域の重要課題や中国，ロシア，EUの東方パートナーシップ参加国，および西バルカン諸国との関係につき議論された。各国外相は，新型コロナに関する議題において，MFFや復興基金について協議し，チャプトヴィチ外相は，危機収束後のEUの復興を支援する手段として，結束政策をはじめとしてV4諸国への配分額の増加を一貫して支持している旨述べた。さらに6月5日，チャプトヴィチ外相はスロバキアを訪問し，コルチョク外務・欧州問題大臣と会談を行った。両外相は，要人往来等の二国間関係に加え，コロナ対策に関する知見の共有や国境の再開放について協議した。チャプトヴィチ外相は，コロナ危機下で地域協力の重要性が増しており，中断された国際的な連結の早期再開が必要であると述べた。

このように次期V4議長国としての地ならしをV4諸国のみならず，近隣諸国とも行った結果，7月1日，ポーランドはV4議長国となった。ブリュッセルにおいて開催された式典において，ポーランドは“Back on Track”を今年のスローガンとするとし，新型コロナからの復興，地域協力の推進，新型コロナ収束後の人的交流の復活を掲げた。7月3日には早速ワルシャワにて，V4首脳会合が開催され，ここではMFF，復興基金，その他EUにおける主要議題について議論された。たて続けに同月7日にはV4外相会合が開催され，ここではポーランド議長国下における主要政策目標である①強いV4，②新型コロナからの復興，③域内結束と人的交流，および④デジタル分野での協力の発展，が確認された。またV4諸国が関心を有するべき外交的諸問題として，①ドイツ議長国下におけるEUの野心的な計画，②西バルカン諸国への拡大政策，③EUの東方近隣国情勢，④経済外交におけるV4諸国による協力，⑤環大西洋およびEU＝中国関係，を挙げた。

このような「強いV4」の希求は，同年7月21日のモラヴィエツキ＝オルバン共同記者会見でも現れた。ここでオルバンは，欧州理事会において合意された復興基金について，取りざたされていた加盟国への予算配分と法の支配を結びつける動きが拒絶されたと述べ，これはポーランドとハンガリーの勝利であるとし，V4 議長国であるポーランドのモラヴィエツキ首相のリーダーシップを称賛した。

「強いポーランド」は「法と公正」政権の基本的態度であったが，今回の新型コロナとそれにまつわる V4 外交を俯瞰すると，それが「強い V4」へと昇華したように見える。今後の V4 諸国の EU 域内におけるプレゼンス強化の動きは注視してしかるべきであろう。

第5節　新型コロナ対策から見えるポーランド政治の特徴

以上，新型コロナの発生からおおよそ2020年8月中旬までのポーランドにおける新型コロナ対策（制限措置とその緩和，および経済的救済措置），新型コロナをめぐる EU におけるポーランドおよび V4 の動きを概観してきた。本章脱稿直前の 2021 年 1 月 16 日現在，ポーランドは日本以上の新型コロナ感染に晒されており，2020 年 12 月 28 日から「全国的隔離措置」が実施されている。またワクチンについては，2020 年 12 月 26 日に 1 万人分のファイザー社とビオンテック社の共同開発ワクチンがポーランドに到着，同 27 日から医療従事者などの感染リスクの高い「グループ 0」の対象者へのワクチン接種が開始された。2021 年 1 月 25 日からは，60 歳以上の高齢者などの「グループ 1」の対象者へのワクチン接種が予定されている（アストラゼネカ社製の新型コロナワクチンについては，EU は高齢者への接種を制限していないが，ここにきてドイツが 65 歳以上の高齢者への接種をしない方針を示し，ポーランドも 60 歳以下の人から接種を進めるとして，欧州各国でアストラゼネカ社製の新型コロナワクチンの高齢者への接種を控える動きが出ている）。

以上を，今般議論になっているポーランドにおけるナショナリズム傾向，ポピュリズム傾向およびイリベラル傾向に照射すると簡潔ではあるが以下のとおり指摘できよう。

第1に「法と公正」政権下におけるポーランドのナショナリズムの傾向は，迅速で強力な新型コロナに対する市民の行動制限措置および経済的救済措置，さらにはEU内で「強いポーランド」「強いV4」を希求するコロナ外交において見て取れた。ポーランドはすでに，2004年のEU加盟前の「EUに従順な加盟候補国」ではない。国内政治におけるナショナリズムの勃興は，強いポーランドを国内外で希求する原動力となっている。

第2に「法と公正」のポピュリズム的傾向は，新型コロナに対する経済的救済措置に如実に看取できる。つまり，危機防止シールドパッケージにおいて，まず個人事業者・小企業から救済を開始し，その後，中企業，大企業へとセーフティネットの網を広げていった点だ。ただし，これをポピュリズムと分類すべきかについては，さらに観察が必要ともいえる。

そして最後になるが，イリベラリズムについてはポーランドおよびV4諸国がMFFおよび復興基金における国別分配金額と法の支配の問題をデカップリングするよう度重なる交渉を行ったことで明らかである。EU域内にはポーランドおよびハンガリーへのイリベラル傾向に対する厭気は強い。実際，ドゥダ大統領再選後のポーランドは，「強いイリベラルなハンガリー」の陰に隠れて「強いイリベラルなポーランド」を希求しているように見える。これは，2020年10月22日の憲法裁判所の「胎児に異常があったときの人工中絶は違憲」との判決により，強姦・近親相姦および母体に危険がある場合を除き，事実上ほとんどすべての人工中絶が禁止されたことなどからも明らかである。国民の多くの反発に遭ったこのような判決の背景には，数年来の「法と公正」政権の憲法裁判所への介入があると囁かれている。「法と公正」は，議会で多数を占めていることやドゥダ大統領再選という追い風に乗って，カトリックを精神的主柱とするポーランドの伝統回帰という政治的な動きを強めているが，これはEUの求める法の支配という規範に抵触しうる。このような雰囲気を察知してか，同年11月16日には，ポーランドとハンガリーは大使級会合において，法の支配が遵守されているかどうかをMFFや復興基金の資金配分の条件とする，いわゆる「法の支配コンディショナリティ」に反発した。これに対して12月10日の欧州首脳理事会ではドイツが，加盟国が欧州司法裁判所に異議を申し立てている間は資金停止などの措置を保留するなどの内容を盛り込んだ妥協案を提示し，ポーランドはその案を受け入れた。ポーランド政府としてはイリベラルなガバナンス構築を図る一方で，EUからの資金には依存せざるを得ないのも事実である。いずれにせよ，ポーランドにおけるイリベラルな傾向については，今後，人工中絶やLGBT関連政策などの精査を通じて，その本質が明らかにされるべきであろう。

[注]

1）朝日新聞（2020.3.15）「「中心地」，厳戒の欧州　新型コロナ流行，WHOが見解　各国相次ぎ入国制限」朝刊9頁。

2）Ministerstwo Zdrowia（2020.3.13），“Koronawirus: Co Musisz Wiedzieć?”，（Warszawa, Ministerstwo Zdrowia）. https://www.gov.pl/web/zdrowie/co-musisz-wiedziec-o-koronawirusie［2020.5.26］また，以下も参照されたい。Ministerstwo Zdrowia（2020.3.4），“Pierwszy przypadek koronawirusa w Polsce”，（Warszawa, Ministerstwo Zdrowia）. https://www.gov.pl/web/zdrowie/pierwszy-przypadek-koronawirusa-w-polsce［2020.5.26］

3）①対話者から安全な距離を保ち（1～1.5メートル），インターネットを介した会話を促進，②公共の場所にいる人は定期的かつ完全な手洗いの促進，③公共の場所にいる人が手洗いできる場所にアクセスできるようにすること，④消毒剤を作業エリアの見える場所に置き，これらの消毒剤が定期的に補充されるようにすること，⑤効果的な手洗い方法に関する情報を目に見える場所に置くこと，⑥安全衛生の専門家による職員の訓練などもおこなうこと，⑦作業中または公共の場所への移動中に顔，特に口，鼻，目に触れないようにし，咳や呼吸の状態を観察すること，⑧職場が清潔で衛生的であることを確認すること。Główny Inspektorat Sanitarny（2020.3.20），“Informacja Głównego Inspektora Sanitarnego w Związku z Potencjalnym Ryzykiem Zakażenia Koronawirusem”，（Warszawa, Ministerstwo Zdrowia），https://gis.gov.pl/aktualnosci/informacja-glownego-inspektora-sanitarnego-w-zwiazku-z-potencjalnym-ryzykiem-zakazenia-koronawirusem/［2020.5.26］

4）朝日新聞（2020.4.2），「ハンガリー，政府権限強化　コロナ対策名目　人権侵害の懸念」，朝刊9頁

5）Serwis Rzeczypospolitej Polskiej（2020.3.31），“Kolejne kroki w Walce z Koronawirusem – w Sklepie Mniej Osób, Ograniczenia w Poruszaniu Nieletnich, a Aarki, Plaże i Bulwary Zamknięte”，（Warszawa, Serwis Rzeczypospolitej Polskiej），https://www.gov.pl/web/koronawirus/kolejne-kroki［2020.5.26］

6）在ポーランド日本大使館（2020.4.10）「ポーランド政治・経済・社会情勢（2020年4月2日～2020年4月8日）」，p.5

7）在ポーランド日本大使館（2020.4.10）「ポーランド政治・経済・社会情勢（2020年4月2日～2020年4月8日）」，p.6

8）朝日新聞（2020.4.22）「（コロナ危機と世界）揺らぐ欧州：下　EUに亀裂，つけいる中ロ　迅速な医療支援，絆演出」朝刊9頁

9）国末憲人（2020）「感染症が浮き彫りにしたEUの「死角」」『外交』第61巻p.50。

[参考文献]

本書の編集方針に従い，事実関係に関する注は最小限にとどめたが，基本的には在ポーランド日本大使館および日本貿易振興機構の情報に依拠している。また，本書で言及した参考文献については以下のとおり。

在ポーランド日本大使館（2020.3.19）「ポーランド政治・経済・社会情勢（2020 年 3 月 12 日～2020 年 3 月 18 日）」

日本貿易振興機構（2020.6.1）「マスク着用義務を条件付きで解除，店舗など入場人数制限の撤廃も」ビジネス短信 937ca501342334902

――（2020.5.19）「生活関連規制緩和が進み，飲食店など再開へ」ビジネス短信 565f99cab455453c

――（2020.5.8）「政府，外出規制をさらに緩和」ビジネス短信 6a2bf4a1da2b6038

――（2020.4.21）「入店や移動制限など外出規制を一部緩和」ビジネス短信 077b417fcf65be98

――（2020.4.6）「経済支援策「危機防止シールドパッケージ」の適用開始」ビジネス短信 d71f4ef0b62fb36b

――（2020.3.26）「ポーランド政府，不要不急の外出を制限」ビジネス短信 251f63d65fe0a311

（市川　顕）

第8章

バルト3国：EUの「傘」とロシアの脅威による地域協力の変容

WHO（世界保健機関）のテドロス事務局長が，新型コロナウィルス感染症（COVID-19）がパンデミックに至っているとの認識を示し，各国に対して一層の対策強化を求めたのは，2020年3月11日であった。ヨーロッパ全体でパンデミックが広がる中，リトアニアでは，感染者が確認される直前の2月26日に緊急事態宣言を出した。エストニアとリトアニアで感染者が初めて確認されていたのは2020年2月28日，ラトビアでは3月3日であった。感染者数が2桁を超えるようになったのは，エストニアでは3月13日（11人），ラトビアでは3月18日（25人），リトアニアでは3月20日（15人）であった。図表1からもわかるように，バルト3国の感染者は少ないままであった。新型コロナによる最初の死者が出たのは，リトアニアが3月21日（1人），エストニアが3月26日（1人），ラトビアでは4月4日（1人）で，3月半ばまでは，バルト3国全体で死者は出ていない。

考察に先立って，バルト海東南岸に位置するエストニア，ラトビア，リトアニアについて簡単に触れておこう。エストニアは，東にロシア（国境線は324 km），南にラトビア（333 km）と国境を接しており，北のフィンランド湾を挟んでフィンランドがある。面積は45,228 km^2，バルト海に1,520の島嶼を含んでいる。人口は1,228,624人（2020年7月）である。ラトビアは，北にエストニア（国境線は333 km），東にロシア（332 km），東南にベラルーシ（161 km），南にリトアニア（554 km）と国境を接し，面積は64,589 km^2，人口は1,881,232人（2020年7月）である。3国の中で最も南のリトアニアは，北にラトビア（国境線は544 km），東にベラルーシ（640 km），南西にポーランド

図表1　エストニア，ラトビア，リトアニアの1日当たりの感染者数の推移

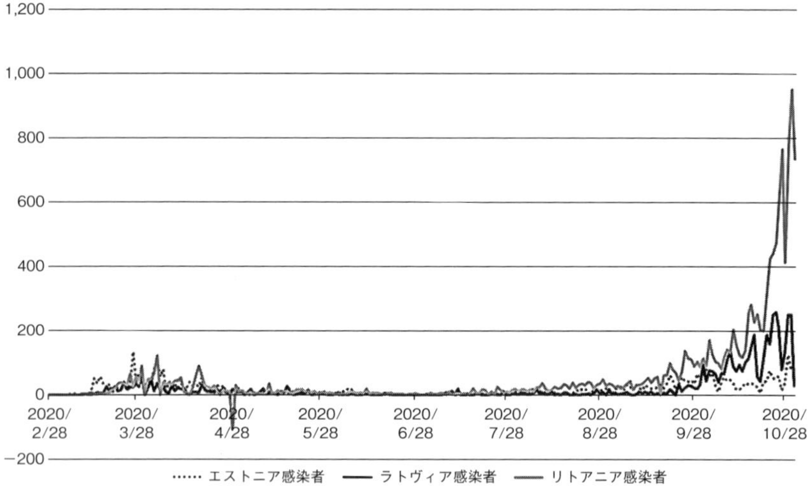

注）リトアニアのデータは，4 月 29 日が感染者数マイナス 105 人となっている。
出所）European Centre for Disease Prevention and Control（欧州疾病予防管理センター 以下，ECDC と 略 記）ウ エ ブ サ イ ト（https://www.ecdc.europa.eu/en/publications-data/download-todays-data-geographic-distribution-covid-19-cases-worldwide，最終アクセス日：2020 年 11 月 1 日）より作成（2020 年 2 月 28 日～10 月 30 日）。

（104 km），西にロシア連邦の飛び地であるカリニングラード州（261 km）と国境を接している。人口は，2,731,464 人（2020 年 7 月）で，国土面積でも人口でもバルト 3 国の中では最も大きな国である。さらに，バルト 3 国の人口密度をみると，エストニアで 29.6 人/km^2，ラトビアでは，34.5 人/km^2，リトアニアで 49.7 km^2 とかなり低い。一方で，バルト 3 国では都市への人口集中が進んでおり，エストニアで総人口の 69.2%，ラトビアで 68.3%，リトアニアで 68%が都市に居住している。特に首都タリンには，総人口の 36.2%，首都リーガには 33.5%，ヴィルニュスには 19.7%と集中して居住しているという特徴がある[1)]。

いずれも，1918 年にロシア帝国より独立，第 2 次世界大戦中の 1940 年にソ連の占領によりソ連邦へ編入（加盟），第 2 次世界大戦中にはナチス・ドイツ軍の占領を経て，戦後はソ連邦の社会主義共和国を構成，1991 年ソ連邦から独立を回復，2004 年には北大西洋条約機構（NATO）および，欧州連合（EU）に加盟した。ユーロの導入は，エストニアが 2011 年 1 月 1 日から，ラトビアが

2014年1月1日から，リトアニアは2015年1月1日からであった。

本章は，第1節でバルト3国での新型コロナの感染状況とそれへの対応，第2節では，新型コロナによるバルト3国内への影響，第3節では，コロナ禍でのバルト3国の挑戦，第4節でコロナ禍でのEU加盟国としてのバルト3国の対外関係をについて，第5節で，コロナ後のバルト3国の地域の新たな協力の可能性について，検討するものである。

第1節　バルト3国での新型コロナウィルスの感染状況とそれへの対応

1. バルト3国の迅速な対応と国境管理

(1)　バルト3国の新型コロナウィルスの感染状況

リトアニアは，上述のように，2月26日に緊急事態宣言を出していたし，ラトビアは3月3に，エストニアは3月13日にとそれに続いた。感染者の拡大予防に向けた迅速な対応であった。

エストニアでは，10月3日現在で感染者総数は，3,507名，死者総数66名で，3月下旬から4月中旬にかけて1日の新規感染確認者が50名，3月26日の134名をピークに，4月3日の103名と2日を数えていた。再び，新規感染者が増加してきたのは，9月に入ってからで，9月19日以降，再び新規感染確認者が50名を超える日が多くなってきている。

ラトビアでは，9月下旬から新型コロナの感染者数が増加しており，3月以来感染者数は1日で50名を超えることはなかったが，9月30日に95名の感染者が確認，10月1日以降のコロナ感染者数は，1日44名，2日77名，3日74名と感染の第2波の様相を見せている。これまでの感染者数が2,019名（10月3日現在），新型コロナによる死者が計38名（10月3日現在）であることから，慎重な対応が求められている。

リトアニアでは，10月3日現在で感染者総数が4,956名，死者は総計93名である。死者が多かったのは，4月中旬から5月中旬にかけてであった。また，9月中旬から1日の新規感染確認者は100名前後が続くようになり，深刻さが増してきた。

バルト3国のいずれの国でも新型コロナの新規感染確認者数は，9月下旬から増加傾向にある。2020年後半の9月1日になると，14日間の10万人に対する新型コロナの感染者は，エストニアのイダ＝ヴィル県で確認された陽性者が，それまでの最大であると報告されている[2)]。この県はエストニアの東部に位置し，ロシアとの国境の都市はエストニアで3番目に人口の多いナルヴァである。東は，ナルヴァ川，東南はペイプシ湖で，ロシアに接している地域であり，歴史的にロシア語系住民が多い。2020年1月の統計によると，人口134,259人に対して，エストニア人人口は，23,473人，ロシア人は99,811人とソ連時代に流入したロシア人も多く，その割合は，75％近い。また，人口の約4分の1が，65歳以上である[3)]。住民の3分の1以上がロシア国籍を有しており，住民が日常的に仕事や買い物など国境を越えて移動している地域でもある。

(2)　バルト3国の対応

新型コロナの感染拡大を防ぐための動きは迅速で，3国は協力して，感染防止にあたることを繰り返した。3国で早くに出された非常事態宣言とそれに伴う素早い対応が，その後の爆発的拡大を防いだとみられる。しかし，8月になると，エストニア，リトアニアでは1日に確認された感染者数が2桁の日が続くようになり，ラトビアでも8月下旬ごろからその様相が表れてきた。図表1からわかるように，9月から10月にかけての感染者数の急増は，特にリトアニアにおいて顕著にみられてきた。9月25日にはリトアニアで138人の新規感染者，ラトビアでは10月9日に109人，エストニアでも10月29日に125人とこれまでにない新規感染者数の多さが深刻度を増してきている。11月1日にはリトアニアで1,001人と3桁の新規感染者となった。2020年12月13日の感染者数は，エストニアで757人，ラトビアで660人，リトアニアで2,849人であった。12月14日までの感染者総数はエストニアで，18,055人（死者149人），ラトビアは，25,675人（死者349人），リトアニアは，95,021人（死者825人）となった（ECDC ウエブサイト）。

バルト3国では，いち早く接触アプリを導入し，保健相のホームページ上で，その使用を促している。ICT 先進国であるエストニアでは，社会問題相が，接触アプリ「HOIA」のページも設け，英語，ロシア語，エストニア語で対応ができるようになっている。また，デジタル化の進んでいるエストニアでは，「e–Estonia」のウエブページでもヘルスケアについてのサービスが説明されている[4)]。ラトビア保健相は，「Stop the virus with your phone!」の接触アプリを促進，特設ページも設置しているが，情報はラトビア語でしか提供されていない[5)]。リトアニアの保健省は，ホームページからリンクできる「Korona stop」のページを設け，チャットで質問できる。また，提供される情報は，リトアニア語，英語，ロシア語，ポーランド語で読むことができ，利用しやすい[6)]。

バルト3国の議会の動きは異なっているが，リモート会議の積極的活用や共有など共通性も見出すことができる。

エストニア議会は，緊急事態宣言が5月18日に説かれると，通常通りの業務に戻った。委員会では必要に応じてリモートでの会議も行うようになった。Microsoft Teamsのアプリケーションが広く使われ，文書の署名もデジタルで進められた。

リトアニア議会は，パンデミックの間は活動が制限されているが，緊急事態には，リモート会議で対応した。

ラトビア議会は，当初，ソーシャル・ディスタンスに配慮したものであったが，e–Saeima（e–議会）を導入，世界で最も早い部類でリモートワークに完全移行した。

バルト3国間の政府間機関であるバルト3国議員会議は，リモートに切り替えられ，大小の会議が開催され，デジタルを活かした当会議の運営は効果的に進められた。危機や回復にバルト3国の連帯や協力を，これまで以上に進めることがコミュニケとしても出された。新型コロナの状況についての議題も繰り返し議論されている。特に，人の移動の制限がある中で，危機の緩和の議論は継続されていた。

10月になって感染の拡大が深刻さを増してきたラトビアでは，例えば，政府は，保健省が新たに提案した新型コロナの制限戦略を承認した。10月28日の報道によると，ラトビア首相カリンシュが，現在，感染症危険レベル3にあり，次の3つの要因によって危険レベル4となること説明された。第1は入院中のコロナ感染患者数が病院の収容能力の80%を超えた場合，第2に10万人に対する感染者数が，EU の平均指標の 50％を超えた場合，第 3 に新型コロナによる死亡率がEUの平均を超えた場合となっている。この危険レベル 4 となると，就学前教育は不可，1～6 年生では，登校時にはクラスを合併せず，1 クラスの人数を増やさず，部分的にリモート教育を取り入れ，7～12 年生はリモートによる教育とする。特別教育機関は自治体の決定に基づいて実施，職業教育および高等教育機関は，部分的にリモート教育を実施するものとする。裁判も特別事例のみリモートでの開催となる，などである。同時に，ソーシャルケアセンターや病院への訪問は許可されない。ヘルスケア・サービスも厳格に制限されるなど，詳細が説明され，「2～3 週間で，感染率を安定化させることができる」と展望を述べた[7)]。

2. 国境の管理と「バルティック・バブル」による人の移動

バルト 3 国への入出国は，空，海，陸を通してであり，特に陸路の国境に関するならば，EU 域内と域外があり，管理が必要なのが EU 域外との国境であった。

EU 域外との陸路での国境がロシア，ベラルーシ，ウクライナにあり，空路は主要な国際空港のエストニアのタリン，ラトビアのリーガ，リトアニアのヴィルニュスである。加えて，海路は，主に，エストニアにはタリン港，ラトビアにはリーガ港，ヴェンツピルス港，リァパーヤ港，リトアニアにはクライペダ港があり，国境管理として重要である。

一方で，バルト 3 国はシェンゲン協定に加盟しており，その加盟国との出入国は通常は容易である。また，バルト 3 国地域内の移動についても同様であった。

3 月の緊急事態宣言によりバルト 3 国地域内の移動も制約された。国境を越えての雇用に頼っている国境地域では，新型コロナによる移動の制限で繋がりが絶たれ，仕事に行けず，境界地域の経済の脆弱化が否めない。

バルト 3 国は，ヨーロッパで最初の「トラベル・バブル」政策を実施した。経済回復に向けて，5 月 15 日の国境の開放を報道する BBC ニュースによると，EU は，他の国にも移動の制限を終えるように働きかけている。

図表2　バルト3国失業率推移　2019～2020（%）

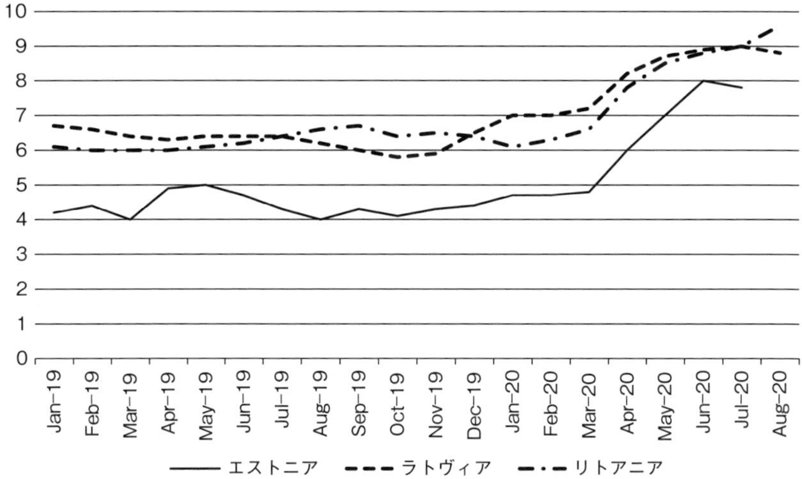

出所）OECDウェブサイト（2020），Unemployment rate（indicator）。（https://data.oecd.org/unemp/unemployment-rate.htm#indicator-chart，最終アクセス日：2020年10月29日）

バルト諸国では経済は8%縮小し，ロックダウンによる経済への影響の大きさが懸念されている。リトアニア首相スチェヴェルネリスの声明では，「ビジネスの機会を再開，日常生活に戻れるよう人々に希望の兆し」を持つように呼び掛けた。欧州委員会の駐リトアニア代表プランケヴィチウスによると，「バルト諸国は緊密なパートナーであり，同じような感染状況を示し，経済が密に統合されているため，人や商品の自由な移動が，この地域にとっては大変重要である。」こと，バルト3国地域の新規感染者数は4月下旬以来，鈍化しており，EUの行政機関もEU域内での境界の活動を慎重に再開することを求めていることを受けて，3国内の国境を開くことになった。感染予防のための安全な対応策をとった上での実施であった[8)]。パンデミックにより大きな被害を受けた観光産業の回復につながる一助であった。

バルト3国地域内の移動については，興味深い地域特性がある。5月にバルト3国間の国境が開放され，バルト3国内での移動ができるようになると，地理的に中央に位置するラトビアへのインバウンドは特に大きく回復したという点である（図表2）。

ここで国境を越えた日常的な移動の例を示そう。エストニアとラトビアの国境地域にある町，エストニアでは，ヴァルガ（Valga），ラトビアではヴァルカ（Valka）と呼ばれる。すでに 13 世紀には歴史的記述が残されているこの町は，ドイツ語ではヴァルク（Walk）として知られていた。現在では，2 つの国の一つの町，双子の町として，開設している共通のホームページでは，かつてのリヴォニアの中心に位置し，16 世紀の終わりから 17 世紀初めにかけてポーランド王国の支配下，大北方戦争で大きく破壊され，人口が 400 名にまで減ったとの歴史が紹介されている。現在では言うまでもなく，エストニア側ではエストニア語が，ラトビア側ではラトビア語が用いられており，国境線をまたいで立つことができる[9)]。

3 月半ばに新型コロナの感染者の確認に伴い，国境が閉鎖されていたが，エストニア，ラトビア両政府は「Valga/Valka の国境通過については例外」としていた。5 月中旬には，3 国間の国境を自由に移動できる「バルティック・バブル」で，国境は開いたが，8 月後半以降第 2 波とみられる新型コロナの新規感染者が急増してきたのに対して，9 月 8 日にラトビア政府は，このヴァルカ/ヴァルガの住民は，自由に国境を超えることができるという発表をした。

他のエストニア，リトアニアとの国境地域についても同様の特別な規則を提供することが決定されている。この発表の説明によると，ヴァルガは他の地域と異なり，この町は機能的に一つの領域で，完全に分けることができない，つまり，両方の住民のための一定のサービスや施設は，単に国境のどちらかに位置しているだけである。ラトビア政府の決定は，バルト 3 国でも新型コロナの新規感染者が急増しているのを受けて，ラトビアの定める高い危険度レベルにエストニアが入った時にも，この町は例外であることを確認したものであった。ただし，移動には雇用者や教育機関が発行した証明書の提示が必要となっている。この決定の背景には，エストニア側に 1,000 人以上のラトビア人が居住し，ラトビア側に何人かのエストニア市民が住民登録をしているという事実がある[10)]。国境を越えた日常の経済・社会活動の制約はしないという方針が示されたことになる。これに関しては，エストニアの緊急事態担当官の説明にも，3 月の緊急事態に際して，政府は両国の国境を住民が越える場合には，14 日間の自己隔離の必要はなく，他の地域からこの町にきた人々に対しては，14

日間の自己隔離が必要であることが示されている[11)]。

また，バルト3国とフィンランドの国民の間の入国に関して，エストニア政府の発表によると，到着時に，仮に48時間以内のPCR検査の陰性結果を提示するなら，隔離ルールは適用されない。10月19日から有効とされる。この措置について，レインサル・エストニア外相が，この地域の経済の回復には，この地域の回復が重要であると発言している[12)]。

第2節　新型コロナによるバルト3国内への影響

1. 経済活動の停滞

新型コロナの大きな影響は，言うまでもなく，経済活動の低迷である。この節では，主に，失業率の上昇，観光業への打撃，税収の減少から経済的影響について考察を進める。

(1) 失業率の上昇

図表2を参考にしながら，失業率に現れた経済活動の停滞および，失業率の上昇について検討する。3国の失業率の推移を比べると，もともとエストニアが最も低く，ラトビアとリトアニアの失業率は大差はない。概観すると，2020年4月から失業率はいずれも上昇してきており，リトアニアは8月には10%近くまで上昇している。

リトアニア統計局のデータ[13)]から男女別，都市・地方別の詳細（20～74歳を対象）を見ると，男性の失業率が，2019年第3四半期の6.9%から2020年第2四半期では9.7%へ急増し，女性では5.3%から7.5%へと上昇しているが，全体で見ると女性の失業率が低いことがわかる。さらに，都市・地方別で同時期の失業率を見ると，都市での男性の失業率が6.1%から6.5%，女性では5%から6.4%であり，地方での男性の失業率が9%から13%に上昇，女性では，5.9%から10.5%へと急増した。もともと，失業率が高い地方で失業者が増えており，おそらく，地方の中小企業の経済的困難さが反映されているだろう。

一方で，ラトビア中央統計局が実施した労働力調査のデータ[14]によると，2020 年 9 月の実質失業率は 8.1％で，8 月よりも 0.5％減っている。職業斡旋所によると，登録失業率も 7.7％で 8 月より 0.5％下がっている。2019 年のデータと比較すると，失業率は実質で 2.3％，登録で 2％増えている。2020 年 9 月の失業者数は 79,600 人であり，8 月よりは 4,400 人減，前年同時期と比べると 23,400 人増であり，ある程度，回復に向かっているのがわかる。緊急事態宣言が出されてから 7 カ月の間に，2020 年 2 月のデータと比べると，失業者数で 8,000 人が増加した。

エストニア統計局のデータ[15]によると，2020 年第 2 四半期の失業率は 7.1％で，49,400 人が失業しており，2020 年第 1 四半期よりも増えた失業者数は 14,400 人であった。統計局によると，第 2 四半期は，昨年の第 2 四半期と比べると失業率は 2％増で，新型コロナの拡大による危機の影響を指摘している。第 2 四半期は，就労者は 643,900 人，2019 年の同時期と比べて 23,800 人減，正社員は 560,400 人で，24,100 人減っている。パートタイムでは，顕著な変化はなかったようである。失業率は，7.1％，失業者は 49,400 人で昨年の同時期第 2 四半期より 13,700 人が増えている。エストニア人の失業率は 6.3％であるが，非エストニア人は 8.8％と少し高い。失業期間半年以下の失業者は，34,100 人，6～11 カ月の失業者は 9,100 人，長期の失業者は，全部で 6,100 人であり，失業者の増大が新型コロナの影響として表れていることがわかる[16]。

(2)　GDP の推移と貿易

次に，GDP にはどのような影響があっただろうか。図表 3 は，2018 年の第 2 四半期からのバルト 3 国の GDP の推移を表している。2020 年の第 1 四半期には，3 国とも GDP は落ち込み，それは 2020 年の第 2 四半期にもわずかの回復がうかがえる程度である。

他方，貿易の統計からどのような影響を捉えることができるであろうか。

エストニア統計局によると，2020 年 8 月は，前年同時期と比べて，輸出で 6％減，輸入が 4％減となっているが，EU27 カ国への輸出は 8％減，輸入は 7％減であり，落ち込みの要因は EU 加盟国との貿易によるものである。貿易相手国別の状況をみると，輸出の主要相手国はフィンランド，次いでスウェーデ

図表３　バルト３国 GDP 推移 2018-Q2〜2020-Q3

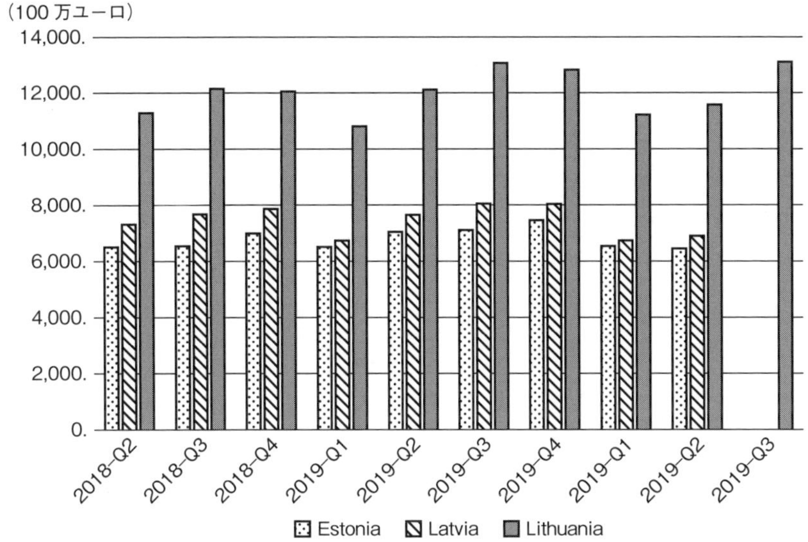

出所）EUROSTAT ウエブサイト，GDP and main components（https://ec.europa.eu/eurostat/databrowser/view/namq_10_gdp/default/table?lang=en，最終アクセス日：2020 年 10 月 25 日）

ン，ラトビア，米国，リトアニア，ロシア，ドイツ，ノルウェー，ポーランド，英国の順である。このうち，前年同時期と比べてプラスになっているのが，ラトビア（＋10%），米国（＋3.4%），リトアニア（＋4.5%），英国（＋53%）で，一方，減らしているのが，フィンランド（－10%），スウェーデン（－7%），ロシア（－12%），ドイツ（－21%），ノルウェー（－23.8%），ポーランド（－1%）である。輸入では，割合の大きい順にみると，フィンランド，ドイツ，リトアニア，ラトビア，スウェーデン，ポーランド，ロシア，中国，オランダ，英国である。このうち，前年同時期と比べて，増えているのは，ドイツ（＋5%），ラトビア（＋5%），中国（＋36%），英国（＋10%），一方，減っているのが，フィンランド（－10%），リトアニア（－13%），スウェーデン（－9%），ポーランド（－6%），ロシア（－14%），オランダ（－9%）である。月別の輸出入ともに，昨年同時期比で大きく落ち込んでいるのが，４月，５月であり，６月に回復したものの，以前としてマイナスの状態が続いている。エストニアの

2020 年 8 月の総輸出額は，10 億 8,100 万ユーロ（昨年同月比－6％），総輸入額は，11 億 9,400 万ユーロ（昨年同月比－4％）であった[17]。

統計局の 10 月 9 日のニュース・リリースでより詳細にみると，エストニアの輸出は大部分を近隣諸国のフィンランド，スウェーデン，ラトビアの経済状況に依っている。8 月に，これら主要パートナーの 3 国のシェアは，輸出の三分の一を占め，EU 諸国のシェアは，67％である。対前年比で，EU 諸国へは，62 万ユーロ減少である。昨年同時期と比べて，最大の貿易相手国のフィンランドへ輸出は 19 万ユーロ減ったが，電気機器が大きく減少，また，前年比 17 万ユーロ減ったたデンマークへは，シェール・オイルの減少が主たる要因であった。輸入が増えている中国（17 万ユーロ）からは電気機器が，輸出が急増した英国（11 万ユーロ）へは消毒用品のエチル・アルコール，木材チップが増えていた。昨年度 8 月と比べて，エストニア産の製品は全輸出の 71％を占め，輸出は 5％減，再輸出は 8％減であった。もっとも減少しているのが，エストニア産のシェール・オイル，輸出で最も増加しているのが木材チップ，サーモメーターや計測器具などであり，リトアニアからの輸入の減少の理由は自動車用燃料である[18]。貿易で取り扱われる商品を通しても，新型コロナのヨーロッパでの感染拡大と経済封鎖の影響がみられる。

ラトビアでは，2020 年 8 月の対外貿易取引高は，昨年同時期と比べて 4.3％減少，輸出が 3.7％，輸入が 4.8％の減少であった。2020 年 8 月のラトビアの主要輸出相手国の取引割合は，リトアニア（17.5％），エストニア（12％），ドイツ（8.8％），ロシア（8.3％），英国（5.5％），スウェーデン（5.2％），以下デンマーク，ポーランド，オランダ，フィンランドと続く。一方で，輸入相手国の取引割合は，リトアニア（20.3％），ポーランド（10.2％），ドイツ（9.8％），エストニア（8.9％），ロシア（6.1％），以下中国，オランダ，フィンランド，イタリア，スウェーデンと続く[19]。また，総輸出額は，2020 年 8 月で，10 億 7,460 万 7,000 ユーロ，総輸入額は，12 億 3,237 万ユーロであった。輸出入額ともに，2020 年 4 月から 6 月が大きく落ち込んでいる[20]。

リトアニアでは，2020 年 8 月のリトアニアの総輸出額は 24 億 7 千万ユーロ（昨年度同月比－7.2％），総輸入額は 23 億 7,000 万ユーロ（昨年度同月比 13.1％）であった。リトアニア産商品の輸出は，前月の 7 月に対して，輸出は 5.3％増，輸入は5.6%減である。輸出増加の要因は，シリアル（4.1倍），石油製品（28.2%），オイルシード，油性製品（85.5%）である。2020年1月～8月のもっとも重要な輸出相手国の取引割合はロシア（13.6%），ラトビア（9.5%），ドイツ（8.3%），ポーランド（6.6%），輸入相手国では，ポーランド（12.8%），ドイツ（12.1%），ロシア（10.1%），ラトビア（7.7%）となっている。リトアニア産の商品の大半は，ドイツ，スウェーデン，ポーランド，ラトビア，オランダに向けて輸出されている。2020年1月～8月の輸出入の推移をみると，4月，5月がともに大きく落ち込んでいる[21)]。6月にやや回復したものの，7月になると昨年度同時期と比べて大きくマイナスとなっている状態が続いている。

(3)　観光業への打撃

バルト3国は，いずれも首都の旧市街が，ユネスコの世界遺産に登録されており，その他の多様な観光資源を持ち，観光立国といえよう。また，自然豊かな地方での，特に夏期の長期滞在も魅力的である。新型コロナの感染拡大の予防により，入出国が厳しい制限の下で，国外からのインバウンド数の激減による大きな影響，および，バルト3国内の観光客とその他の地域からの観光客の流入面で2020年は，大きな変化と特徴がみられた。（図表4，5，6）

エストニアの2020年第1四半期の統計によると，外国人観光客は20%以上減少した。エストニア銀行の統計によると，2016年以来の統計から観光客が最も多かった2020年度の第1四半期には，日帰りも含めた観光客数は，762,844人であった。しかし，第2四半期になると，日帰りを含めて120,578人に激減したが，4月をボトムとしてわずかながら回復している[22)]。

ラトビアでも，観光業の影響は大きい。経済指標のTrading Economicsによると，2016年以降のピークは，269,702人であったのに対して，2000年4月には2,403人，5月には6,337人と激減している[23)]。ラトビアの中央統計局のプレスリリースによると，2020年第1四半期の陸路旅客輸送の数は，7,350万人，これは，2019年同時期の38，9%にも達していない。鉄道では，610万人で，31.8%の減少となっている。国内移動の旅客者も，31.4%減少し，国際空港利用旅客は，76.7%減少した。ラトビアの旅行客（外国からとラトビア居住者の宿泊者）は，2020年度第2四半期では，170,800人で，2019年の同時期と比べる

図表 4　エストニア，国別インバウンド数（人）

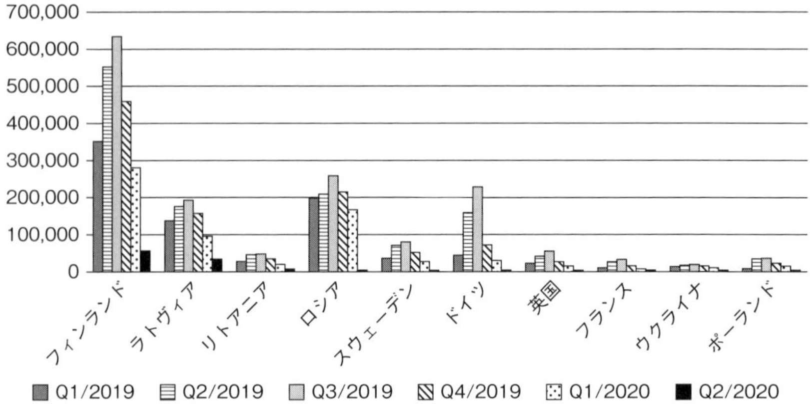

出所）エストニア銀行統計ウェブサイトより筆者作成。（https://statistika.eestipank.ee/#/en/p/1410/r/2831/2620，最終アクセス日：2020 年 10 月 20 日）

図表 5　ラトビア，国別インバウンド数（千人）

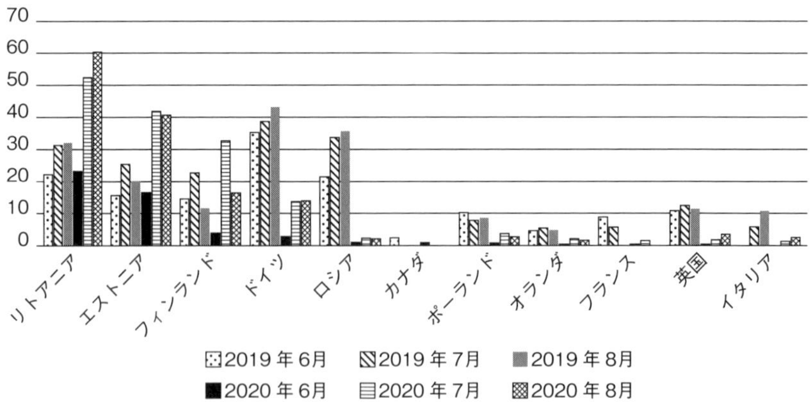

出所）プレスレリース 2020 年 6 月，7 月，8 月から筆者作成。ラトビア統計局ウェブページ，（https://www.csb.gov.lv/en/statistics/statistics-by-theme/transport-tourism/tourism/search-in-theme，最終アクセス日：2020 年 10 月 20 日）

と 78.1％の減少。宿泊日数も，74.7％の減少。2020 年度第 1 四半期が，570,300 人の旅行客，その内，317.100 人が外国からの旅行客であった[24]。

図表 5 をみると，「バルティック・バブル」政策によるバルト地域内での国境

図表6　リトアニア，国別インバウンド数（人）

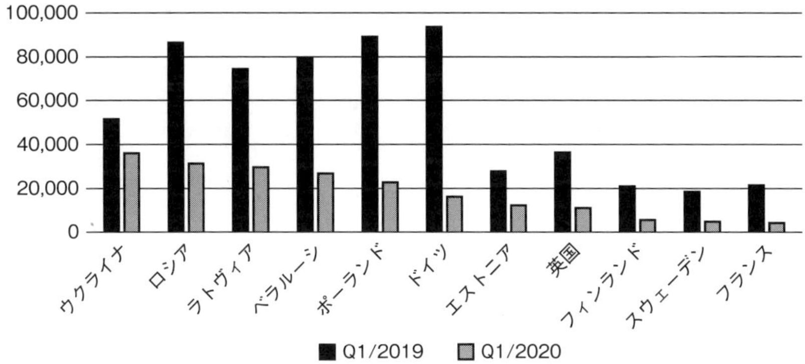

出所）リトアニア観光局データより筆者作成。リトアニア観光局（Lithuania Real is beautiful）ウェブサイト（https://www.lithuania.travel/en/news/tourism-statistics：最終アクセス日：2020年10月20日）

の開放により，リトアニア，エストニアからのインバウンド数は，6月～8月で回復の兆しが顕著であった。

リトアニア観光局の統計では，2019年第1四半期に外国人では832,268人で前年比プラス11.1%であったのが，2020年第1四半期では，267,057人となり，67.9%の減少である。EUからの旅行客の減少が前年比67.1%であった[25]。

バルト3国地域内の移動については，興味深い特徴がみられる。2020年8月14日のラトビア中央統計局のプレスリリースによると，2019年6月と2020年6月との比較（宿泊客）で，隣国のリトアニアからは，昨年が23,200人であったが，2020年では，22,200人と大きな減少ではなく，エストニアからは，2019年が15.600人に対して，16,500人と増加している。一方で，フィンランドからは，14,500人が3,900人に，ドイツからは35,300人が2,800人に，ロシアからが21,500人が1,000人へと大きく減少した。その他の国々からの旅行者がいずれも減少している中で，旅行制限解除後の7月には隣国のエストニア，リトアニアからのインバウンド数の増加がみられたのである。エストニアからの旅行者は，前年6月と比べて，5.6%増加，宿泊日数は17.6%増となった。一方で，2020年第2四半期，外国人旅行者の内71%（44,100人）がリトアニア（39.1%），エストニア（29.4%），ロシア（2.4%），ベラルーシ（0.2%）などの近隣諸国であり，バルト地域内の移動と他の近隣諸国の旅行者数に大きな差が出た。

ラトビアの場合，3 月 12 日に緊急事態宣言が出され，第 2 四半期の旅行客は大幅な減少を続け，4 月には 93.6％に落ち込んだ。しかし，6 月 10 日に緊急事態が終わると，5 月と比べて旅行客の数は 4 倍の 127,600 人にも達している。第 2 四半期の外国人旅行者の数は，62,000 人，2019 年度同時期と比べて 88.7％の減少であるが，宿泊日数を見ると 84.9％増である。夏の休暇シーズンで，バルト地域内の地方でゆっくりと過ごすという現象が見られたように思われる。

5 月 15 日から実施されたトラベル・バブル，つまり「バルティック・バブル」政策が，バルト 3 国内の移動を自由化し，相互の観光を促進するという目的が一定の成果を上げたとみることができる。この方策は，パンデミックにより大きな被害を受けた観光産業の回復につながる一助であった。

(4)　税収の減少

コロナ禍の産業界の停滞によって生じた影響の一つに，税収の減少がある。そのため，計画されていた国家予算に匹敵する歳入が見込めない状況が生じているのである。

エストニア統計局によると，2019 年 8 月と比べて，2020 年 8 月は，5％減である。生産が減少しているのは製造業で 6％減，特に減少が甚だしいのは，メタル生産で 19％減である。製造業製品の 67％が国外市場に売られていることから，新型コロナによる被害を大きく受けている。2020 年 7 月と比べても，産業生産は 2％，製造業製品で 3％下落している。一方で，エネルギー生産では，電気生産が増加している。産業全体を見渡した時に，前年度同期からもっとも大きく減少しているのは，宿泊・飲食業で 63.4％減，芸術，エンターテインメント，娯楽が，46.3％と厳しいものである[26]。

リトアニア統計局では，2020 年 9 月の産業生産は，総額 1 億 8 千万ユーロ，これは 8 月と比べて 0.4％減，特にコンピューター，電子製品，光学製品で 10.3％減と大きく，それに次いで化学薬品，化学製品が 8％減，食品生産が 1.1％減，車両運搬具や輸送設備品も 7.6％となっている[27]。ここから，輸出向け製品の生産が落ち込んだままであることがわかる。

もともと計画していた歳入は，2019 年度に比べて 0.3％少なかったにもかかわらず，ラトビアの税収不足は，2020年の9カ月で計画の8%に相当する5億3千770万ユーロに達する。新型コロナのパンデミックによる経済への影響を見込み，感染拡大を管理できるように，3月初めに緊急事態宣言を発したため，多くの分野での経済活動に大きな影響を与えることとなった。

ラトビア財務省の報告[28]では，経済の急激な下降によって，2020年第2四半期の一般予算税収入は2019年同時期と比べて，9.7%減と大きな打撃を受け，ほとんどの税収は計画を下回ることとなった。唯一の例外は，個人所得税（PIT）であったが，それでも，2020年10月2日発行の「EU annual regional and local barometer」は，ラトビア南部にあるルンダーレが固定資産税の支払い期限を延長したことを地方の対応についての例として紹介している[29]。

ラトビアで最も大きく減少したのは，付加価値税（VAT）からの税収入である。2019年同時期と比べて付加価値税収入が，もっとも大きく後退，5.5%（1億580万ユーロ）の減収であった。建設，不動産，宿泊，ケータリングサービス部門の低迷による税収入が大きく後退，消費の抑制による消費税収入に大きな影響がでた。特に，緊急事態宣言中に国境を越えたアルコール貿易が途絶えたことから，アルコール飲料からの消費税に大きな影響が出たのである。ラトビアは，アルコールの付加価値税を近隣諸国より低めに設定し，ラトビア国内でのアルコール販売を強化し，税収入を上げていた。そのため，アルコール飲料の税金の高いフィンランドやエストニアからアルコール飲料購入を目的にラトビアを訪問する人もこれまで多かった。ラトビアは，この度数の強いアルコールの販売でエストニアと競っていたが，2019年には，エストニアがアルコールの付加価値税を25%に下げるのに伴い，ラトビアはアルコール度22%を超える強いアルコール飲料について，15%まで下げることを議会で決定した。両国の国境地域でのアルコールの取引は，ラトビアにとって4,500万ユーロに相当すると，ロイターは伝えている[30]。したがって，国境封鎖によるアルコール販売の激減が，2020年の税収の低下の要因にもなっている。

一方，地方自治体の方はどうであろうか。2018年の歳入でみると，その内訳は，ラトビアの場合，税収が55%を超えており，次いで交付金・補助金がおよそ35%である。これに対して，リトアニアやエストニアの場合，税収は5%を下回り，90%近くが交付金・補助金となっている。エストニア，リトアニアでは地方自治体の歳入は，大半が政府からの資金で賄われているため，地方自治体が受ける新型コロナによる経済的影響は，ラトビアよりもかなり低い。また，地方自治体は，固定資産税の支払い遅滞に対処する必要が出てきている。エストニアやリトアニアのような地方自治体の主たる予算が国から賄われている国々では，新会計年度にも見込まれる遅滞は，予算を圧迫することになると思われる[31)]。

地方自治体の財源への支援は，関連する地方の公共交通事業社，エネルギー会社，その他の公益事業会社などからもある。ラトビアの場合，新型コロナの危機で売り上げが50％減少した，地方自治体が出資する会社は，株式資本の増資のために国家予算から融資を受けることになるかもしれない[32)]。

地方財政の回復を目指す例としては，リトアニアでは，10 億ユーロの「経済を応援する」経済回復パッケージを政府が構築し，経済と財源のアクションプランを通じて，投資プログラムの加速，支払いの迅速化，資金の調達などの支援をする[33)]。

エストニアの場合，地方自治体は，中央政府から歳入の 1 億ユーロの金融支援パッケージを受け取ることになる。歳入の減少を補充，自治体によって生まれた危機に対する臨時の直接経費を賄うため，経済回復の振興のための追加の公共投資の財源などに充てられる[34)]。

第 3 節　コロナ禍におけるバルト 3 国の挑戦

1. バルト 3 国地域内での展開

(1)　デジタル化の進展と地方自治体

エストニアは，「世界で最も進んだデジタル社会」として，e-Estonia を立ち上げ，今ではスタートアップ企業が，GDP の 7％を生み出している ICT 産業先進国として知られている。もともと，skype の発祥の地でもある。すべてのエストニア居住者が電子身分証明書を保持しており，結婚・離婚・不動産の売買以外の99％のサービスがオンライン化されており，それに対するエストニア居住者の信頼度は高い。このようなデジタル社会の構築は，1990年代から取り組まれてきたことで，電子IDを用いた電子投票も始まっていた。e-Residency kitによって世界中から居住者登録をすることができる。このデジタル化によって，公式の決定も電子署名で取り扱われる。その電子国民制度によって，世界で167カ国の52,000人以上が，電子エストニア国民となっているのである。電子内閣ができたのは，2000年のことであった。公共サービスのオンライン化は2003年に，電子医療制度も2008年に導入されていた[35)]。したがって，新型コロナに対応するにあたって，このような仕組みは如何なくその力を発揮している。将来的には，クロス・ボーダー・デジタル・ガバナンスも視野に入っている。この取り組みは，コロナ禍のロックダウン中もガバナンス機能だけでなく，教育においても十分に発揮された。

すでに，教師の技術や感染拡大を防ぐための安全性に関する訓練，教材のデジタル化が進んでおり，ロックダウンになると，ただちに生徒が自宅からオンラインで教室にアクセスできるという体制にすぐに切り替えることができた。高等教育機関においても，オンライン授業への切り替えはスムーズに進んだ。3月16日までには，小学校から大学までの教育機関を閉鎖，リモート授業に切り替えることが発表された。

エストニアのデジタル化は，市民に情報を提供すると同時に，市の職員がいつ，何人が情報を見たという情報を得ることができるという方策でもある。例えば，ヤルヴァ県では，新型コロナの感染予防のため国レベルとローカル・レベルの行動指針を市民に提供するための共同体が進めるアプリを利用している。これによって，市民に的を絞った質問カード，フィードバック，行事カレンダー，ソーシャル・メディアのコンテンツや通知をこのアプリは提供している[36)]。

エストニアが電子政府で特徴づけられるとすると，ラトビアはe-Saeima（電子議会）の導入で特徴づけられる。前述のように，ラトビアは新型コロナ禍に対して，5月26日には世界でも最初に完全なリモート議会を開催した国の一つである。IT技術者の協力の下，議員は徹底した安全性をもつ電子署名によって電子議会の環境にアクセスすることができ，その様子は国民に配信されている。緊急事態の際に，議員が議会の外にいても立法や内閣の活動に対しても議会が監視できる仕組みであり，現代的な技術を通して議会がうまく機能することができたと，議会報道官は満足を示した[37]。

リトアニアは，文化分野での特徴をあげることができる。首都ヴィルニュスの中心にオープン・エア・ギャラリーを置くプロジェクト「屋根のない芸術」を立ち上げ，アーティストを支援すると同時に，オンライン・ギャラリーも開催している[38]。リトアニアでも，公共サービスの 90％は，e-health，e-education のようにデジタルで享受することができる[39]。

(2)　自治体間の協力の進展

新型コロナによるパンデミックは，バルト 3 国内の自治体間の関係を緊密にしている。経済的な影響を大きく受けた地方自治体が，パンデミックとの闘いに協働して取り組むようになった背景には，実態として，緊密な連携のもとに自治体の垣根を超えた協力の必要性に迫られてきた。

中でも，2019 年から地方自治体改革に着手したラトビアでは，当初，再編計画に多くの反対があった。ところが，自治体間の協力を通してこの危機を乗り越えるための具体的な案が提案されるまでになってきている。この事態を少し詳しくみてみよう。

2019 年 10 月，ラトビア政府は，議論含みのまま，地方自治体改革を後押しした。自治体改革案の議論で議会は分裂し，自治体自身も満足するものではないままの発進であった。この自治体改革とは，地方自治体数と都市の数を減らし，効率化を図ることを政府が求めたものであった。具体的には，自治体数は 119 から 39 へ減らし，都市を 9 市から 5 市へ，34 の郡を設置するというものであった。議論となったのは，多くの自治体の合併を伴うことであった。自治体によっては，その経済に有害であると主張していた。また，歴史的にも都市であったヤーカブピルス，ヴァルミァラ，ヤルガヴァ，ヴェンツピルスが市でなくなることに対しての強い怒りも示された。2022年予定されている議会選挙で賛意を得られるように，政府は時間をかけて議論を進める予定であった[40]。ところが，状況は，変わった。パンデミックに対応するために，合同のテレビ会議，アイディアやグッド・プラクティスの交換，共通なルールなどに取り組み始め，事実上，自治体間の障壁が自然と取り除かれるようになったということである。実際に自治体間をこれまで隔てていたものが消滅しているのである。

例えば，政府の自治体改革提案では8自治体が南クルゼメ・リージョンに再編されることになっていた。実際に，新型コロナへの対応で，地域の高齢者に向けて自治体同士がお互いに必要な装具などをやりくりするという協力の成果として，今後に向けても共通の業務で，強力な関係が構築されたのであった[41]。

2. 地域協力の展開

エストニア，ラトビア，リトアニアは，先述のように共有する歴史をもち，ソ連邦からの自立，独立への道でもバルト3国としての連帯を示してきた。両大戦間期には，「バルト協商（Baltic Entente）」と呼ばれる協力体を作っていた[42]。そのつながりは，ソ連からの独立を回復した後，つまり，再独立後もバルト3国評議会（Council of the Baltic States：CBS）として継承された。バルト3国議員会議（Baltic Assembly：BA）は，早くも，再独立後2カ月の1991年11月に3国の議員の間で設立された。バルト3国間の協力は，議員間の協力では，バルト3国議員会議が，閣僚間の協力では，バルト3国閣僚会議（Baltic Council of Ministers：BCM）がある。また，大統領間のバルト3国大統領会議（Baltic Presidents' Council）もあり，さまざまなレベルの活動や会合が90年代以降展開されてきた。

このようなバルト3国が一体となった連帯の動きを示したのは，1989年以前のソ連時代にまで遡ることができるが，この結束は，パンデミックの中で続いた。6月5日は，バルト3国議員会議の保険・福祉・家族委員会がオンラインで開催された。会議では，新型コロナの状況についての把握と危機をどう乗り越えるかが議論された。会議の参加者は，エストニアからは，キック社会問題相，欧州連合担当主任調査官，リトアニアからはガルオリエネ保健省副大臣，ラトビアからは，ヴィンチェレ保健相，福祉担当副大臣，保健相欧州問題・国際協力担当，社会問題相国際協力課からも参加があった。

6月5日にオンラインで開催された政府代表会議では，バルト3国においても，他のヨーロッパ諸国と同様にパンデミックに備えができていないことが指摘された。具体的には，3国間においても組織的な情報交換，国境での管理・

調整，緊急医療品の合同の調達など，機能していないことが指摘された。また，社会と雇用の問題については，地域と国レベルでの現状の把握からの議論となった。政府は協力して新型コロナの起こりうる第2波に備えることも議論となった[43)]。

バルト3国の地域協力は，3国間，バルト海諸国（オーランド諸島，バルト3国議員会議：エストニア・ラトビア・リトアニア，ドイツ，ハンブルク，メクレンブルク—フォアポメルン，ポーランド，ロシア，スウェーデン），ベネルクス諸国との3+3，あるいは，ドイツ+3など，多様なレベルの地域に展開されている。2001年来，バルト3国議員会議，北欧協議会，ベネルクス議会間諮問協議会の3つの協力が発展してきた。これらは，共通の関心となるイシューを議論するために会合を定期的に開催している。

多様な地域協力の展開の詳細についてはここで述べることはしないが，コロナ禍で地域の情報や支援においての共有が作業レベルで進んでいることから，地域からのあらたな協力が展開されることが期待される。

バルト3国とドイツの枠組みで，7月にタリンで，26回目になる外相会議が開際された。この枠組みでは，EU やそれを越えた対外政策の調整が目的であり，出発に先立ってドイツ外相マースは，新型コロナウィルスの危機の間，密接に協力してきたが，今後は，経済的・社会的な影響を緩和させることに焦点を当てていくと述べた[44)]。バルト3国にとって，ヨーロッパ全体を見渡した協力の展望をもち，このコロナ禍を積極的な変化にもたらすことが重要である。現在，エストニアとドイツは国際連合の非常任理事国を務めており，ドイツの非常任理事国の任期終了後も，ヨーロッパの安全保障における両国の緊密な協力が期待されていると言えよう。

2020年9月25日にバルト3国議員会議の諮問会議がオンラインで開催，そこで，議員が議論した中には，バルト諸国で新型コロナによる経済的影響も含まれていた。メンバーは，バルト3国間での新型コロナによる社会経済的影響を比較検証した情報の相互交換がされた。バルト3国では明らかにマイナスの影響にも拘わらず，パンデミックは新しいビジネスの機会を提供しており，前向きな構造改革への顕著な刺激となることが強調されている。新型コロナによってもたらされた影響を通じて，経済，社会，安全保障，教育，研究，その他の協力分野の発展を議論し，次回のデジタル会議は11月6日を予定しているが，2021年の会議の議長国リトアニアにその議論が継承されることとなった[45]。

バルト3国は，ロシアの隣国であると同時に，伝統的に米国の緊密なパートナーであり，バルト3国とロシアの関係の発展を考える時に，米国を視野に入れておかなければならない。

第4節　コロナ禍におけるEU加盟国としてのバルト3国の対外関係

1. バルト3国とEUの関係

(1) バルト3国の緊急支援の状況

欧州連合からの支援について，EUレベルでのプロジェクトの継続を通してのバルト地域も含めた経済の活性化，バルト3国内の中小企業に向けての経済支援から検討を進める。

まず，第1に，グローバル・プロジェクトとしてのレイル・バルティカ（Rail Baltica）である。このプロジェクトは，2010年から計画が始動し，ヨーロッパの鉄道ネットワークにバルト諸国を統合していくことを目的としたものである。このプロジェクトは，5つのEU加盟国，つまり，ポーランド，リトアニア，ラトビア，エストニア，フィンランドを含み，ヘルシンキ，タリン，パルヌ，リーガ，パネヴェジス，カウナス，ヴィルニュス，ワルシャワを繋ぐもので，Rail Baltic Global Projectと呼ばれる。リトアニア，ラトビア，エストニアは，ソ連邦に属していたため軌道の幅が異なり，ヨーロッパの鉄道網との親和性がなかったものが，それに統合されるというものである。港や空港もそのネットワークに組み込む大プロジェクトである。例えば，リトアニアの本線の停車駅が首都ではなくカウナスに決定されているが，カウナスへの他のEU諸国からの投資が急速に進み始めていることは，カウナスの町を訪れただけで町のあちこちで見かけられる建設ラッシュからも手に取るようにわかる。全長870 kmのこの鉄道網の計画には，建設期間10年と5億ユーロ以上の投資が予定されており，その資金はEU，エストニア，ラトビア，リトアニアによって賄われることになっている。また，ルートは自然保護地域をできるだけ避けた環境に配慮したものである。

このプロジェクトは，EU の輸送に関わるプロジェクトの中でも優先されるものの一つであり，交通の障壁を取り，国境を超える連結を建設，統合と相互運用を推進するものである[46]。

2019 年末には，バルト 3 国大統領が，Rail Baltica が予定通りに実施されていると共同で発表していたが[47]，新型コロナのパンデミックによる影響はどうなったのだろうか。バルト 3 国の運輸相によると，Rail Baltic　プロジェクトは，予定通り完成させる計画であること，新型コロナのパンデミック後の経済回復に活気をもたらすための方法であることを表明した。プロジェクトの 2020 年の計画は，エストニアでは，タリンとパルヌの旅客ターミナルの技術的なデザイン，ラトビアでは，リーガ中央駅の建設作業や空港までの路線計画，リトアニアでは，カウナスの交通結節点の建設作業などが進んでいる。2020 年にバルト 3 国全体でのこのプロジェクトに使われる EU からの資金は，約 2 億ユーロである。2026 年までに，バルト 3 国での投資総額は，58 億ユーロになると見込まれており，その 85％までを EU からの融資と見込んでいた[48]。

バルト 3 国とポーランドを結ぶためのこのプロジェクトに関して，欧州委員会はヨーロッパの軌道と結ぶための施設（CEF）についての査定は終了し，このプロジェクトは，6 億 600 万ユーロ以上の重要な追加融資を受け取っている[49]。

9 月 21 日に開催された欧州の交通大臣によるバーチャル会議で，ラトビア運輸相リンカイツが述べたことは，新型コロナの危機が，運送業に深刻な影響をおよぼしたこと，その上で，産業効率を改善する有利な状況を明らかにし，危機から脱するためにより強力な前提条件を創ったことであった。バーチャル会議で焦点があてられたことは，鉄道産業における新たな取り組みと EU とバルト 3 国との協働についてであった[50]。

Rail Baltica プロジェクトで，最も重要視されていることは，ヨーロッパの鉄道網と直接バルト 3 国とを直接結ぶ線を復旧し，地域的な都合の推進，ヘルシンキからタリン，リーガ，カウナス，ワルシャワ，そしてベルリンを繋ぎ，同時に将来的には，ヴェネチアまでのルートに拡張することであり，この大規模プロジェクトによって，バルト3国がパンデミックによる経済停滞から回復する起爆剤になる投資が進むことが期待されており，バルト3国ではEUからの今後の融資の継続について緊密な連携のもと注視していくだろう。

ところで，新型コロナによって大きな影響を受けているバルト3国地域内の地元の中小企業に対する支援についても検討してみたい。

エストニアは，エストニア経済の発展を目的とした国立財団Enterprise Estonia（EAS）が2000年に創設されており，その目的は，エストニアの企業の発展と輸出能力の促進，観光収入の増加，高度な付加価値をもつエストニアへの国外からの投資の促進である。5月22日の報道では，危機に関する支援としてEASが決定した外国からの資金供給は，観光ビジネス，小企業への補償として，これまでおよそ850万ユーロに上る予定である[51)]。

欧州委員会は，早くも3月19日にエストニアの一時的な2つの国庫補助政策の枠組みを承認していた。競争政策を担当する欧州委員会執行副委員長ヴェスタガーは，17億5,000万ユーロのエストニアの計画は，緊急の運転資金や投資，継続的な活動のために有効であると，説明している[52)]。

欧州委員会はリトアニアの中規模および大規模企業の活動に対して投資する10億ユーロまでの規模のリトアニアが立てた当座の融資計画に対して，3月19日に承認し，4月3日と5月8日に修正をしている。このリトアニアの融資計画によるEUからの基金の目的は，リトアニアの会社の経営への当座の資本支援を進めるためのものであった[53)]。

5月20日に示されたラトビアへの欧州委員会からの勧告によると，ラトビアの経済政策の分析のうえで，新型コロナのマイナスの影響を減らすために，中小企業の支援や十分に準備ができているプロジェクトに資金を出さなければならないことが述べられている。欧州委員会の予則では，ラトビア経済は，2020年7%下降し，失業率は年末までに8.6%まで上昇し，物価上昇は，ゼロとなる。また，国家予算の赤字額は2020年度には7.3%，2021年度は4.5%と見込んでおり，危機を緩和するために，ラトビア政府がすでに実施している支援策は，GDPの3%を超えており，国家予算の赤字は，GDPの43.7%にまでなる。ユーロ参加の条件として財政赤字が対GDP比で3%，債務残高で示された「マーストリヒト・シーリング」の60%は下回っている[54)]。

バルト3国の中小企業数の割合をみると，エストニアでは 99.8%，その内零細企業が 91.3%，ラトビアでは，99.8%で，その内零細企業が 92.1%，リトアニアでは，99.6%が中小企業で，その内零細企業は 81.9%であり，いずれも，国内経済に占める割合は，エストニアで 76.7%，ラトビア，リトアニアで約 70%を占めており[55]，中小企業への緊急の支援が急務であることがわかる。加えて，エストニアを筆頭にデジタル社会の推進役となっているその多くが零細企業であるベンチャー企業への支援は，新型コロナの危機からの脱出と回復に不可欠ではないだろうか。

(2)　医療やデジタル技術に関わる支援

新型コロナウィルスによるパンデミック状態の中で，ヨーロッパの中でもイタリア，スペインは特に深刻な状況を呈し，各国でロックダウンが報道されるようになった。

リトアニア政府は，EU 加盟国でも被害がもっとも大きいイタリアとスペイン向けの人道援助資金を拠出し，10 万ユーロに匹敵する医療品，医療器具を支援することをスチェヴェルネリス・リトアニア首相が発表した。フェイスシールド，人工呼吸器，人工呼吸器の機能として使われる医療機器などの費用に充てられるが，すべてリトアニア製品であることが，極めて象徴的であり重要であると述べている[56]。

欧州委員会のコロナについてのファクトシート：ヨーロッパの連帯行動によると，医療従事者と市民を保護するヨーロッパの連帯について，エストニアは，EU 市民保護メカニズムを通じて，北マケドニア，モンテネグロ，ジョージアへ，消毒剤，毛布，シーツ類を提供，ラトヴィアは，エストニアに 4,785,000 枚のマスクを，リトアニアに 60,000 枚のフェースマスクを EU 市民保護メカニズムを通じて提供している[57]。

エストニアは，デジタル先進国として，新型コロナワクチンの開発を早め，ワクチンの入手を公平にするために，「スマート・イエロー・カード」と呼ばれるワクチンの国際証明書のデジタル化を増進することで WHO と合意した。10 月 5 日にエストニア首相ラタスと WHO のテドロス事務局長が協定に調印した。この他，合意には，保健データの相互運用のためのグローバルな枠組作り，国レベルでのデジタル処方・調剤制度の指針，国の保険システムのデジタル化のための欧州レベルでの行程表も含まれている[58]。

リトアニアが実施する人道援助は，国内産業の支援にも繋がるし，エストニアのデジタル技術での協力によって，このパンデミック下での技術の飛躍的な発展が見込まれるだろう。

2. バルト3国とロシアの関係

1991年にソ連からの独立を回復したバルト3国はいずれも，ロシアとの国境線を有している。バルト3国が2004年にNATO，EUに加盟後は，その境界線でもある。しかし，ロシアとの国境線が3国の中で，最も長いラトビアは，2014年にロシアがウクライナへ侵攻後，ロシアとの関係は複雑化し，近年，NATOとロシアの関係も危機感がある。加えて，EUやバルト3国でのベラルーシの人権支援の動きは，ロシアとの関係に一層の緊張感をもたらしているといえよう。

在ラトビア・ロシア大使は，両国間の関係が満足がゆくものでないと，ロシア語新聞「Segodnya」のインタビューで話している。一方で，ラトビア外務省報道官は，次のように述べている。新型コロナのパンデミックは実際，多くのプロセスに影響を与えたが，ラトヴィア―ロシア関係の中心的役割を果たしているものではない。ラトビアのロシアへのアプローチは，EUの対ロシア・アプローチと一緒であり，同時に，EUとともに制裁の実施や相互に重要な分野での協力を進めることである。ロシアとラトビアによる国境管理についての議論は作業中である，というのが，モスクワで10月13日に開催された会談の状況であった[59]。同報道官によると，両国の作業は続き，同日にモスクワで，協定案の文言についてさらに議論，作業を行った。

この作業は，まだ始まったばかりで，協定は，現存国境の維持と通過，国境エリアでのビジネス活動，境界地域の公式の代表者間の相互協力，国境での事件の解決，などを規定するものであるとされる。

バルト3国の貿易相手国としての比重が大きなロシアとの関係正常化は，パンデミック下にあるバルト3国にとって，経済復興のために重要な要因となりうるかもしれない。

第5節　コロナ禍後のバルト3国の展望

コロナ禍での経済的な影響下で，バルト3国の貿易相手国としての中国の存在が一気に高まってきた。2節で述べたように，エストニアにおいては，中国からの輸入が，昨年に比べて36%増，ラトビアでは，2020年8月で，5位のロシアに次いで中国が輸入相手国となっている。

例えば，2018年には，中国の持ち株会社の代表が，リーガ港を訪れ，戦略的パートナーシップ協定が，リーガ自由港湾局代表と中国の招商局集団有限公司（China Merchants Group：CMG）の代表との間で調印された。ベラルーシやCISを市場として納入される中国製の車（Geely Group,）やその他中国製品のトランジット輸送がリーガ自由港を通じて行われ始めている。リーガ自由港湾局ニュースでは，新しい中国製のコンテナー・クレーンのお披露目があったことが，2020年8月25日に掲載された。新設備は高性能で，リーガ港で第2の規模のバルティック・コンテナ・ターミナル（BCT）に中国製のコンテナー・クレーンが設置され，2020年の前半の7カ月で，すべてのリーガ港のコンテナの65%を処理したことからも，中国製のコンテナ・クレーンの性能の良さが伝えられた。

ヨーロッパへの，特に東欧への中国の進出についてのニュースを見ることが多くなった近年，バルト3国へも中国の影響力は高まっているように見える。経済活動の低迷期に急速にその規模を拡大しており，関連の詳細なデータを今後検討してみたい。

また，バルト3国内における自治体の境界を越えた繋がりは，経済の回復のための活性化につながるかもしれない。とりわけ，エストニアが指導的立場にあるデジタル分野での世界的な進出は，コロナ禍の中で，必要とされているオンラインによるサービスや行政のモデルとなり，その波及効果は，バルト3国の産業の活性化にとって大いに期待されることであろう。

また，EUが目指しているグリーンディール政策やデジタル化推進予算を含む今後7年間の中期予算と新型コロナウィルスで傷んだ経済の再生を目指す復興基金が，2020年12月10日開催された欧州連合（EU）首脳会議で，合意に達した。この合意について，エストニア首相ラタスによると，中でも，EU全体の温室ガス排出量の2030年までに55％削減（1990年比）が，2050年の脱炭素社会実現に向け気候変動対策にとって非常に重要であるとしている[60]。12月11日，ラトビア大統領レーヴィッツは，2021年の国家予算法と2021年，2022年，2023年の中期予算の枠組みを含む法を大きな不安をもったまま承認した。これは，レーヴィッツ大統領によると，「歴史上，最大の予算」となるものであり，議会での承認プロセスへの慎重さを求めている[61]。リトアニア大横領ナウセダは，EUの中期予算について承認を拒否していたポーランドとハンガリーを説得した議長国ドイツによる進展を歓迎し，予算の承認に至ったことを高く評価した[62]。

バルト3国でも，新型コロナの感染者数は10月以来急速に増加している。その時期に実施された「新型コロナオンライン調査」（欧州議会）の結果を紹介しておきたい。例えば，EUの対応に満足しているかという問いに対して，内容や活動も知っていて満足しているのは，エストニアが27％，ラトビアが26％，リトアニアが33％でEU全体が30％である。が，内容は知らないが満足しているものを含めると，エストニア66％，ラトビア66％，リトアニア75％で，EU全体は67％である。また，EU予算や法の支配に関して，EUは新型コロナ・パンデミックの帰結を克服することができるもっと大きな財政手段を取るべきであったとの意見をもつものが，エストニアは53％，ラトビアが45％，リトアニアが44％で，EU全体は54％，一方，EUの財政手段が，新型コロナ・パンデミックの帰結を十分に克服できているとするものが，エストニアは36％，ラトビアが37％，リトアニアが36％で，EU全体は31％であった[63]。ここから考えられることは，リトアニアのEUへの期待や信頼が他の2国と比べると高いように思われる。12月現在，3国の中で，最も多くの感染者が増え続け，死者が1,000人以上を超えるようになっていることを考えると，ますます財政手段としてEUへの期待が今後も高まっていくように思う。先述のリトアニア大統領の予算の承認は，次のような9月下旬から10月にかけての調査からも首肯できよう。

2020年12月11日は，バルト3国のかかわる地域的な協力の一つであるバルト3国と北欧諸国とアメリカが，2003年来進めているe-Pine（北ヨーロッパ強化パートナーシップ）の定例会議をオンラインで開催している。この会議では，安全保障やロシア・中国との関係，ベラルーシやナゴルノ・カラバフの最近の事象，北極の開発が議論された。この中で，安全保障政策や防衛力の構築に関してヨーロッパとアメリカとの引き続きの協力の必要性があることが合意され，NATOの役割も強調されている[64)]。

また，バルト3国は，バルト海地域協力でも，気候変動への対応としてもデジタル化を推進しており，コロナ禍の拡大がみられる現在，国内，地域内にとどまらない一層積極的で，多様な協力関係を急速に展開しているといえるだろう。

最後に，欧州委員会が一括契約したファイザー社とビオンテック社の共同開発のワクチンが，バルト3国にも2020年末には届き始めたことになったことに伴い，バルト3国にも2020年末にはワクチンが届き始めた。特に，リトアニアでは感染者の急増が見られ，11月7日には，全国で自治体間の移動が制限されるロックダウンが始まり，当初3週間の予定が，12月になると1日の新規感染者数が3,000人を超える日もあり，2021年1月31日まで延期されている状態である。リトアニアの保健省の2020年12月28日のニュースによると，12月27日からヴィルニュス，カウナス，クライペダ，シャウライ，パネヴェージスの病院で，医療従事者に対するワクチンの接種が始まり，2021年第四半期には完了を目指している。また，リトアニアは，ワクチン製造会社6社と協定を締結しており，総人口の少なくとも70%に供給できるワクチンの購入を想定している[66)]。

12月来の一日の新規感染者数が1,000人前後を推移しているラトビアでは，国民の不満を受けて保健省が2021年1月5日ワクチンに関する計画と戦略を明らかにした。その内容は，2021年第1四半期にアストラゼネカ社から42万4,000人分，ファイザー社・ビオンテック社から9万8,000人分他2社からの供給に続き，第2四半期ではアストラゼネカ社から85万人分の購入が予定されている。計画では，1月は医療スタッフへの接種，その福祉施設の入居者及びスタッフ，80歳以上，緊急サービスチーム，警察官，軍の兵士，教育関係者などへのワクチンの接種が計画されている。第1四半期の接種によって，住民の約16%が接種を受ける予定である。また，秋までには住民の60%がワクチンを接種できることを見込んでいる[66]。

12月ごろから一日の新規感染者数が500人を上回る日が多く続いているエストニアでは，27日からワクチンの接種がスタートした。エストニアでは16歳以上の接種を計画しており，最初はタリン，タルト，イダ＝ヴィル県の医療関係者から始まり，全国に広がる予定である。医療従事者へ約3万人分，福祉施設の入居者とスタッフへ約2万5,000人分，70歳以上と基礎疾患のある人々へ約26万人分が優先される。ワクチンの接種は任意であるが，2021年中はワクチンの接種はすべて無料，2022年もリスクの高い人々には無料の予定となっている。ワクチンの入手は，現在のところ，ファイザー社・ビオンテック社をはじめとするワクチン製造会社とEUとの調達手順に従って進められている[67]。

このような感染拡大の状況下では，国境管理についても厳しくなっている。全てのリトアニアへの入国は，帰国者も含めて，9月15日からは国立ヘルスセンターのウェブサイトから個人情報をあらかじめ送付する必要がある。また，トランジットの外国人は，共住国への帰国，他の国により正当な理由があるもので，特に，ロシアのカリニングラードへの円滑なトランジットは，外務省の示す条件下，2か所の鉄道検問所でのみ可能となっている。一方，トランジット目的でリトアニア領内を通過する場合，自己隔離やPCR検査は求められていない[68]。

ラトビアでは，10月12日より入国すべての人にウェブサイトからの48時間以内のデジタル登録が求められている。2021年1月15日から始まったのは，ラトビアに到着するすべての到着者は72時間以内のPCR検査の結果，または，陰性の医師の証明が必要である。これは，少なくとも1月25日までは求められる。陰性を証明する文書が提示できない旅客者に対しては搭乗が拒否され，自動車での国境の通過の際には，国境警備隊と景観によって，証明書の提示が求められる。11歳以下の子どもには，証明書が求められない。また，感染者の多い国からの到着は，10日間の自己隔離が義務。医療従事者や教育機関で働く人々は，14日間の自己隔離が求められる[69]。

エストニアでも，国境管理は厳しくなっており，港，空港，ロシアとの地続きの国境では，旅行書類，医学的症状について確認がされる。加えて，国境管理職員は，新型コロナの兆候を示す人への入国拒否法的権利を有し，出国国へ送還することができる。また，検疫の要件が適用される国からエストニアへ入国する人は，住所と隔離期間に滞在する場所を警察と国境警備委員会に提出しなければならない。母国への途上に，エストニアをトランジットする旅行者は，新型コロナの症状を示さない場合には許可される。出国は制限は無しである[70)]。

ヨーロッパ全体での感染拡大の中で，バルト3国においても，EU 加盟国として積極的なリスクの削減とワクチンの接種の実施が進められている。しかし，計画通りに実施できるかは，まだまだ課題のように思われる。特に地方でのワクチン接種に対して関心が高まっていないような話も聞くことがある。

［注］

1）CIA Factbook のウエブサイト（https://www.cia.gov/library/publications/the-world-factbook/geos/en.html，最終アクセス日：2020 年 9 月 1 日）。

2）European Committee of the Regions," 2020 Barometer Regions and Cities", *EU annual regional and local Barometer Full Report*, Brussels, 2 October 2020, p. 14. European Union 公式ウエブサイト，（https://cor.europa.eu/en/our-work/EURegionalBarometerDocs/4370-Barometer%20optimized.pdf，最終アクセス日：2020 年 10 月 10 日）。

3）エストニア統計局ウェブサイト（http://andmebaas.stat.ee/Index.aspx?lang=en，最終アクセス日：2020 年 9 月 10 日）。

4）エストニア社会問題省は，https://www.sm.ee/en，Cvid-19 の特設ページは，https://www.kriis.ee/et。エストニアのデジタル化については，https://e-estonia.com/solutions/healthcare/。

5）ラトビア保健省では，COVID-19 に関する情報「Aktualitātes par Covid-19」のウエブサイトに情報が集約されている。https://covid19.gov.lv/aktualitates。

6）リトアニア保健省は，リトアニア語と英語で提供するウエブサイトがある。https://sam.lrv.lt/en/。「Korona stop」のウエブサイトは，https://koronastop.lrv.lt/en/news?page=2。

7）BNN（Baltic News Network)," Latvian government explains what could happen if Latvia enters ＜red zone＞ with Covid-19", Oct. 28, 2020, BNN　ウエブサイト（https://bnn-news.com/latvian-government-explains-what-could-happen-if-latvia-enters-red-zone-with-covid-19-218295，最終アクセス日：2020 年 10 月 30 日）。

8）BBC ニュース，"Coronavirus: Baltic states open a pandemic 'travel bubble' "（2020 年 5 月 15 日），BBC ウェブサイト（https://www.bbc.com/news/world-europe-52673373，最終アクセス日：2020 年 10 月 25 日）；Reuter, "Baltics open Europe's first pandemic 'travel bubble' as curbs ease",（May 15, 2020），ロイターウェブサイト（https://www.reuters.com/article/us-health-coronavirus-baltic-idUSKBN22Q3KM，最終アクセス日：2020 年 10 月 25 日）。

9）ValgaValka のウェブサイトは，https://visitvalgavalka.com/，なお，英語，エストニア語，ラトビア語，ロシア語で提供。

10）エストニア政府“Valga residents exempt from potential Latvian COVID-19 quarantine ruling,” 08.09.2020. エストニアウェブサイト（https://www.kriis.ee/en/news/valga-valka-border-crossing-will-be-subject-exceptions，最終アクセス日：2020年10月25日）。
11）エストニア政府“The Valga-Valka border crossing will be subject to exceptions” 16.03.2020. エストニア政府ウェブサイト（https://www.kriis.ee/en/news/valga-valka-border-crossing-will-be-subject-exceptions，最終アクセス日：2020年10月25日）。
12）Schengen info　ウェブサイト，“Estonia to Permit Entry for Citizens of Baltic States and Finland, Without Quarantine”（October 18, 2020）（https://www.schengenvisainfo.com/news/estonia-to-permit-entry-for-citizens-of-baltic-states-and-finland-without-quarantine/，最終アクセス日：2020年10月25日）。
13）リトアニア統計局ウェブサイト，（https://osp.stat.gov.lt/en/statistiniu-rodikliu-analize?hash=f1d3c8e1-1cf6-45d3-90e5-6343aa1e6a42#/，最終アクセス日：2020年10月25日）。
14）ラトビア中央統計局ウェブサイト，“Unemployment rate in September 2020”（https://www.csb.gov.lv/en/Statistics/Covid19/Unemployment-rate-in-September-2020
15）エストニア統計局ウェブサイト，（https://www.stat.ee/en/uudised/news-release-2020-093，最終アクセス日：2020年10月10日）。
16）エストニア統計局ウェブサイト，“ニュース：Unemployment rate reached 7.1 percent”（2020年8月14日），（https://www.stat.ee/en/uudised/news-release-2020-093，最終アクセス日：2020年10月20日）。
17）エストニア統計局ウェブサイト（https://www.stat.ee/en/node/164822，最終アクセス日：2020年10月20日）。
18）エストニア統計局ウェブサイト　“ニュース：In August, Estonia's foreign trade decreased again”（2020年10月9日）（https://www.stat.ee/en/node/164822，最終アクセス日：2020年10月20日）。
19）ラトビア中央統計局ウェブサイト，” ニュース・リリース：In August foreign trade turnover of Latvia was 4.3 % less than a year ago “(2020年10月12日)。(https://www.csb.gov.lv/en/statistics/statistics-by-theme/foreign-trade/foreign-trade-aggregated/search-in-theme/2755-foreign-trade-latvia-august，最終アクセス日：2020年10月20日）。
20）ラトビア中央統計局ウェブサイト，（http://data1.csb.gov.lv/pxweb/en/atirdz/atirdz__atirdz__isterm/AT021m.px/，最終アクセス日：2020年10月20日）。
21）リトアニア統計局ウェブサイト” ニュースリリー・リリース：Foreign trade in goods in August 2020 “(2020年10月9日)（https://osp.stat.gov.lt/informaciniai-prane simai?articleId=8075062#，最終アクセス日：2020年10月20日）。
22）エストニア銀行ウエブサイト，「国際旅行者統計」（https://statistika.eestipank.ee/#/en/p/1410/r/2831/2620，最終アクセス日：2020年10月25日）。
23）Trading Economics ウェブサイト，（https://tradingeconomics.com/latvia/tourist-arrivals，最終アクセス日：2020年10月5日）。
24）ラトヴィア統計局ウェブサイト（https://www.csb.gov.lv/en/statistics/statistics-by-theme/transport-tourism/search-in-theme/2883-passenger-traffic-first-half-2020，最終アクセス日：2020年10月5日）。
25）リトアニア観光局ウェブサイト，（https://www.lithuania.travel/en/news/tourism-statistics，最終アクセス日：2020年10月5日）。
26）エストニア統計局ニュース，“Production decreased in most manufacturing activities”（30. September 2020）エストニア統計局ウェブサイト（https://www.stat.ee/en/node/4530：最終アク

セス日：2020 年 10 月 31 日）。

27）リトアニア統計局ウェブサイト（https://osp.stat.gov.lt/informaciniai-pranesimai?articleId=8110031，最終アクセス日：2020 年 10 月 31 日）。

28）BNN, "Tax shortage in Latvia reaches EUR537.5 million in nine months of 2020,"（Oct. 28, 2020）Baltic News Network（BNN）ウェブサイト（https://bnn-news.com/tax-shortage-in-latvia-reaches-eur-537-7-million-in-nine-months-of-2020-，218281#:~:text=General%20budget%20revenue%20suffered%20a，reaching%20EUR%208%20588%20600. 最終アクセス日：2020 年 10 月 25 日）。

29）European Committee of the Region, *EU annual regional and local Barometer,: 2020 Barometer of Regions and Cities,* 2 October 2020, EU ウェブサイト，（https://cor.europa.eu/en/our-work/Pages/EURegionalBarometer-2020.aspx：最終アクセス日：2020 年 10 月 25 日）。

30）Reuter　ウェブサイト，"Latvia fires next salvo in Baltic booze battle"（2019 年 7 月 9 日）（https://jp.reuters.com/article/us-estonia-latvia-alcohol/latvia-fires-next-salvo-in-baltic-booze-battle-idUSKCN1U321V，最終アクセス日：2020 年 10 月 31 日）。

31）OECD, *The territorial impact of COVID-19: Managing the crisis across levels of government,*（June 20, 2020）pp. 20-21，OECD　ウェブサイト（https://www.oecd.org/coronavirus/policy-responses/the-territorial-impact-of-covid-19-managing-the-crisis-across-levels-of-government-d3e314e1/：最終アクセス日：2020 年 10 月 5 日）。

32）OECD Policy Responses to Coronavirus（COVID-19），*The territorial impact of COVID-19: Managing the crisis across levels of government*（2020 年 6 月 16 日更新），p. 38. OECD ウェブサイト（https://www.oecd.org/coronavirus/policy-responses/the-territorial-impact-of-covid-19-managing-the-crisis-across-levels-of-government-d3e314e1/，最終アクセス日：2020 年 10 月 5 日）。

33）OECD Policy Responses to Coronavirus（COVID-19），*The territorial impact of COVID-19: Managing the crisis across levels of government*（2020 年 6 月 16 日更新），p.51. OECD ウェブサイト（https://www.oecd.org/coronavirus/policy-responses/the-territorial-impact-of-covid-19-managing-the-crisis-across-levels-of-government-d3e314e1/，最終アクセス日：2020 年 10 月 5 日）。

34）OECD Policy Responses to Coronavirus（COVID-19），*The territorial impact of COVID-19: Managing the crisis across levels of government*（2020 年 6 月 16 日更新），p. 40 & p. 50.，OECD ウェブサイト（https://www.oecd.org/coronavirus/policy-responses/the-territorial-impact-of-covid-19-managing-the-crisis-across-levels-of-government-d3e314e1/，最終アクセス日：2020 年 10 月 5 日）。

35）「電子国家『e-Estonia』へようこそ」e-Estonia　ウェブサイト（https://e-estonia.com/wp-content/uploads/2828-e-estonia-introduction-presentation-jap-estonian-design-team-19121622.pdf，最終アクセス日：2020 年 10 月 20 日）。

36）OECD Policy Responses to Coronavirus（COVID-19），*The territorial impact of COVID-19: Managing the crisis across levels of government*（2020 年 6 月 16 日更新），p. 35，OECD ウェブサイト（https://www.oecd.org/coronavirus/policy-responses/the-territorial-impact-of-covid-19-managing-the-crisis-across-levels-of-government-d3e314e1/，最終アクセス日：2020 年 10 月 5 日）。

37）Public broadcasting of Latvia　ウェブサイト "Latvia's online e-parliament goes live"（2020 年 5 月 26 日）（https://eng.lsm.lv/article/politics/saeima/latvias-online-e-parliament-goes-live.a361355/，最終アクセス日：10 月 25 日）。

38）The official Development Agency of the City Vilnius ウェブサイト，（https://www.govilnius.lt/visit-vilnius/places/open-gallery，最終アクセス日：10 月 20 日）。https://cor.europa.eu/en/our-work/EURegionalBarometerDocs/4370-Barometer%20optimized.pdf

39）Government of the Republic of Lithuania, “Lithuania’s response to COVID-19”（2020 年 5 月 28 日），リトアニア政府ウェブサイト（https://lietuva.lt/wp-content/uploads/2020/05/Lithuanias-response-to-COVID019_0528.pdf，最終アクセス日：2020 年 10 月 20 日）。

40）The Mayor EU, “Latvian government stands behind controversial municipal reform”，（2019 年 10 月 17 日），The Mayor EU ウェブサイト（https://www.themayor.eu/en/latvian-government-stands-behind-controversial-municipal-reform，最終アクセス日：2020 年 10 月 5 日）。

41）OECD Policy Responses to Coronavirus（COVID-19），*The territorial impact of COVID-19: Managing the crisis across levels of government*（2020 年 6 月 16 日更新），p. 29. OECD ウェブサイト（https://www.oecd.org/coronavirus/policy-responses/the-territorial-impact-of-covid-19-managing-the-crisis-across-levels-of-government-d3e314e1/，最終アクセス日：2020 年 10 月 5 日）。

42）邦語文献として，植田隆子「第３章　バルト協商の形成」『地域的安全保障の史的研究―国際連盟時代における地域的安全保障制度の発達』山川出版社，1989 年，163-183 頁参照；志摩園子「第３章　国際関係の中のバルト３国　―自立への相克と協調」『下位地域協力と転換期国際関係』有信堂，1996 年，58-74 頁参照。

43）Baltic Assembly のウェブサイト，ニュース（2020 年 6 月 5 日），ウェブサイト（https://www.baltasam.org/en/1767-digital-meeting-of-the-health,-welfare-and-family-committee，最終アクセス日：2020 年 10 月 25 日）。

44）ドイツ外務省ニュース（2020 年 7 月 20 日），ドイツ外務省ウェブサイト（https://www.auswaertiges-amt.de/en/aussenpolitik/laenderinformationen/estland-node/maas-b3-1/2369478, 2020 年 10 月 10 日）。

45）Baltic Assembly，ニュースのウェブサイト（https://baltasam.org/en/，最終アクセス日：2020 年 10 月 25 日）。

46）Rail Baltica のウェブサイト（https://www.railbaltica.org/about-rail-baltica/#，最終アクセス日：2020 年 10 月 25 日）。

47）BNN, “Baltic presidents affirm commitment to finishing Rail Baltica on time”（2019 年 12 月 18 日），Baltic News Network ウェブサイト（https://bnn-news.com/baltic-presidents-affirm-commitment-to-finishing-i-rail-baltica-i-on-time-208570，最終アクセス日：2020 年 9 月 25 日）。

48）Global Mass Transit Report, “Rail Baltica project timeline and plans for 2020 released with focus on post-CoVID-19 economic recovery”，（2020 年 4 月 24 日），Global Mass Transit Report ウェブサイト（https://www.globalmasstransit.net/archive.php?id=37797，最終アクセス日：2020 年 10 月 20 日）。

49）リトアニア運輸通信省，” Rail Baltica receives an extra 606 million euro in funding from the EU”（2020 年 7 月 17 日），リトアニア運輸通信省ウェブサイト（https://sumin.lrv.lt/en/news/rail-baltica-receives-an-extra-606-million-euro-in-funding-from-the-e，最終アクセス日：2020 年 10 月 20 日）。

50）The Baltic Times, “Covid-19 crisis has created preconditions for transport industry to exit the crisis much stronger- Linkaits”，（2020 年 9 月 21 日），The Baltic Times ウェブサイト（https://www.baltictimes.com/covid-19_crisis_has_created_preconditions_for_transport_industry_to_exit_the_crisis_much_stronger_-_linkaits/，最終アクセス日：2020 年 10 月 20 日）。

51）エストニア公共放送（ERR）ニュース，“Enterprise Estonia supports tourism, small businesses with €8.5 million", (2020 年 5 月 22 日), ERR ウェブサイト (https://news.err.ee/1093071/enterprise-estonia-supports-tourism-small-businesses-with-8-5-million, 最終アクセス日：2020 年 10 月 20 日)。

52) 欧州委員会プレスリリース, "State aid: Commission approves €1.75 billion Estonian schemes to support economy in coronavirus outbreak" (2020 年 3 月 20 日), 欧州委員会ウエブサイト https://ec.europa.eu/commission/presscorner/detail/en/ip_20_559, 最終アクセス日：2020 年 10 月 20 日)。

53) 欧州委員会プレスリリース, "State aid: Commission approves Lithuanian fund to enable up to €1 billion of liquidity and capital support to medium-sized and large enterprises affected by the coronavirus outbreak" (2020 年 5 月 26 日), 欧州委員会ウェブサイト (https://ec.europa.eu/commission/presscorner/detail/en/IP_20_943, 最終アクセス日：2020 年 10 月 20 日)。

54) *The Baltic Times,* "In order to reduce negative impact of Covid-19 crisis, Latvia must support small and medium-sized enterprises - European Commission," (2020 年 5 月 20 日), The Baltic Times ウェブサイト (https://www.baltictimes.com/in_order_to_reduce_negative_impact_of_covid-19_crisis__latvia_must_support_small_and_medium-sized_enterprises_-_european_commission/, 最終アクセス日：2020 年 10 月 20 日)。

55) OECD Library, Financing SMEs and Entrepreneurs 2020: An OECD Scoreboard, OECE ウェブサイト (https://www.oecd-ilibrary.org/sites/0f244ff7-en/index.html?itemId=/content/component/0f244ff7-en, 最終アクセス日；2020 年 10 月 25 日)。

56) The Baltic Course, "Covid-19: Lithuania to send EUR 100,000 worth of medical supplies to Italy and Spain", (2020 年 4 月 7 日), The Baltic Course ウェブサイト (http://www.baltic-course.com/eng/baltic_states/?doc=155144, 最終アクセス日：2020 年 10 月 20 日)。

57) European Commission, "Coronavirus: European Solidarity in action," EC ウェブサイト, (https://ec.europa.eu/info/live-work-travel-eu/health/coronavirus-response/coronavirus-european-solidarity-action_en, 最終アクセス：2020 年 12 月 20 日)。

58) World Health Organization: Regional Office for Europe, ニュース "Estonia and WHO to work together on digital health and innovation" (2020 年 10 月 7 日), WHO：Regional Office for Europe ウェブサイト (https://www.euro.who.int/en/countries/estonia/news/news/2020/10/estonia-and-who-to-work-together-on-digital-health-and-innovation, 最終アクセス日：2020 年 10 月 20 日)。

59) BRICS INFORMATION PORTAL Paul Antonopoulos, "Normalized relations with Russia can improve Baltic economies during pandemic, "(2020 年 5 月 16 日), BRICS INFORMATION PORTAL ウェブサイト, (http://infobrics.org/post/30905/, 最終アクセス日：2020 年 10 月 20 日)。

60) Republic of Estonia, Government ウェブサイト, (https://vm.ee/en/news/foreign-ministers-baltic-sea-states-discussed-digital-cooperation-covid-19-crisis-and-renewable, 最終アクセス：2020 年 12 月 20 日)。

61) Latvian president, news ウェブサイト, (https://www.president.lv/en/news/news/president-of-latvia-approves-budget-package-with-serious-reservations-26520#gsc.tab=0, 最終アクセス・2020 年 12 月 20 日)。：*Baltic News network,* "Latvia's president promulgates state budget package, but comments on its flaws," (2020 年 12 月 11 日) BNN ウェブサイト, (https://bnn-news.com/latvias-president-promulgates-state-budget-package-but-comments-on-its-flaws-219735, 最終アクセス：2020 年 12 月 20 日)。

62) The Baltic Times, "Lithuanian president welcomes Germany's progress in convincing Poland, Hungary on budget," (2020nenn 12 月 10 日), The Baltic Times　ウェブサイト, (https://www.baltictimes.com/lithuanian_president_welcomes_germany_s_progress_in_convincing_poland__

hungary_on_budget/, 最終アクセス：2020年12月20日)。
63) European Parliament, "EU survey confirms citizens' call for EU to have more powers to tackle pandemic," (2020年11月20日), European Parliament ウエブサイト, (https://www.europarl.europa.eu/news/en/press-room/20201113IPR91602/eu-survey-confirms-citizens-call-for-eu-to-have-more-powers-to-tackle-pandemic, 最終アクセス：2020年12月20日)。
64) Ministry of Foreign Affairs of The Republic of Latvia, News, ウェブサイト, (https://www.mfa.gov.lv/en/news/latest-news/67189-representatives-from-the-baltic-and-nordic-countries-and-the-united-states-of-america-underline-the-significance-of-transatlantic-unity, 最終アクセス日：2020年12月20日)。
65) Ministry of Health of The Republic of Lithuania, News ウェブサイト, (https://sam.lrv.lt/en/news/lithuanian-healthcare-workers-start-getting-the-covid-19-vaccine, 最終アクセス日：2021年1月24日)。
66) Public broadcasting of Latvia, News ウェブサイト, (https://eng.lsm.lv/article/society/health/health-ministry-presents-covid-19-vaccination-plan.a387761/, 最終アクセス日：2021年1月24日)。
67) Vaktsineeri, Disease and Vaccines ウェブサイト, (https://www.vaktsineeri.ee/en/covid19#eestis, 最終アクセス日：2021年1月24日)。
68) The official development Agency of Vilnius, ウェブサイト, (https://www.govilnius.lt/media-news/important-information-regarding-the-coronavirus, 最終アクセス日：2021年1月24日)。
69) Ministry of Foreign Affairs of The Republic of Latvia, ウェブサイト (https://www.mfa.gov.lv/en/consular-information/news/66019-emergency-situation-in-latvia-to-restrict-the-spread-of-covid-19, 最終アクセス日：2021年1月24日)。
70) visit estonia, Official tourist information, ウェブサイト, (https://www.visitestonia.com/en/why-estonia/coronavirus-and-travelling-to-estonia, 最終アクセス日：2021年1月24日)。

（志摩園子）

第9章

英国：変化を加速させた新型コロナ危機

第1節　感染拡大状況と政府の対応

1. 状況の概観

英国での新型コロナウィルス感染者数は1月中旬に累積で360万人を超え，死者も約9万7千人と，ヨーロッパ諸国の中でもイタリアやフランスを上回る最大の死者数を記録している（2021年1月第3週のデータでは，人口比での死者数はサンマリノが第1位で英国は第7位）[1)]。ジョンソン首相自らが感染し，集中治療室で治療を受けたことは周知の通りである[2)]。流行第1波は6月に収束したが，10月以降感染者が急増して第2波の最中にあり，収束の目処は立っていない。他のヨーロッパ諸国と同じく，流行第1波の期間ではケアホーム（介護施設）での死者数が1万9千人強と，全体の約半数を占めた[3)]。第2波では感染力の強い変異型ウィルスがイングランド南東部を中心に流行し，犠牲者数の増加につながった。

以下みるように感染拡大を招いた原因は，NHS（国民保健サービス）が慢性的な資金不足の問題を抱え，危機の当初医療用防護服・人工呼吸器・PCR検査キット等の医療資材や病床が不足するなど，医療・介護インフラが脆弱なことと，事態を軽視した政府の対応のまずさとにあった。他方，インペリアル・カレッジのチームによって開発された感染拡大の予測モデルは英米両国をはじめとする各国の政策対応に大きな影響を与えたといわれており，デキサメタゾンを利用した治療法の確立やワクチン開発など，医学分野では英国は世界がコロナ危機に対処する上で指導的な役割を担っている。

コロナ危機がいつ・どのような形で収束するかは未だ不透明であるが，危機は英国という国の進路に少なからぬ影響を与えるのではないかと思われる。国内的には，政府はロックダウンを実施すると共に大規模な経済対策に乗り出し，コロナ危機への対応は「大きな国家」への流れをさらに押し進めることになった。英国では公衆衛生は分権事項にあたるが，ロックダウンからの出口戦略をめぐってジョンソン政権とスコットランド政府は対立し，すでに英国のEU離脱をめぐって険悪な状態にあった両者の関係はさらに悪化した。この危機が，スコットランドに英国からの独立を促す最後の一押しになる可能性は十分にある。

コロナ危機は，英国が2020年1月にEUから離脱し，新たな外交路線を模索する中で発生した。危機に対処する上で英国政府はEUとの協力に消極的な姿勢をとり，情報開示に消極的な中国に対する不信感を強める一方，ファイブ・アイズ（英国，米国，カナダ，オーストラリア，ニュージーランド間の情報収集活動協力枠組み）諸国や日本との連携を深めようとしている。現時点で判断する限り，コロナ危機は国内的な面でも国際的な面でも，危機以前の傾向をさらに強めたと評することができよう。

2. 当初の問題

英国が新型コロナ感染症の流行第1波に対処する上で直面した問題の一つが，医療関係者向けの個人防護具（PPE）の不足であった[4)]。そのため，前線の医者や看護師，介護従事者は不十分な装備で事態に対処することを余儀なくされた。ここでいう個人防護具には，目を防護するためのゴーグル・バイザー，呼吸器への感染を防ぐための医療用保護マスク，全身を覆う医療用ガウン，手袋等が含まれる。

英国では感染症の流行に対処するため，こうした医療用防護具の備蓄が2009年に開始されていたが，備蓄リストの中にはガウン，バイザー，検査用綿棒，遺体収容袋は含まれていなかった。また医療用マスクは33万個の備蓄をすることが定められていたが，今回の危機に際して実際に利用可能だったのは12万個のみであった。医療用ガウンについては，政府の専門家委員会が2019年7

月に備蓄を勧告していたが，実施に移されることはなかった。このような不備が起きた原因の一つは，備蓄リスト作成の際に想定されていた感染症がインフルエンザであり，コロナ感染症の流行によって想定を上回る数の入院患者が発生したためであったが，NHS の慢性的な資金不足にみられるように，公的医療に十分な予算が配分されてこなかったことは否定できない。

個人防護具の不足が深刻な問題となる中，英国政府は医療関係者が身につけるべき個人防護具の必要水準を引き下げることで事態に対応した。政府は2020年1月，一旦正式に新型コロナを「重大な影響をもたらす感染症（High Consequence Infectious Disease：HCID）」と認定した。英国のガイドラインは，HCID に対処する医療関係者にバイザー，医療用マスク，ガウンの装着を勧告している。しかし政府は「最新の科学的知見に基づいて」3 月 13 日にガイドラインの改定を行い，最も危険な状況以外ではエプロンやサージカルマスクの着用で十分であるとし，同時にコロナ感染症を HCID のリストから削除した。

個人防護具と並んで問題となったのが，重症の患者に着用させる人工呼吸器の不足であった[5)]。危機の当初，新型コロナウィルス患者が重症化し呼吸困難になった場合に備えて，専門家は最悪のシナリオとして，英国全体で人工呼吸器が 9 万台必要になると予測した。しかしイングランドの NHS は人工呼吸器を 7400 台しか保有していなかったため，政府は 3 月 13 日，可能な限り多くの人工呼吸器を出来る限り早く調達することを決定した。その一貫として，英国のメーカーに人工呼吸器を増産するよう働きかけた（「人工呼吸器チャレンジ」と呼ばれた）。3 月 24 日には，最悪な場合でも必要な人工呼吸器の台数は 1 万 7500 台に留まるとして予測は下方修正された。これを受けて，政府は 4 月末時点で 1 万 8000 台，6 月末時点で 3 万台の人工呼吸器を確保することを目標として定めた。政府はこのために総額 5 億 6900 万ポンドを費やし，8 月初旬には調達目標を達成したが，実際に NHS に提供されたのは 2150 台に留まり，残りは備蓄に回された。というのは，重症者の多くは当初考えられたような肺炎ではなく，免疫の機能不全を起こしていたからである。実際に必要になった人工呼吸器の台数は予測をはるかに下回り，流行第 1 波のピーク時点（4 月 13 日）でも，新型コロナ患者のために用いられた人工呼吸器は 2849 台に留まった。

しかし個人防護具や人工呼吸器の不足以上に深刻な問題だったのは，PCR 検査数の伸び悩みだった。言うまでもないが，感染者を早期に発見して隔離し，感染者と接触があった者を追跡調査することが，新型コロナのような感染症の拡大を防止するためには決定的に重要である。加えて，PCR 検査には医療関係者の健康状態をチェックし，働ける状態にあるか確認する役割もある。

ヨーロッパにおいて，徹底的な PCR 検査を行い，濃厚接触者の追跡調査によって感染第 1 波の封じ込めには成功したと言われるのはドイツである。それに対して，英国では PCR 検査件数は伸び悩んだ。4 月初頭の時点で，ドイツでは 1 日当たり 5 万件程度の検査が行われていたが，英国では 7500 件程度に留まっていた[6]。

英国がPCR 検査の拡大で遅れをとった理由は明確でない。政府は，問題は検査機材や化学薬品・綿棒の不足にあるとし，ドイツの成功をその医学分野における卓越した工業力に帰したが，この見方に対しては異論も少なくない。とりわけ，英国政府が「集団免疫（herd immunity）」に基づき，3 月半ばに「封じ込め」から「感染拡大速度の抑制」に政策を変更したことで，政府は検査件数の拡大を優先的な目標だとみなさなくなったのでないかと指摘されている。集団免疫の背後にある考え方によれば，人口の一定数（当該感染症の感染力に依存するが，新型コロナウィルスの場合は人口の 6 割程度とされることが多い）が感染して免疫を持つことが流行に終止符を打つためには必要だとされる。その場合の政府の役割は，感染拡大を封じ込めることではなく，医療崩壊につながらない程度に感染拡大のペースを抑制することになる。NHS は当初，包括的な PCR 検査と接触者の調査を行う予定だったが，3 月 12 日に症状が深刻でないものには検査しない方針に改められた。

しかし 3 月 16 日，感染症の拡大予防で世界的な権威とされるインペリアル・カレッジの研究チームが，より厳格な感染拡大防止策がとられないと英国全土で 25 万人が死亡し，NHS の対応限界を超えるとの予測を発表したことを受けて，政府は方針転換し，PCR 検査の拡大に乗り出した。しかし世界各国が PCR 検査のために必要な検査機材や化学薬品の調達に乗り出す中，英国政府はグローバルな競争に直面することになった。政府は 4 月 2 日に 4 月末時点で 1 日当たり 10 万件の検査を行うと公約したが，実際には 8 万件程度に留まった。

英国で PCR 検査件数が伸び悩んだ理由としてもう一つ挙げられるのが，ドイツでは各州が大学や民間の研究所を検査のために効率的に活用したのと比較して，検査態勢が極めて中央集権的だったことである。イングランドの NHS がいくつかの大規模な検査所に検査を集約しようとしたことが，少なくとも当初の段階で検査能力の拡大が遅れることにつながったとされる。英国の大学や民間の研究所は相当規模の検査能力を持つと言われているが，当初は協力を求められず，検査体制に組み込まれた後も，NHS が比較的厳格な検査基準を採用したこともあって，実際の検査件数は伸びなかった。

3. 感染拡大の原因

さて，英国がヨーロッパ諸国の中でも最大規模の死亡者を出した理由は何だろうか。現時点で指摘されるのは，介護施設で多くの死者が出たことと，ロックダウンの遅れ，入国禁止措置がとられなかったことである。このうちロックダウンの遅れについては次節で検討するとして，ここでは介護施設の死者と入国禁止措置について述べよう。

先に記したように，イングランドとウェールズでは6月20日時点で介護施設居住者の新型コロナ死者が1万9千人以上に上り，死者全体の約半数を占めている。5月19日に欧州疾病予防管理センターが刊行した報告書によれば，死者全体に占める介護施設での死亡者数の比率は，スペインが66%，ノルウェーが61%，ベルギーが51%，フランスが50%，ドイツが37%であり，国際的にみて英国の比率が高いとは言えないようにも見える[7)]。しかし介護施設居住者の中で新型コロナ感染症により死亡した者の比率をみると，英国が5.3%なのに対してドイツは僅か0.4%に過ぎず，ヨーロッパ諸国の中で英国より高いのはスペインだけである[8)]。

ドイツでは PCR 検査と濃厚接触者の追跡調査，退院者の隔離制度が介護施設を新型コロナウィルスの脅威から守ったのに対し，英国では上でみたような PCR 検査態勢の不備から，3 月中旬から 4 月中旬の間に約 2 万 5 千人の入院患者が，その多くは PCR 検査なしに介護施設に移送され，介護施設での感染拡大につながったとされる[9)]。介護施設への移送を促した理由の一端は，NHS の病床数が西欧諸国の中でも人口比で最低水準に留まる中，より生存確率の高い感染者向けの病床を確保することにあったとされ，介護施設居住者は英国の脆弱な医療インフラのしわ寄せを受けた犠牲者だとみることも出来よう。

英国では新型コロナ感染症の流行に対処するための外国人の入国禁止措置は一切とられなかった。中国など特定の国や地域から来た旅行者を対象とした自主隔離措置が2月に一旦導入されたが，政府が感染拡大速度の抑制に移行した後の3月13日，要請は撤回された。入国者に対する罰則を伴う2週間の隔離措置は，国内でのロックダウン緩和に伴って6月8日に始めて導入された（アイルランド・チャネル諸島・マン島は例外）。政府が方針を転換して3月23日に全国的なロックダウンが宣言されるまでの間に感染が急拡大したため，早期に感染流行国からの入国制限措置をとらなかったことが，英国が多くの死者を出した原因だという批判は根強い。例えば，下院の内務委員会は8月に刊行された報告書の中で，国境封鎖措置をとらなかったことは支持する一方で，感染流行国からの入国者に対する強制的な隔離措置を早期に導入すべきであったとしている。また自主隔離要請がイタリアやスペインなどヨーロッパ諸国を対象としなかったこと，3月13日に撤回されたことについても，「理解に苦しむ」とした[10)]。

第2節　新型コロナ感染症をめぐる英国国内政治

1. 感染拡大防止策をめぐる国内政治

英国政府がコロナ危機に対処するにあたって，他のヨーロッパ諸国とは異なり「集団免疫」戦略を採用しているのではないかと言われるようになったのは，3月12日のジョンソン首相の記者会見がきっかけである[11)]。英国ではこの日までに569人の感染者が確認されており，そのうちの10名が死亡していた。政府は国内の実際の感染者数を5千人から1万人程度と予測していた。このような状況下で，ジョンソン首相は「新型コロナウィルスは季節性インフルエンザよりも危険である」「われわれはここ数十年で最悪の公衆衛生危機（the worst public health crisis for a generation）に直面している」「率直に言って，多くの家族が愛する者を失うことになるだろう」と警告した。しかし政府は，危機への対処は「封じ込め」の段階から「感染拡大速度の抑制」段階に入ったとして，熱や継続的な咳がある者に自己隔離するよう求めた他は，海外への修学旅行をキャンセルすることと，70歳以上や既往症のある者は客船での周遊旅行に出かけないことを要請したのみであり，他国で導入された学校閉鎖やスポーツ・イベント中止等の措置は求めなかった。政府は心理学のナッジ理論に基づいて，厳格な措置は正しいタイミングで導入することが重要であり，もし早く導入しすぎれば，人々は制限が最も必要とされるときにそれに従わなくなるだろうと指摘した。コロナ対策が新しい段階に入るのに合わせて，PCR 検査の対象は入院患者に限定された[12]。政府の科学問題担当主席アドバイザーのヴァランス卿は，首相会見の翌日に行われたインタビューの中で，「あらゆる人が感染するのを防ぐことはできないし，それは望ましいことでもない」，「政府の目標は流行の山を低くすることであって完全に抑制することではない」とし，ウィルスの流行が収束するためには「英国人全体の 60%が感染して集団免疫が達成されなければならない」と主張して，政府の対応を正当化した[13]。

英国政府の中で緊急事態への対応を協議・調整するのは，内閣府ブリーフィング・ルームである（正式名称は Cabinet Office Briefing Rooms：COBR であるが，一般的には COBRA と呼ばれる）。閣僚級・事務方の合議体である COBRA に対しては，非常時科学諮問委員会（SAGE）が科学的なアドバイスを行うが，SAGE 自身はウィルスの性質・ウィルスの拡散・行動科学について 3 つの専門家グループから助言を受けている[14]。英国政府はコロナ危機の深刻さを当初過小評価しており，ジョンソン首相は危機対応のために開かれた最初の 5 回の COBRA 会合のうち，1 回しか出席しなかったという。それでも 3 月初頭には，新型コロナ感染症の危険性は SAGE から COBRA に対して明確に伝えられていたが，政府の反応は鈍いままであった[15]。これらの事情を勘案すると，政府が自らの対応を正当化するため，集団免疫や心理学のナッジ理論を用いたとはいえ，その背後に経済への打撃を最低限に抑えたいという考慮があったのは否定しがたいように思われる[16]。右派ポピュリズム政権が感染の封じ込めよりも経済的な考慮を優先するのは，米国やブラジルでもみられた現象である。

野党の労働党や自由民主党は公的には問題の政治化を避け，政府の基本方針を科学的助言に基づくものとして支持しつつ，国民に対するメッセージを明確にするよう求めるに留めた[17]。しかし与党保守党のハント前保健相が厳格なソーシャルディスタンスの維持によって新型コロナ感染症の拡散を封じ込めるよう求めるなど，政府の姿勢に対する批判は強まった。3月14日には，英国の大学に勤務する科学者229名が政府に再考を求める公開書簡を送った[18]。書簡は，集団免疫を達成するには約4千万人の英国人が感染する必要があり，その人的コストは莫大なものになると指摘するとともに，厳格な措置が早期に導入されれば人々はやがてそれに従わなくなるという政府の想定を疑問視し，より厳格なソーシャルディスタンスの維持策によって多くの人命を救うことが出来るはずだと指摘している。

インペリアル・カレッジの研究者による新たな感染拡大予測の公表（3月16日）と，英国より早く感染が拡大したイタリアでの状況悪化によって，ジョンソン政権は軌道修正を余儀なくされた。ファーガソン教授率いるインペリアル・カレッジのチームは，何の対策もなされない場合の死者は英国全体で51万人と予測した。政府がすでに導入した有症状者の7日間の自主隔離や，その家族の隔離，70歳以上のソーシャルディスタンス維持といった措置だけでは，死者数を半減させることしかできず，集中治療の需要は実際の病床数の8倍に上ると警告した[19]。その後も政府部内では，ロックダウンを主張するハンコック保健相と，その経済的悪影響を懸念する財務省との間で対立が続いたが，当初は集団免疫論を支持していたカミングス首相上級顧問が立場を変え，方針転換するよう渋るジョンソン首相を説得したと言われる[20]。英国全土での累積死者数が177名になった3月20日，政府はようやくパブやレストランに対する即時の営業停止と，ナイトクラブ・劇場・シネマ・フィットネスジムの閉鎖とを命令した。23日には全国的なロックダウンが宣言され，ジョンソン首相は英国国民に対して，①生活必需品の購入，②単独もしくは家族との一日一回の運動，③医療上の必要な場合，④絶対に欠かせない仕事上の外出，を除いて「家に留まろう（stay home）」と呼びかけた。生活必需品を扱う店舗以外はすべて営業停止となり，葬式を除く社会的イベントも禁止された[21]。

2. 経済対策

政府が方針転換して全国的なロックダウンを導入したことで，コロナ危機の経済的な打撃に苦しむ企業や労働者を救うための対策が不可欠になった。英国は2020年1月にEUから離脱したが，同年12月までは移行期間にあたるため，EUの国家補助金のルールには依然として拘束される。3月19日に欧州委員会は「国家補助金に関する一時的な枠組み（Temporary Framework）」を採択し，欧州連合の機能に関する条約第107条3項bに基づいて，加盟国が①直接的な資金提供や税制上の措置を通じた流動性危機にある企業への支援，②銀行融資に対する国家保証，③企業への公的優遇貸付，④国家補助金を実体経済に供給する銀行への保証，⑤国家による短期輸出信用保険，という5つの形態の国家補助を行うことを認めた[22]。4月3日には可能な支援の範囲がさらに拡大された。

金融面では，イングランド銀行は3月19日に金利を0.1%に引き下げ，3月23日には，財務省・イングランド銀行共同の大企業向け緊急融資（Covid Corporate Financing Facility：CCFF）が開始された[23]。中小企業やスタートアップ企業に対しては，英国ビジネス銀行が緊急融資を行うことになった。

財政面では，3月11日に公表された2020年度予算において，総額300億ポンドのコロナ対策支出が盛り込まれた。この中にはNHSへの50億ポンドと，法人向け固定資産税の減免措置，自主隔離を求められた労働者に法定疾病手当を政府負担で支払うことが含まれている。3月20日には，勤務先から一時帰休（furlough）となった労働者の給与の8割（月額2500ポンドが上限）を政府が保障する雇用維持スキームが発表された。5月初旬には，雇用維持スキームの対象になった労働者の数は890万人に及んだ[24]。コロナ危機とロックアウトが与えた経済的影響は所得水準によって異なり，所得が下位5分の1に属するグループでは30%が失業もしくは一時帰休になったのに対し，上位5分の1に属するグループでは9%に留まった。それゆえ，政府の雇用維持スキームは低所得者層が蒙る打撃の軽減に相当程度貢献したと評される[25]。

7月には一時帰休の被用者を継続雇用した企業に対する雇用補助金，ホテル・飲食業に対する付加価値税の20%から5%への引き下げ（2021年1月まで)，8月中の外食に対する半額補助等の追加支援策が発表された[26]。英国政府の支援策のうち，雇用維持スキームはEUの国家補助金には該当しないが，該当する支援策も「国家補助金に関する一時的枠組み」に基づいて欧州委員会により迅速に承認された。但し後でみるように，コロナ危機に各国が対処する上で国家補助金が極めて重要な役割を果たしたことは，英国のEU離脱後の両者の関係をめぐる交渉の中で，この問題が中心的な論点として浮上する理由の一つとなった。シンクタンクのブリューゲルによれば，英国政府の財政支援策の規模は，財政刺激策が2019年GDP比で8.0%に相当し，これはEUの中で最大のドイツ（同8.3%）に次ぐ水準である。他に，支払い猶予が2019年GDP比で2.0%，流動性供給や輸出信用保証が同15.4%に上る[27]。

しかし英国政府のこのような大規模な支援策も，景気の下支えには十分ではなかった。2020年の第2四半期に英国経済は19.8%縮小した[28]。この縮小幅は英国で四半期ごとの記録が1955年に作成されるようになってから最大であり，先進国の中でも最も大きな部類の落ち込みであった。その原因としては英国経済に占めるサービス業の比率が高いこと，コロナ危機の第1波が第2四半期と重なったこと，厳格なロックアウトを導入せざるを得なかったこと，等が考えられる。7月以降英国経済はいったん回復に向かい，第3四半期には16.0%の成長を記録したが，流行第2波による落ちこみで，2020年全体では11.3%のマイナス成長になると予想されている。

3. 地域間対立への影響

さて，これまで英国という表現を用いてきたが，現在の英国では公衆衛生は分権事項であるため，英国の中央政府が責任を負うのはイングランドに限定され，スコットランド，ウェールズ，北アイルランドにおいてはそれぞれの地方政府が担当する。コロナ危機が発生した当初は，スコットランド政府がいち早く500人以上のイベント中止やPCR検査の拡大を打ち出し，閉鎖空間でのマスクの着用を勧めるなど，姿勢の違いが表面化した場面もあったが，基本的には4つの地域の連携によって危機に対処する方針が維持されていた。しかしロックダウンからの出口戦略をめぐって地域間対立が表面化し，独立問題が燻り続けるスコットランドと英国政府との間で新たな火種となっている。

対立の発端は，5 月 10 日にジョンソン首相が国民向けのテレビ演説を行い，その中でこれまでの「家に留まろう」から「警戒しよう（stay alert）」に標語を変更し，5 段階の警戒レベルを導入したことにある[29)]。スコットランドをはじめ，3 つの地方政府は新しい標語の意味するものが不明確だとして，引き続き「家に留まろう」を使うことにした[30)]。6 月からは感染状況に応じて地域ごとに異なる行動規制が導入されることになった。

長期休暇を前にした 7 月 3 日には，英国入国の際に 2 週間の隔離を求められない国や地域の範囲が拡大されたが，イングランド・ウェールズ・北アイルランドが 73 の国と地域（スペイン・フランス・イタリア・ギリシャ・ドイツ・日本など，米国は含まれていない）を指定したのに対し，スコットランドは 39 の国と地域を指定するに留まった。

10 月 12 日にはイングランドで新たに 3 段階の警戒水準とそれぞれに対応する制限が設定されたが，ウェールズと北アイルランドではそれとは異なるルールが適用されている[31)]。スコットランドでは，5 段階の警戒水準ごとに行動制限を設ける新ルールが 10 月末に発表された[32)]。

4. 流行第 2 波とワクチン接種

2020 年 10 月以降，多くのヨーロッパ諸国と同様に英国も感染者数が急増して流行第 2 波が始まった。英国政府は 11 月 1 日，イングランドを 4 週間にわたってロックダウンすると宣言した。これは，クリスマスシーズンに制限を緩和できるよう，早めの対策により感染拡大を抑止することを意図した動きであった。感染者数は減少に向かい，12 月に一旦ロックダウンは解除された。

しかしフランスとの国境に近いイングランド南東部のケント地方では，ロックダウンにもかかわらず患者数が増え続け，ウィルスの遺伝子を詳細に調査した結果，感染力の強い変異型ウィルスの出現が確認された。従来のものより最大で 70% も感染しやすいといわれる変異型ウィルスの流行は全土に波及し，新規感染者が 1 日で 6 万人を超える中，2021 年 1 月 6 日に英国政府はイングランドを 3 度目のロックダウンの下に置いた[33)]。南アフリカやブラジルで従来のウィルスに感染して獲得した免疫やワクチンの効力が弱い可能性のある変異型ウィルスが発見されたことを受けて入国管理も強化され，全ての入国者に対して陰性の検査結果の提出と罰則を伴う10日間の自己隔離が義務化された[34]。

流行第2波の広がりは，ワクチンに対する期待を高めることになった。英国は世界に先駆けてファイザー社（米）とビオンテック社（独）が共同開発したワクチンを承認し，12月9日には接種が始まった。続いて，アストラゼネカ社（英）がオックスフォード大学と協力して開発したワクチンと，モデルナ社（米）のワクチンも承認された。なお，英国がEUより早くワクチンを承認できたのはイギリスがEUから離脱したためだという見方があるが，これは誤解である。2020年末までは移行期間であり，英国でもワクチンの承認は欧州医薬品庁に委ねられていたが，EU法上加盟国は緊急事態にワクチンを仮承認することが認められており，英国はこの手続を用いたのである[35]。1月22日時点での接種率は全人口の9.3%と，全世界でもイスラエル，アラブ首長国連邦に次ぐ高い水準にあり，他の欧州諸国を大きく引き離している[36]。

第3節　EUとの関係

1. 限定的なものに留まった協力

先に述べたように，英国は2020年1月末にEUから離脱し，2020年12月末までが移行期間であった。移行期間終了後の両者の関係については，12月24日にようやく合意に至った。それゆえ，コロナ危機は両者の関係がどのようなものになるか占う試金石としての意味合いを帯びることになった。

結論から言えば，危機に対処する上での協力は，かなり限定的なものだったと言えるだろう。感染拡大国からの帰還者支援では英国はEUの枠組みを利用しており（本書第I部参照），3月14日に欧州委員会が第三国に対する医療用防護具の輸出管理を発動すると，英国もこれに参加した（輸出管理は5月25日に失効）[37]。しかしEUが2月に開始した医療用防護具・人工呼吸器・PCR検査キットの共同調達には，英国はいずれも参加を見送っている。この共同調達の枠組みは2009年の新型インフルエンザ流行をきっかけに誕生し，2020年4月時点の協定参加国はすべてのEU加盟国と欧州経済領域（EEA），英国を含む37カ国である。各国は欧州委員会に共同調達への参加意思の有無と必要量を通知し，これを受けて欧州委員会がメーカーとの交渉にあたる[38]。英国政府は不参加の理由を政府内部での連絡ミスに帰しているが，不参加はEUと協力しないという政治的な決断に基づくものだったとの指摘もある[39]。

続いて，英国政府は7月10日，EUの新型コロナ感染症ワクチン共同調達への不参加を表明した。EUの枠組みはワクチン製造コストの一部をメーカーに先払いするかわりに，一定本数を一定価格で購入できるというものだが[40]，英国政府はEUが交渉する会社と別個に交渉できなくなることと，共同調達のガバナンスに対する発言権がないことを不参加の理由として挙げている[41]。英国の製薬企業がワクチン開発で世界的に先行していたことも，このような独自路線の背景にあるものと思われる。英国とEUは，ワクチンのグローバルな共同調達枠組みのCOVAXには共に参加している。

2. 離脱後の関係をめぐる交渉へのコロナ危機の影響

言うまでもなく，英国がEUから離脱した後の両者の関係に関する交渉の全体像を提供することは本章の目的ではないが，コロナ危機が交渉に2つの点で影響を与えたという事実は指摘しておく必要があるだろう。第1は交渉の遅延であり，第2は，コロナ危機の経済的な打撃を緩和する上で各国にとって重要な政策手段となった国家補助金が，交渉妥結の障害になったことである。

英国のEU離脱が当初の2019年3月から2020年1月に延期されたことで，離脱から移行期間の終了まで1年未満しかなく，離脱後の関係をめぐる交渉は包括的な自由貿易協定を締結するには極めて厳しいタイム・スケジュールの中で行われることになった。ヨーロッパでの新型コロナ感染症の拡大は，時間不足の問題をさらに深刻なものとした。3月中旬から4月中旬に予定されていた交渉の第2ラウンドは延期され，第3ラウンドと第4ラウンドはビデオ会議方式で行われた[42]。協定の批准のために必要な時間を考えると，10月15日・16日に行われた欧州理事会の前に両者の合意が成立することが望ましかったが，これは実現しなかった。離脱協定では2020年6月末までに双方が合意すれば移行期間の延長が可能であるとされ，それを英国側が拒否したという事情を勘案すれば，たとえ両者の交渉が決裂していたとしてもその主たる原因がコロナ危機にあったとまで言うことは出来ないが，危機のせいで元々タイトなスケジュールがさらにタイトになったのは事実である。

英国・EU間の交渉が難航したのは，漁業問題と公平な競争条件，紛争解決メカニズムの3つの分野であるが，公平な競争条件の中でもとりわけ重要な争点として浮上したのが，国家補助金の問題である。もともと英国は，EU加盟国の中でも国家補助金を政策手段として多用しない国であり，2017年の国家補助金の総額は対GDP比で僅か0.4%と，EU平均の0.7%を大幅に下回っていた[43)]。しかし2019年12月の総選挙においてジョンソン首相率いる保守党は，2016年の国民投票で離脱派が多数を占めたイングランド北部で支持を得るため，財政支出をより戦略的に用い，地方の産業を積極的に支援すると公約した。そのため，国家補助金はより大きな政治的重要性を帯びることになった[44)]。EU側は2020年2月に発表された交渉方針の中で，単一市場へのアクセスと引き換えに英国がEUの国家補助金のルールに従い，紛争解決においてEU司法裁判所の管轄を受け入れるよう要求した[45)]。これに対して英国側は，EU・カナダ間の自由貿易協定に含まれる以上の義務を受け入れることを拒否した[46)]。コロナ危機は国家補助金の政策手段としての重要性をさらに高めた。両者の合意によって，イギリスはEUの国家補助金のルールに従う必要はないが，EU法類似の原則を含むレジームを立ち上げることになった。紛争解決は独立の専門家からなるパネルに委ねられ，EU司法裁判所の関与は否定された。移行期間の終了に伴い，英国–EU間の人の自由移動も終焉する。通常は90日までの短期滞在の場合はビザは不要であるが，コロナ渦の下で英国市民がEU諸国に渡航できるのは，必要不可欠な理由がある場合に限定される。

3. 英国・EU間のワクチン競争と南北アイルランド問題

ブレグジットの移行期間終了と新型コロナウィルスのワクチン接種開始とが時期的に重なったことで，接種の進捗状況はEU離脱の是非をめぐる論争と結びつくことになった。英国がワクチン接種でEUに先行する一方，欧州委員会はアストラゼネカ社などからの納入遅れに対応するため，域外へのワクチン輸出に対する事前承認制度を導入した（詳細は第1部第3章で既述）。英国政府は，EUの輸出認可によってベルギーの工場で生産されるファイザー社製ワクチンの供給に支障が生じないよう働きかけたほかは，EU・アストラゼネカ社の間の契約問題については，表向き事態を静観する姿勢をとり続けた。

英国内で政治的に大きな問題になったのは，EUが輸出認可の対象に当初英領北アイルランドを含めようとしたことである。英国・EU間で締結された離脱協定では，北アイルランドがEUの単一市場や関税同盟に関するルールに一定程度服することと引き換えに，EUと北アイルランド間で開かれた国境を維持することが定められていた[47)]。しかしEUは，北アイルランド経由でEUから英本土にワクチンが輸出されることを防ぐため，「南北アイルランドに関する議定書」第16条の緊急事態条項を援用して，北アイルランドもワクチンの輸出認可の対象に含めた。英・アイルランド両国政府による抗議を受けて欧州委員会は数時間のうちに方針を転換し，北アイルランドは輸出認可の対象から外れることになった[48)]。しかし，離脱交渉の中で南北アイルランド間の自由往来の重要性を説き続けたEUが，移行期間終了後1ヶ月も立たずに第16条の適用を図ったことに対しては，英国・アイルランド双方で批判的な意見が強い。もともと議定書によって北アイルランドが英本土と異なる法的立場に置かれることに批判的だった北アイルランドのユニオニスト勢力がEUを批判しただけでなく[49)]，議定書を支持する政治勢力の側も，EUの当初の決定が英国・EU間の妥協を脅かすことを懸念している[50)]。南北アイルランド問題が英国・EU関係の火種になりうることはコロナ危機以前から十分に予想された事態であるが，ここでも危機は既存の傾向を強めるものだったと言える。

第4節　新型コロナ危機後の世界秩序と英国

コロナ危機後の世界秩序の中で英国がどのような役割を果たすのか，多くの不確定要因がある中で予想することは容易でない。言うまでもなく，コロナ危機がいつ，いかなる形で収束するのか予測するのは困難である。さらに，コロナ後の世界秩序のあり方を考える上で最も重要な変数は米中関係であるが，両国関係の断絶が今後どの程度まで進むのか現状では不明確である。トランプ大統領が新型コロナ感染拡大の責任は中国にあると主張したことで，すでに通商摩擦やファーウェイをめぐる対立により冷え込んでいた米中関係はさらに悪化した。米国国内では，対中強硬姿勢に対して超党派の支持があると言われているが，米国の対中政策は11月3日に行われた大統領選挙でバイデンが当選したことである程度は変化するだろう。第3に，英国政府はブレグジット以降の外交の基本方針について，抜本的な再検討（統合レビュー）の最中にあり，その結論はまだ出ていない[51)]。これらの但し書きをつけた上で，今後の先行きを占ってみよう。

英国がEU加盟国であった期間，同国の外交の柱の一つは共通外交・安全保障政策を通じた欧州諸国との協力であったが，ジョンソン政権は2020年2月に，離脱後の関係をめぐる交渉から外交・安全保障問題を除外するように求めた[52)]。コロナ危機に対処する上で英国政府がEUとの協力に消極的だったことも勘案すると，今後EUとの外交面での協力は制度化の程度の低い，よりアドホックな形をとることが予想される。もっとも，米国のトランプ政権がイランとの核合意や地球温暖化に関するパリ協定から離脱した際，英国はこれらの協定を支持してフランスやドイツと協力しており，EU離脱後もヨーロッパ主要国との協調関係に大きな変化は起きないという見方もある[53)]。

中国については，キャメロン政権時代の蜜月状態からメイ・ジョンソン両政権下で関係は徐々に冷却していた。コロナ危機を通じて，英国政府内では中国に対する警戒的な見方がさらに強まった。特に情報機関は中国が感染拡大状況を隠蔽したことを強く問題視している。但し，経済的な考慮から英国政府は全面的な対中批判を控えている，という指摘もある[54)]。

それに対して，英国外交にとっての重要性が増したのはファイブ・アイズ諸国や日本との協力である。ファイブ・アイズは第2次世界大戦に起源を有する，情報収集活動での協力枠組みであり，米国・英国・カナダ・オーストラリア・ニュージーランドの5カ国が参加している。したがって元来その活動の大半は秘密裏に行われていたが，2020年7月に香港・国家安全維持法問題でニュージーランドを除くファイブ・アイズ諸国が共同で対中批判声明を出すなど，政治的な役割を担うようになってきている[55]。さらに，コロナ危機に対処する上で問題になった中国への経済的な依存を減らすため，ファイブ・アイズを通じて戦略物資の共同調達を行う動きも表面化している[56]。

英国は 10 月 22 日に日英包括的経済連携協定に調印するなど，日本との関係強化を図っているが[57]，ファイブ・アイズに日本が参加する可能性が浮上する一方，日本・カナダ・オーストラリア・ニュージーランドがメンバーである TPP に英国が参加希望を表明するなど，最近ではファイブ・アイズと日本とを結びつけようとする動きも本格化している[58]。英国外交に対するコロナ危機の影響は，国内政治においてと同様に，既存の傾向を逆転させるのではなく，むしろそれを強化するものだったと言えるだろう。

[注]

1）欧州疾病予防管理センター（https://www.ecdc.europa.eu/en/cases-2019-ncov-eueea）のデータに基づく（2021 年 1 月 23 日アクセス）。

2）BBC, "Coronavirus: Boris Johnson moved to intensive care as symptoms worsen", 7 April 2020. 以下ウェブサイトへのアクセスは，特に明記ない限り 2020 年 10 月 23 日。

3）Office for National Statistics, Deaths involving COVID-19 in the care sector, England and Wales, 3 July 2020.

4）https://www.bbc.com/news/newsbeat-52440641

5）National Audit Office, *Investigation into how government increased the number of ventilators available to the NHS in response to COVID-19*, HC 731 Session 2019-2021, 30 September 2020.

6）"Why the UK is struggling to scale up coronavirus testing", *Financial Times*, 2 April 2020.

7）ECDC, *Surveillance of COVID-19 at long-term care facilities in the EU/EEA*, 19 May 2020.

8）"Covid-19: risk of death in UK care homes 13 times higher than in Germany", *The Guardian*, 28 June 2020.

9）House of Commons Public Accounts Committee, *Readying the NHS and social care for the COVID-19 peak*, Fourteenth Report of Session 2019-21, HC405, 29 July 2020.

10）House of Commons Home Affairs Committee, *Home Office preparedness for COVID-19 (coronavirus): management of the borders*, Fifth Report of Session 2019-21, HC563, 5 August 2020.

11）Prime Minister's statement on coronavirus (COVID-19): 12 March 2020. 以下見るように英国はすぐに方針転換したため，ヨーロッパ諸国の中で集団免疫戦略を採用したのはスウェーデンのみになった。

12）BBC, "Coronavirus: People with fever or 'continuous' cough told to self-isolate", 12 March 2020.

13）"UK's chief scientific adviser defends 'herd immunity' strategy for coronavirus", *Financial Times*, 14 May 2020.

14）"Revealed: the inside story of the UK's Covid-19 crisis", *The Guardian*, 29 April 2020.

15）Ibid.

16）"Ten days that shook Britain – and changed the nation forever", *Sunday Times*, 22 March 2020. なお英国政府は，集団免疫を政策として採用したことは一度もないというスタンスを現在はとっている。

17）BBC, "Coronavirus", 12 March 2020; "UK's chief scientific adviser", *Financial Times*, 14 March 2020.

18）BBC, "Coronavirus: Some scientists say UK virus strategy is 'risking lives'", 14 March 2020.

19）"The shocking coronavirus study that rocked the UK and US", *Financial Times*, 19 March 2020.

20）"Revealed", *The Guardian*, 29 April 2020; "Ten days that shook Britain", *Sunday Times*, 22 March 2020.

21）Prime Minister's statement on coronavirus（COVID–19）: 23 March 2020. ロックダウンは26日から実施されたが，北アイルランドのみ28日からの開始となった。

22）European Commission, "Temporary Framework for State aid measures to support the economy in the current COVID–19 outbreak", C（2020）1863 final, 19 March 2020. なお英国はユーロを用いていないので，経済通貨同盟の「安定と成長」協定には拘束されないが，欧州委員会は3月20日に「安定と成長」協定の一般免責条項を発動して，各国が財政上の制約にとらわれずに危機に対処できるようにすることを提案した。

23）https://www.bankofengland.co.uk/coronavirus

24）Daniel Thomlinson, "Final furlough?", Resolution Foundation, 18 September 2020.

25）Laura Gardiner and Hannah Slaughter, "The effects of the corona crisis on workers", Resolution Foundation, 16 May 2020. 雇用維持スキームは10月末に打ち切られ，新たな雇用支援スキームに置き換えられる予定であったが，再度のロックダウンに伴い12月までの延期が発表された。

26）BBC, "Summer Statement: Key points at a glance", 8 July 2020.

27）https://www.bruegel.org/publications/datasets/covid-national-dataset/

28）英国国家統計局のデータ（https://www.ons.gov.uk/economy/grossdomesticproductgdp）。

29）https://www.gov.uk/government/speeches/pm-address-to-the-nation-on-coronavirus-10-may-2020.

30）BBC, "Coronavirus: Minister defends 'stay alert' advice amid backlash", 10 May 2020.

31）https://www.instituteforgovernment.org.uk/explainers/coronavirus-lockdown-rules-four-nations-uk.

32）BBC, "Covid in Scotland: What are the new lockdown rules?", 30 October 2020.

33）https://www.gov.uk/government/speeches/prime-ministers-address-to-the-nation-4-january-2021（2021年1月23日アクセス）。

34）https://www.gov.uk/uk-border-control（2021年1月23日アクセス）。

35）https://www.gov.uk/government/news/pfizer-biontech-covid-19-vaccine-mhra-statement（2021年1月23日アクセス）。

36）https://ourworldindata.org/covid-vaccinations（2021年1月23日アクセス）。

37）https://www.gov.uk/government/publications/personal-protective-equipment-ppe-export-control-process/personal-protective-equipment-ppe-export-control-process

38）https://ec.europa.eu/health/preparedness_response/joint_procurement_en　とりわけ英国で不足していた個人防護具の共同調達は成功だったと評されている。"UK missed three chances to join EU scheme to bulk-buy PPE", *The Guardian*, 13 April 2020.

39）マクドナルド外務次官は，議会下院外交委員会で不参加の決定は政治的なものであり，英国が1月にEUから離脱したためだと証言したが，すぐに撤回した。BBC, "Coronavirus: Top civil servant says he was wrong about EU medical equipment claim", 21 April 2020.

40）https://ec.europa.eu/info/live-work-travel-eu/health/coronavirus-response/public-health_en
41）Letter from Sir Tim Barrow（UK Ambassador to EU）to Ilze Juhansone（Secretary General of the European Commission）, 10 July 2020.
42）Hussein Kassim, “The Latest on the UK-EU negotiations”, UK in a Changing Europe, 17 August 2020.
43）Institute for Government, “State aid rules after Brexit”, 17 September 2020.
44）Erika Szyszczak, “When State Aid Gets Political”, UKTPO Blog, 17 June 2020.
45）European Commission, *Draft text of Agreement on the New Partnership with the United Kingdom*, UKTF 2020（14）, 18 March 2020.
46）HM Government, *The Future Relationship with the EU: The UK’s Approach to Negotiations*, February 2020.
47）https://ec.europa.eu/info/relations-united-kingdom/eu-uk-withdrawal-agreement/protocol-ireland-and-northern-ireland_en
48）BBC, “EU vaccine export row: Bloc backtracks on controls for NI”, 30 January 2021.
49）民主統一党のフォスター党首は，EU の決定は北アイルランドに対する敵対行為であるとし，北アイルランドと英本土との流通状況を改善するため議定書第 16 条を適用するようジョンソン首相に求めた。BBC, “Arlene Foster urges PM to replace ‘unworkable’ NI Brexit deal”, 30 January 2021.
50）英国労働党の「陰の内閣」の一員で北アイルランド問題担当のハイは，EU の決定は「事態を不安定化させるものであり，議定書を機能させるためになされた膨大な努力を脅かすもの」と批判した。アイルランドでは，マーティン首相が EU による議定書第 16 条の適用を「間違い」と評したほか，野党シンフェイン党のマクドナルド党首も「重大な誤り」だと非難した。BBC, “Brexit: EU introduces controls on vaccines to NI”, 29 January 2021; “EU move on NI protocol in ‘very bitter’ vaccine row a mistake, says Martin”, *The Irish Times*, 30 January 2021.
51）統合レビューについては，差し当たり英国王立防衛安全研究所のウェブサイト（https://rusi.org/integratedreview）が参考になる。NATO が定める GDP 比 2%の防衛支出目標や独自の核抑止力の保有については，維持することが統合レビューの結果を待たずに既に表明されている。
52）Kassim, “UK-EU negotiations”.
53）Lawrence D. Freedman, “The United Kingdom’s Search for a Post-Brexit Role”, *Foreign Affairs*, May/June 2020,
54）BBC, “Coronavirus: Europe ‘wary of confronting China over deaths’”, 23 April 2020.
55）https://www.state.gov/joint-statement-on-hong-kong/
56）“Five Eyes alliance could expand in scope to counteract China”, *The Guardian*, 29 July 2020.
57）https://www.gov.uk/government/news/uk-and-japan-sign-historic-free-trade-agreement
58）“UK to apply for TPP membership early next year”, *Nikkei Asia*, 16 September 2020.

（池本大輔）

第 III 部

国際秩序の変動と欧州統合の展望

第1章

新型コロナと欧州統合の将来

「新型コロナは，我々への警鐘であるだけでなく，将来の課題が山積した世界に向けた本番前の最後の予行演習でもある。」[1)]

新型コロナのパンデミックは，欧州連合（以下，EUと略記）の中核に衝撃を与えた。欧州の人々は，国境という概念を復活させ始めた。彼らはポルトガルの南部からフィンランドの北部に至るまでユーロを使用し，シェンゲン圏内26カ国を身分証明書のチェックなしで旅行し，大学生はエラスムス交換留学プログラムを通じて教育のかなりの部分を他のEU加盟国内で受けている。

新型コロナが勃発し，欧州の国境は封鎖された。おそらく欧州諸国の間で最も開放され陸上国境が薄れていたベルギーとオランダの二国の間でさえ，国境検問所は閉鎖され，人目につかない小道ですらも封鎖された。そして外国への「不要不急の旅行」は禁止された。2020年3月にオーストリアとハンガリーの国境でみられた40キロメートルにわたる車列と同じような，貨物自動車の記録的な交通渋滞が国境検問所で発生した。欧州委員会は，シェンゲン協定圏内における一時的な国境管理の導入に関する200件を超える通知を協定加盟国から受け取った。商品の自由な移動はすぐに回復したが，人々の自由な移動は深刻な打撃を受けた。加盟国は医薬品を巡ってお互いに高値を付け，マスクや人工呼吸器などの輸出を停止するといった，かなり誤った競争を始めた。

私たちはかつて感染症の大流行を経験していたにもかかわらず，EUと加盟国はこれらの規模のパンデミックに対して明らかに全く準備ができていなかった。2004年に理事会は，その前年の重症急性呼吸器症候群（SARS）の急発生を受けて，欧州疾病予防管理センター（ECDC）を設立していた[2)]。しかしこのセンターは，小規模な財源しかなくスタッフも限られており，加盟国における既設の公衆衛生機関や研究所からの抵抗に直面していた[3]。

欧州委員会も明らかに対応が後手に回っていた。2020年1月末に内部の危機対応メカニズムを発動したと発表していたにもかかわらず[4]，欧州委員会は新型コロナに関する諮問委員会を設置するのに2020年3月16日までかかった[5]。後から考えてみると，2020年2月13日に開催されたEU保健相会合のやや勝利者のような発言は信じ難い。それは，「加盟国，欧州委員会，ECDCおよび健康安全保障委員会（HSC）による効果的な対応を歓迎」し，「EUと加盟国が事業継続計画に関する活動に取り組むとともに，計画と対応措置，事前準備を実施することによって，健康安全保障の分野で緊密に調整・協力する」[6]という内容であった。

次の数週間で，欧州は医療危機の事態に見舞われることになった。2020年2月28日にイタリアがEUの市民保護メカニズムを発動させて[7]，フェイスマスクをはじめとした感染症対策のための個人防護具を要請すると，その反応は冷たい沈黙であった[8]。3月3日，フランスは個人防護具の生産を管理し，フェイスマスクを国が買い上げることを発表すると，ドミノ効果を引き起こし，ドイツは他のEU加盟国にさえもそれらの生産物の輸出禁止を拡大させ，他の諸国もこの動きにすぐに追随していった[9]。3月26日，欧州委員会のウルズラ・フォン・デア・ライエン委員長は欧州議会への演説で，各国政府に次のような苦言を呈した。

EUがお互いのために本当にそこにいる必要があるとき，あまりにも多くの人々が最初に自分自身に目を向けていました。EUが「みんなは一人のために」という精神を本当に必要としていたとき，あまりにも多くの人々が最初に「自分だけのため」という反応を示しました。そしてEUが「晴れの日の連合」だけではないことを本当に示す必要があるとき，あまりにも多くの人々が最初に傘を共有することを拒絶しました[10]。

EUが翌月や翌々月などの間に主導権の一部を取り戻したことは，認められなければならない。2020年5月7日時点で欧州委員会は，医療従事者を保護するために17の加盟国と英国に対し，1,000万枚の防護マスクの配布を開始した。加盟国は物資を送ることで互いに支援し合い，EUは約60万人の在外EU市民の第三国からの本国帰還を支援し，EUと加盟国は，近隣諸国と世界に対して数十億ユーロの支援を約束した[11)]。4日間にわたる延々と続いた交渉の後，2020年7月21日に欧州理事会は，2021–27年度予算とともにEU諸国のパンデミック後の再建を支援する欧州復興基金（Next Generation EU）を承認した。だが不思議なことに，欧州の指導者達は今後数年にわたるEU保健計画（EU4Health programme）への予算を削減した。フォン・デア・ライエン欧州委員会委員長は2020年9月16日の欧州議会における一般教書演説で，「一層強力な欧州保健連合（stronger European Health Union）」の構築を呼びかけ，欧州理事会による予算削減を是正するために取り組む議会の意向に謝意を表明した[12)]。

以下では，この「一層強力な欧州保健連合」の内容が，どのようなものであるかを説明するが，法的な現実にも向き合わなければならない。保健分野におけるEUの権限は，どうしようもないほど寸断されており，EU法の専門家達でさえ，これを理解するのは容易ではない。一方ではEU運営条約第4条第2項(k)によって，「この条約で定める分野に関する公衆衛生問題における安全上の共通の関心事項」は，EUとその加盟国の間で権限が共有されていると考えられている。それはすなわち，EUはEU法を採択することにより，「EU法が対象とする分野を占有する」ことができ，個々の加盟国の法制に優先しうるという意味である。しかし一方で，「人間の健康の保護および改善」は，EU運営条約第6条の下でEUの権限の一つとして規定されている。このカテゴリーの権限は非常に弱く，EUは「構成国の活動を支援し，調整し，補完するための活動を行う権限」しか有しておらず，「こうした権限は，これらの分野における構成国の権限に優先するものではない」とされている（EU運営条約第2条第5項)。換言すれば，この「補完的権限」の下で，実際の権限のほとんどは加盟国が強固に保持したままとなり，EUは国内法制を調和させることができない。これらの権限の厳密な範囲を見出すには，EU運営条約の「第14編　公衆衛生」，具体的には同条約第168条を参照しなければならない。この条文ではパンデミックについては触れられていないが，「それらの原因，感染および予防に関する研究ならびに衛生に関する情報および教育を促進し，国境を越える健康への重大な脅威に対する監視，早期警戒および対策を行うことによって，主要な健康被害と戦う」ためのEUの権限を確認している（第1項）。同条は，欧州議会とEUの理事会に対し，「人間の健康を保護しおよび改善することを目的とする措置，特に国境を越える主要な健康被害と戦うための措置，国境を越える健康への重大な脅威に対する監視，早期警戒および対策に関する措置を採択する」権限を与えているが，「構成国の法律および規則の調和を図ることは除外」されている（第5項）。同条は特に，「EUの行動は，自国の健康政策の策定ならびに保健医療サービスの組織および提供に関する構成国の責任を尊重する」ことを強調することで（第7項），保健に関する権限の最前線に立つのは加盟国であることを十分に示している。パンデミックとしての新型コロナが，EU運営条約第168条第5項の下で「国境を越える健康への重大な脅威」という概念に正面から該当することは明らかであるが，問題は「奨励措置」（incentive measures）がどのようなものになりうるかということである。EU運営条約から導き出せる唯一のことは，いかなる形の国内法の調和も伴うことはできないという点であり，それは（EU運営条約第168条第6項に言及された）勧告とは異なり，加盟国を拘束し続けるものになるだろう[13)]。

したがって，真の欧州保健連合に関する欧州委員会の提案が待ち望まれていた。2020年11月11日，委員会は，「欧州保健連合の構築：国境を越える健康への脅威に対するEUの回復力の強化」と題する政策指針提言文書によって最初の第一歩を踏み出した[14)]。この文書は，EU機関の危機への備えと対応を強化するとともに，国境を越える健康への重大な脅威に対する既存の法的枠組みの刷新に焦点を当てている。第一に，欧州委員会とEU機関による調整のためのより強力な権限を生み出すため，委員会はEU運営条約第168条第5項に基づいて国境を越える健康への重大な脅威に関する新しい規則を提案した[15)]。新しい枠組みは，①（EUの医療危機およびパンデミックへの準備計画と勧告の策定により）準備を強化する，②（EUレベルで創られる統合システムを用いた）監視を強化する，③加盟国のデータ報告を改善する，④EUの緊急事態宣言を通じて危機に関連する製品の調整・備蓄・調達の強化を可能にするものであった。第二に，委員会は，この分野に最も関連する2つのEU機関，すなわちECDCと欧州医薬品庁（EMA）の権限を強化することを提案した[16)]。最後に重要な点として，委員会は，2021年末までに提案される将来の保健緊急対応機関（HERA）の主要な構成要素を提示した。

委員会がEMAの権限を強化するために提案した規則において，EU運営条約第168条第4項(c)だけでなく，同条約第114条，すなわち域内市場の確立と機能化を目指して国内法を調和させるEUの権限にも，同時にかつ同等に依拠したことは興味深い点である。その目標は確かに，公衆衛生上の緊急事態に対処する可能性のある医薬品の品質，安全性，有効性を確保するだけでなく，医薬品および医療機器に関する域内市場の円滑な機能を確保することでもある[17)]。さらに加えて，例えば消費者保護政策（第169条）や医学研究（第179条以降）といった，ある特定の条件下でのみ保健関連法制に関係づけることが可能な行動の法的根拠がある。医学研究に関しては，EUは当然にこれを何十年にもわたって研究と技術開発に関する枠組み計画の中に統合してきた。しかし，これらの計画の一部の官僚主義的過ぎる特徴に批判があり，新しい挑戦や開発に常に柔軟な対応ができない点や，研究成果に関して得られた知的所有権が非EU諸国の手に渡る可能性がある問題が存在している。

EUが新たに提案した立法措置の行く末は別として，重要な医療機器や材料に関してEUの戦略的自立性を確保する観点から，EU加盟国とEU機関との間の協力強化が必要なことは明らかである。2020年春におけるフェイスマスクの戦略的備蓄のほぼ全面的な不足，人工呼吸器，検査キット，その他の防護具の深刻な不足は，より戦略的な政策立案とサプライチェーンの再考が必要であることを鮮明に思い起こさせた。EUは共通の戦略的備蓄を行い，サプライチェーンを多様化し，医学研究とイノベーションに一層強力に投資し，産業政策と競争政策の戦略的思考に取り組む必要がある[18)]。その上で，戦略的な検討はおそらくこれら特定された挑戦よりも，より広範なものとなるだろう。もしパンデミックを考慮して加盟国が自国経済への国家介入を強化する方向に進んだ場合，EUが前提としている自由化モデルと自由化の方向性は再考が迫られる可能性があるだろう[19)]。

重要な点は，パンデミックに対処する加盟国間の連帯を深め，強化する必要があるということだ。2020年の間に新型コロナに対処する際の加盟国による連帯事例は多く挙げることができるが[20)]，これらは全般的に二国間の動きによるままである。この点で，欧州レベルでのさらなる調整が必要である。「自然的もしくは人為的災害」の場合にEU運営条約によって想定された第222条の実際の「連帯条項」が発動されなかったのは，不可解なままである。

新型コロナが世界におけるEUの地位にどのような影響を与えるのかは，まだ不確かだ。2008年の金融危機とそれに続くユーロ圏のソブリン債務危機では，金融安定の指針自体が世界経済全体に影響する脅威となり，EUはその名声と信頼を相当失った。コロナ危機との比較には困難が伴うが，危機に対する加盟国間の異なる反応によって，その直接の近隣諸国を含め[21)]，世界におけるEUのイメージや信頼性が再び傷つけられた可能性がある。EUが信頼を回復するためにとりうる唯一の優れた対応は，支援を必要としている諸国に信頼できるイニシアティブを発揮し，コロナ危機への多国間対応を支援し，特に関連する国際機関と体制（特に世界保健機関および国際保健規則）の改革に対して建設的な貢献を行い，気候変動に関する多国間協力を支援するための取り組みを継続することである。そして国際社会に対する一層の協力が必要であり，ワクチンはすべての人々に公正な方法で利用可能になるべきであることから，「ワクチン国家主義」（vaccinationalism）はいかなる代償を払ってでも回避されるべきであることを納得させることしかない。最近の調査では，グローバルな課題に対処し，次の危機に備えるために，そのような統一されたEUの行動に対する欧州の人々の強力な支持があることを示している[22)]。

最後に重要なことは，より広い視野でかつ長期的な観点から，コロナ危機後の世界は異なる環境にあることは明らかだという点である。本稿の冒頭の引用が指摘するように，この危機は新たな課題のリハーサルにしか過ぎない。国際的なプレイヤー間の政治的・外交的関係は急速な発展を遂げており，諸国間や国内の不平等は一層悪化し，安全保障，人権，持続可能な開発の観点からの新たな課題は複数の分野に現れている。アントニオ・グテーレス国連事務総長は，コロナ危機が「国連創設時と同じ状況」（foundational moment）[23)]を作り出し，より平等で持続可能な世界の再構築の好機を提供し，様々な社会の中の新たな社会契約，改善されたグローバル・ガバナンス，若者や将来の世代とのより大きな連帯の希求を確信している[24)]。現在非常に不安定な状況[25)]にあるグローバルな多国間システムは，この好機を掴むための回復力を確かに保持していることが期待されよう。EU は，多国間主義を強化するために，あらゆることをしなければならない。

［注］

1）UN Secretary General António Guterres, address of 22 September 2020 to the Opening of the General Debate of the 75th Session of the UN General Assembly, <https://www.un.org/sg/en/content/sg/speeches/2020-09-22/address-the-opening-of-the-general-debate-of-the-75th-session-of-the-general-assembly> (last accessed on 5 November 2020).

2）See Regulation (EC) No 851/2004 of the European Parliament and of the Council of 21 April 2004 establishing a European Centre for disease prevention and control [2004] OJ L142/1.

3）See Jacint Jordana and Juan Carlos Triviño-Salazar, "Where are the ECDC and the EU-wide responses in the COVID-19 pandemic?," 395 *The Lancet,* 23 May 2020, 1611, at 1612.

4）See David M. Herszenhorn and Sarah Wheaton, "How Europe failed the coronavirus test," *Politico,* 7 April 2020, <https://www.politico.eu/article/coronavirus-europe-failed-the-test/> (last accessed on 5 November 2020).

5）Commission Decision of 16 March 2020 setting up the Commission's advisory panel on COVID-19, C (2020) 1799 final, <https://ec.europa.eu/transparency/regexpert/index.cfm?do=groupDetail.groupDetailDoc&id=39740&no=1> (last accessed on 5 November 2020).

6）Council Conclusions 13 February 2020, 6013/1/20 Rev 1, <https://www.consilium.europa.eu/media/42546/st06013-re01-en20.pdf> (last accessed on 5 November 2020).

7）This had been created in 2013. Decision 1313/2013/EU of the European Parliament and of the Council of 17 December 2013 on a Union Civil Protection Mechanism [2013] OJ L347/924.

8）See Herszenhorn and Wheaton, *supra* note 4.

9）Ibid.

10）"Speech by President von der Leyen at the European Parliament Plenary on the European coordinated response to the COVID-19 outbreak," <https://ec.europa.eu/commission/presscorner/detail/en/speech_20_532> (last accessed on 5 November 2020).

11）"European solidarity in action," <https://www.consilium.europa.eu/en/policies/coronavirus/european-solidarity-in-action/> (last accessed on 5 November 2020).

12）"State of the Union Address by President von der Leyen at the European Parliament Plenary," <https://ec.europa.eu/commission/presscorner/detail/en/SPEECH_20_1655> (last accessed on 5 November 2020).

13）See B. Schmidt am Busch, Commentary of Article 168 TFEU, in E. Grabitz, M. Hilf and M. Nettesheim (eds.), *Das Recht der Europäischen Union,* Beck, para. 69.

14）COM (2020) 724 final.

15）COM (2020) 727 final. This Regulation will repeal Decision No 1082/2013/EU of the European Parliament and of the Council of 22 October 2013 on serious cross-border threats to health and repealing Decision No 2119/98/EC (O.J. 2013, L293/1).

16）Respectively, COM (2020) 726 final and COM (2020) 725 final.

17）See, 11th recital of the preamble of the proposed regulation on a reinforced role for the European Medicines Agency in crisis preparedness and management for medicinal products and medical devices.

18) See J. Hackenbroich, J. Shapiro and T. Varma, *Health Sovereignty: How to Build a Resilient European Response to Pandemics,* European Council of Foreign Relations, Policy Brief, June 2020, ＜https://ecfr.eu/archive/page/-/health_sovereignty_how_to_build_a_resilient_european_response_to_pandemics.pdf＞ (last accessed on 5 November 2020).

19) See, for instance, P. Bergsen, A. Billon-Galland, H. Kundnani, V. Ntousas and T. Raines, *Europe After Coronavirus: The EU and a New Political Economy,* Chatham House Research Paper, June 2020, ＜https://www.chathamhouse.org/sites/default/files/2020-06-08-europe-after-coronavirus-bergsen-et-al_0.pdf＞ (last accessed on 5 November 2020).

20) The European Commission is showcasing such instances on this website. "Coronavirus: European Solidarity in action," ＜https://ec.europa.eu/info/live-work-travel-eu/health/coronavirus-response/coronavirus-european-solidarity-action_en＞ (last accessed on 5 November 2020).

21) See, for instance, with regard to the Balkans, A. Cameron and M. Leigh, "Has COVID-19 dented the EU's credibility in the Balkans?," *Bruegel Blog,* 15 June 2020, ＜https://www.bruegel.org/2020/06/has-covid-19-dented-the-eus-credibility-in-the-balkans/＞ (last accessed on 5 November 2020).

22) See S. Dennison and P. Zerka, *Together in Trauma: Europeans and the World after COVID-19,* European Council for Foreign Relations, Policy Brief, June 2020, ＜https://ecfr.eu/archive/page/-/together_in_trauma_europeans_and_the_world_after_covid_19.pdf＞ (last accessed on 5 November 2020).

23) See his address of 22 September 2020 to the Opening of the General Debate of the 75th Session of the UN General Assembly, *supra* note 1.

24) See his 18th Nelson Mandela lecture of 18 July 2020. "Tackling the Inequality Pandemic: A New Social Contract for a New Era," ＜https://www.un.org/en/coronavirus/tackling-inequality-new-social-contract-new-era＞ (last accessed on 5 November 2020).

25) See J. Wouters, "Two Birthdays and a Funeral. Some Thoughts on the Crisis of Multilateralism," *EU-LAC Newsletter* 07-20, July 2020, pp. 11-12.

（ヤン・ワータース／訳・山本慎一）

第2章

コロナ後の国際秩序と EU

新型コロナ危機は欧州に厳しい試練をもたらした。2020年の感染者数は地域別で世界最大級となり，経済への影響も広がっている。

コロナ危機のリスクは世界で続いているが，20年12月の欧州理事会（首脳会議）で欧州連合（EU）が過去に例をみない復興基金づくりで合意したことや，秋の米大統領選挙で米国の有権者がトランプ大統領からバイデン氏への交代を選んだことは，歴史に転機を刻む動きとなった。危機に対し一定のレジリエンス（回復力）が働いたといえるだろう。

その一方で，ポピュリズムや強権的な政治が民主主義を脅かす恐れや，深まる米中対立の行方は，コロナ禍の影響と絡み合いながら将来に不安を投げかけている。EU の復興基金も，その内容をめぐって域内の南北対立や一部の中東欧加盟国の抵抗を引き起こし，EU の課題を浮き彫りにした面もある。

本章では国際秩序という観点から，欧州とそれを取り巻く状況がコロナ禍発生の前と後にどのように展開し変化したかを見たうえで，欧州の将来を展望する。

第1節　コロナ禍に揺れた国際秩序

コロナ禍が世界に広がった当初，このパンデミックはすでに起きていた変化を増幅し加速させるという指摘が識者の間で目についた。例えば米ユーラシア・グループ社長のイアン・ブレマー氏は20年4月に掲載された論考で「すでに世界で起こっていたさまざまな潮流が今回の新型コロナ問題によって顕著になっている」と述べ，世界の新秩序形成に大きな影響力を持つ潮流として，脱グローバル化，ナショナリズム，真の政治超大国として頭角を現し始めた中国の３つをあげた[1)]。

ブレマー氏は「世界秩序が機能不全に陥っている」とも指摘した。確かにパンデミックとともに鮮明になったのは，「アメリカ・ファースト」を掲げるトランプ大統領率いる米国のリーダーシップの欠如であり，それを補う有力な国家も国際的な協調の枠組みも存在しない現実だった。米中の二大国は協力でなく対立を深め，欧州ではパンデミックの初期段階でEUの対応の遅れへの批判の声も上がった。

しかし，その後に起きたEUの復興基金創設への動きや米大統領選の結果は，コロナ禍が既に起きている変化を増幅するだけでなく，変化の方向にも少なからぬ影響を与えたことを意味するように見える。この節では，コロナ禍が広がる中での米中関係および米大統領選と，EUの復興基金をめぐる動きについて考察する。

1. 米中対立の深まりと米大統領選

2017年のトランプ政権発足以降，貿易問題を主戦場にエスカレートしていた米中の確執は，20年に入ってさらにステージが上がった。通信分野を象徴とする経済と安全保障問題が絡んだ摩擦が激化したことや香港の民主主義と人権問題への懸念に火が付いたことなどに加え，コロナ禍をめぐる米中の対応と応酬が不信感を増幅することとなった。

新型コロナの感染拡大にてこずったトランプ大統領は，コロナ禍の責任が中国にあるという印象を与えるかのように繰り返し「中国ウィルス」と呼び，中国側を刺激した。さらに，中国寄りの姿勢によって感染への対応が遅れたとして世界保健機関（WHO）を厳しく批判し，脱退を通告するに至った。

中国はコロナ禍の初期段階で隠蔽をはかった疑いがもたれたほか，マスクの提供や医療関係者の派遣など二国間の協力が，勢力圏を広げるための露骨な「マスク外交」というイメージをもたらした。

国境を越えて世界に広がる感染症のパンデミックを前に，グローバルな協力が求められる時に，米中間では逆に対立が増幅するという事態となった。米国の有識者の間からも初期段階から，米中の指導者はともに「第1ラウンドのテストをしくじった」（米政治学者のジョセフ・ナイ氏）と厳しい声が聞かれた[2)]。

米中両国は1月に第1弾の貿易合意に署名したが，その後は対話機運が消えたまま，秋の米大統領選挙を迎えた。夏以降，政権幹部による強硬発言や対中措置が相次いだことには，コロナ禍への対応を批判されたトランプ政権が有権者の目を中国に向けさせようとした面があった可能性も否定できない。

大統領選では民主党のバイデン氏が，8,000万票を上回る過去最高の票を得て当選を確実にしたものの，トランプ氏も過去2番目となる約7,400万票を獲得し，予想を上回る接戦を演じた。コロナ禍への対応が失点になったはずのトランプ氏が選挙でこれだけの支持を集めたことは，もしパンデミックが起きていなければ別の結果もあり得たことを想像させる。

第2次大戦後の米国を基軸とする国際秩序という歴史的視点で見た場合，コロナ禍に揺れた2020年の持つ意味はどうだろうか。

米国は欧州の戦後復興を支え，国際通貨基金（IMF）や関税貿易一般協定（GATT，のちに世界貿易機関＝WTO）を基盤とする世界経済体制を主導してきた。ソ連崩壊後の1990年代には冷戦の勝者である米国の一極体制といわれたが，2000年代に入ってイラク戦争の失敗や米国発の金融危機（リーマン・ショック）でリーダーとしての米国の影響力には陰りが鮮明になる。

アジア新興国などの成長により，世界経済の中の相対的な地位も低下した。ポスト冷戦時代の新たな国際秩序が求められる中，米国はその設計図を世界に提示することなく，基本戦略を持たないまま中国の強力な台頭と向き合うことになったのである。

トランプ大統領のもとで米国は内向きの度合いを深めたが，その一方で米国が築いた優位性を中国に脅かされることへの警戒感を急速に強め，ライバルとして対抗意識をむき出しにした。コロナ禍は，米国主導の国際秩序が転機を迎えた中で生じ，混沌とした世界に複雑な化学反応を引き起こすものとなった。

2. 停滞期からの脱却めざすEU

感染拡大の初期段階における欧州各国の対応は自国優先が前面に出て，域内協力の発想に乏しいものだった。EU レベルでも欧州委員会の対応は後手に回った。

しかし，その後は国境を越えた協力が一定程度実現し，EU も権限の範囲で対応を見せた。そうした中で最大の焦点に浮上したのが，イタリアやスペインなど 20 年春から大きな感染被害が出て，対応するための経済力が相対的に劣る国への支援策だった。この点への EU としての回答が，他章で詳述されている 7,500 億ユーロにのぼる復興基金だ。

この基金の意義が大きいのは，10 年代前半に深刻化したユーロ危機と同様，EU 内部の南北問題に有効な対応を示せなければ，求心力の低下を招きかねなかったためだ。それはコロナ禍による健康と経済への打撃だけでなく，南欧諸国の EU への不信感の高まりという政治面にも波及し，既に 10 年以上におよぶ EU の停滞期の一層の長期化を招く恐れが強まることを意味する。

第 2 次大戦後，欧州に平和と安定の秩序を築く目的で始まった欧州統合は，紆余曲折を経ながらも経済分野を先頭に 21 世紀に入るまで着実な進展を遂げた。日米への対抗を念頭に巨大な単一市場を完成させ，東西ドイツの統一後には通貨統合にも踏み切った。04 年には冷戦の束縛から解放された旧ソ連圏諸国を加盟国として迎え入れ，欧州統合は深化と拡大の両面で空前の領域に到達した。

しかし，05 年に欧州憲法条約案がフランスとオランダという EU 中核国の国民投票で否決されたのを機に，統合は踊り場にさしかかっている。統合が矢継ぎ早に進むことへの市民レベルでの不安や，超国家的な EU の官僚組織が過大な権限を行使するイメージなどが背景にあったと考えられる。

欧州憲法条約案はその後，内容を修正しリスボン条約と名称も変えて成立し，28 カ国体制に拡大した EU は何とか推進力を保ったかに見えた。しかし，10 年からギリシャを発端に広がったユーロ危機，15 年からの難民危機，16 年の英国民投票による離脱決定と，EU は相次ぎ試練に見舞われた。

この期間，欧州の深部を徐々に浸食したのがポピュリズムの政治潮流だった。ユーロ危機で南欧諸国がEUから求められた緊縮財政や，シリアなどから流入した100万人を超える難民などの問題が，EUへの批判や排外的な主張を掲げる政治勢力の伸長につながった。英国では，中東欧の新規加盟国から労働力として流入してきた移民の制限論が，EU離脱派勝利の一因になった。

英国の国民投票と同じ16年に米国ではトランプ氏が大統領に選ばれ，ポピュリズムの潮流は大西洋の両側でシンクロナイズしているかに見えた。欧州ではイタリアで18年に「五つ星運動」と「同盟」によるポピュリズム政権が誕生した。

フランスでは17年の大統領選で中道のマクロン氏が極右のルペン氏を破り，欧州全体でもその後，ポピュリズムの勢いにはいったん歯止めがかかった。しかし，何か大きなショックが欧州を襲えば，再び各国の政治基盤は不安定化しかねない。そういう状況で起きたのがコロナ禍だった。

ドイツが復興基金をめぐる議論で，EU内の財政移転に対する従来の慎重姿勢をしまい込んで積極推進論に転じたのは，このような情勢を深く懸念したからにほかならない。20年7月からEU議長国を務めた立場もあるが，やはりEU最強のリーダーとして最後はドイツの調整力がものを言うことを見せつけることになった。

復興基金についてはポーランドとハンガリーの2カ国が，基金の資金分配にあたり「法の支配」の順守を条件とすることに強く反発した。12月の欧州理事会で妥協が成立し基金は日の目を見ることになったが，規範や理念をめぐる摩擦は今後もEUの東西問題として波乱要因になる可能性が高い。

この合意がユーロの弱点と指摘される財政統合の欠如を転換させる起爆剤となるかどうかについては，慎重な判断が必要だ。今回はコロナ禍という危機における特別な対応という性格があった。恒久的な財政統合への本格的制度変更となれば「倹約4カ国」と呼ばれたオランダや北欧諸国などのみならず，ドイツも容易には応じられないだろう。

課題はあるにせよ，復興基金の創設でEUがまとまった意味は大きい。ポピュリズムやナショナリズムの影響が残るEUが，コロナ禍で混乱に陥ることを防ぐ政治的決意を示したといえるからだ。基金が順調に運用され域内協力の成功例となれば，EUが停滞局面から抜け出す糸口になるかもしれない。コロナ禍による危機を乗り切り，次のステップにつなげることができるか，EUにとって重大な局面だ。

第2節　アフター・コロナの展望

本節では，コロナ禍を経て米中と欧州にかかわる国際秩序がどのように展開し，それが日本にどのような意味を持つかを考察する。

1. バイデン政権の米国と欧州

21年1月に発足したバイデン米政権にとってコロナ禍への取り組みが当分の間，最優先課題となるのは間違いない。この問題にめどがつかないと，ほかの政策課題に十分なリソースを割くことはできないだろう。

トランプ政権のもとで悪化した米国内の経済格差，人種，政党，世代などによる分断の修復も重要な課題となる。これら国内の懸案への対応に多くのエネルギーをとられ，国際秩序の立て直しといった米国民への直接の恩恵が見えにくいテーマにどれだけ注力できるかは不明だ。トランプ大統領のスローガンだった「アメリカ・ファースト」は言葉としては封印しても，実際の行動は自国と自国民優先が明白というケースが少なからず起きても不思議ではない。

そうした制約がありながらも，新政権は同盟重視を掲げ，欧州との関係修復に動くと予想されている。バイデン氏自身も強い意欲を示している。

米欧関係はトランプ政権下で大幅に悪化した。過去にもブッシュ（子）政権時代にイラク戦争をめぐり独仏と険悪な関係に陥ったことがあるが，今回は多国間の枠組みや国際協調を軽視するトランプ氏の志向によるところが大きかった。

欧州の側も対米関係立て直しに意気込みを見せている。欧州委員会は20年12月2日，ボレルEU外務・安全保障政策上級代表と共同で「グローバルな変化への新たなEU・米国のアジェンダ」と題する文書を発表した[3)]。文書は米国の政権交代やコロナ後の世界を考える必要性を踏まえ，欧米間で新たな協力関係を構築する「ひとつの世代に一度の機会」が訪れたと位置づけた。

協力すべき分野として，コロナ対策，気候変動などの環境問題，デジタル分野を含む技術と貿易，世界の安全・繁栄・民主主義の4つをあげている。民主党のバイデン政権が，欧州と価値観や政策の重点の置き方で共有できる部分が多いことへの強い期待を示す内容だ。

米欧の関係再構築は，米独，米仏といった二国間，それにEUと米国という2つのトラックに加え，英国も参加する軍事同盟である北大西洋条約機構（NATO）が3つ目のトラックになるだろう。EUの文書と同じころにNATOは，専門家グループによる今後10年の課題を分析・勧告した報告書「NATO 2030」を公表した[4]。

この中で従来のロシアに加え，中国を安全保障上の脅威と捉えた点が目を引く。建設的な対話の可能性も追求すべきだとしているが，それ以上に中国の能力と意思，行動がもたらすリスクへの警戒を呼びかけ，NATOとして対応を求めることに重点を置いたものと読める。ストルテンベルグNATO事務総長は記者会見で，中国は価値観を共有せず，人権を侵害し外国を脅すなどと批判し，「考え方を共有する民主主義国のコミュニティーは団結する必要がある」と述べ，中国への警戒感を鮮明にした。

NATOが中国への対応を本格的にスコープに入れるということは，安全保障分野での欧州の新たな対中観を示すとともに，この分野の対中戦略で欧州が米国との連携を重視することを意味する。トランプ氏は欧州側の国防支出増にこだわる姿勢が強く，米欧がNATOでどのような戦略を共有し実行するかという視点を欠いていた。EUとの協力への関心も薄かった。バイデン政権のもとで，グローバルな政策領域で米欧主導の秩序構築を目指す動きが復活するだろう。

ただし，新たな米欧関係のもとで米側がどの程度踏み込んだコミットメントを示すのかについては不透明な部分もある。イラク戦争の失敗もあり，米国は対外介入への慎重姿勢をトランプ政権以前から強めている。オバマ大統領（当時）は「米国は世界の警察官でない」と明言した。

「アメリカは戻ってきた」とバイデン氏は宣言したが，それは対外的な関与を一気に拡大することを意味するものではないはずだ。グローバルな案件で米国が主導権を握ることを目指しながらも，米国自身の負担は抑制し，同盟国などに負荷を求めてくることが予想される。同盟重視という看板を掲げても，必ずしも他国と対等な立場で協議し決めることを想定しているとも限らない。自国の利益を最優先する「アメリカ・ファースト」の影は残り続けるだろう。

2. 欧州の対中関係の展開

NATO の専門家報告と事務総長の発言でも示されたように，中国への対応は欧州でも重大な政策課題として関心が高まっている。

米中関係については，予想されるバイデン政権の対応は以下の 4 点に要約できるだろう。① 基本的に厳しい姿勢で臨むことはトランプ政権と大きな違いはない，② ただし，通商分野で高関税や制裁の脅しを前面に出すことは抑制する。一方，人権や民主主義にかかわる分野は前政権よりも強硬になる，③ 気候変動，感染症などの保健，核不拡散の分野などでは対話と協力を模索する，④ いずれの場合も，必要に応じて同盟国や民主主義国に連携を働きかける。

④ の連携は，対中封じ込めや包囲網でなく，中国を米国主導の国際的枠組みに参加させたり，米国が重視する規範に従わせたりすることを目的とするだろう。それによって対中関係を管理する狙いだ。

この戦略で欧州の協力はきわめて大きな意味を持つ。思惑通りに進めば，国際秩序の形成に欧州が強い影響力を持つチャンスになるだろう。

欧州にとって，対中関係をどう管理していくかは悩ましい問題だ。欧州の対中姿勢は経済優先の親中路線から，16年前後を境に警戒感がないまぜになった複雑なものにシフトしている。背景となったのは，欧州の戦略的分野の企業買収や知的所有権問題への懸念，中国の一帯一路戦略に EU 加盟国などが絡めとられることへの危惧，南シナ海への軍事進出で顕在化した強引な姿勢への反感などだ。

19 年から 20 年にかけて，欧州と中国の関係はさらに新たな段階に入った。欧州委員会は 19 年春の報告書で中国を「システミック・ライバル」だとアラートを鳴らした[5)]。同年 12 月の NATO 首脳会議は，初めて中国への対応を本格的に取り上げた。20 年には，中国の香港や新疆ウイグル地区をめぐる状況への懸念が欧州の対中姿勢の硬化を招いた。

トランプ政権がかねて同調を求めていた新通信規格5Gからの中国製品排除に，それまで限定的排除にとどめていた英国が全面的に賛同する方針を示したことは欧州の空気の変化を象徴する。

一方で，巨大な中国市場は欧州企業にとって魅力的な存在だ。ドイツ企業は自動車をはじめ中国で大きな売り上げを得ており，16年に中国はドイツ最大の貿易相手国に浮上した。覇権争いの要素がつきまとう米中の確執とはおのずと温度差もある。また，EU内部でも中国による経済協力への受け止め方は国によって違いがあり，一枚岩になりにくい面がある。

ドイツ政府は20年9月にインド太平洋地域に関する政策ガイドラインを閣議決定した6)。ガイドラインは「法の支配」や人権を重視する姿勢を示し，中国へのけん制と受け取れる内容を含んでいる。同時に「いかなる国も冷戦期のように，どちらの側を選ぶのか強いられてはならない」とも主張した。中国との関係維持にも努めたい考えと読める。EUは12月に中国との間で投資協定を結ぶことで大筋合意したが，EU議長国でもあったドイツの判断が影響を及ぼしたとみて間違いないだろう。

今後，対中関係に限らず，通商，環境，安全保障など幅広い分野で欧州と米国の調整がグローバルな議論や勢力関係に影響するケースは増えるだろう。欧州として域内の意思統一をどう進め，米国と折り合いをどうつけるかが課題となる。

3. 次のステップ探るEU

EUの今後を展望すると，当面は米国と同様，コロナ禍からの脱却と経済再生が緊急課題となる。影響が長期化すれば，再びEUへの批判が台頭しかねない。

次に，英国のEU離脱の負の影響を最小限に抑えつつ，英が抜けた後のEUをどう運営し，欧州統合をどう進めていくかという問題がある。英国の離脱はEUのパワー減退につながりかねないが，その半面，通貨統合に参加せずEUでしばしば少数派の立場を取ってきた英国が抜けることで，EUを独仏主導で運営しやすくなる可能性もある。今回の復興基金も，英国が意思決定に参加していれば合意形成にさらに手間取っていたかもしれない。

対外的には対米・対中関係の再構築，域内では構造的な南北の経済格差問題と，ポーランドやハンガリーとの法の支配をめぐる確執のような東西問題を克服することが重要な課題となる。南北の問題については，懸案の財政統合を本格的に検討するのか，あるいは別の手段によって格差是正を目指すのかといった点が課題になる。産業構造の変化を伴う改革となれば小手先の措置では不十分であり，EU としての政治的意思が問われる。

東西の問題も EU の不安定要因になり続ける可能性が高い。もっとも，ポーランドやハンガリーで EU 加盟国であることへの国民の支持は揺らいでいない。これらの国を起点に強権的な政治潮流が欧州全域に広がることも考えにくく，EU としてどう体制内の異分子を管理していくかという問題となるだろう。

政策分野で注視すべきものは，フォン・デア・ライエン委員長率いる欧州委員会が重視する 2 つの分野（環境とデジタル）だ。欧州委は，気候変動問題をはじめとする環境分野への取り組みを「欧州グリーンディール」と呼び，関連産業を伸ばして経済活性化にもつなげる将来像を描く。コロナ禍からの復興でも，デジタル分野と環境分野を重視する方針を示している。

20 年 12 月の欧州理事会では，域内の温暖化ガスを 30 年に 1990 年比で少なくとも 55%削減する目標にも合意した。50 年に排出を実質ゼロにする目標に向けての途中時点での達成目標を引き上げたもので，気候変動問題で世界をリードしようとする EU の意欲を示すものとなった。

温暖化対策で EU は，規制が緩い国の企業からの輸入品に対する「国境炭素税」の導入を検討している。域内の企業が外国企業との競争で不利になるのを防ぐとともに，EU としての収入源にする構想だ。

巨大な単一市場を持つ EU は，域内で導入した規制やルールが外国企業の参入時に適用され，結果として EU と同等のルールが外国にも広がることがある。これをブリュッセル・エフェクトと呼ぶ研究者もいる[7)]。英国の離脱で EU の単一市場は小さくなるが，英国抜きのほうが独仏主導でルールを設定しやすくなるケースも考えられる。規制パワーとして EU は今後も強い影響力を持つとみるべきだろう。

4. 欧州の「戦略的自立」をめぐる議論

EUにとって，米国の存在が大きい安全保障分野をはじめ，外国への依存度をどの程度に保ち自前でやる範囲をどこまで広げるか，という問題は長年の懸案だ。NATO軽視の発言と国防予算増額要求で欧州を揺さぶったトランプ大統領の登場，中国の台頭，さらにコロナ禍によって，この問題が再び課題として浮上している。

ボレル外務・安全保障政策上級代表は「なぜ欧州の戦略的自立（strategic autonomy）が重要なのか」と題するブログで，EUがグローバル・プレーヤーとして活動するには自立していることが欠かせないと指摘した。そのうえで，欧州の域内防衛でNATOが不可欠であることに変わりはなく，欧州の戦略的自立はより強固な米欧関係と矛盾せず，むしろその前提になると主張した[8)]。

防衛面での自立についてはEU内に温度差が存在する。欧州独自の体制づくりに積極的なフランスに対し，ロシアの脅威に敏感で米国との協力を重視する慎重派の加盟国も存在する。米国の政権交代を機に議論をどう進めていくかが課題だ。

ボレル上級代表は，「新型コロナのパンデックによって示されたように，戦略的自立の範囲は経済や技術に関する新たなテーマにも広がっている」と指摘した。対象として貿易，金融，投資，データをあげている。マスクのように本来は非戦略的な製品が，ごく少数の潜在的な戦略的ライバルの国家によって生産されると戦略製品に転換することが，コロナ禍で明らかになったと警鐘を鳴らした。中国を念頭に置いているのは明らかだ。レアメタルの調達先多様化も訴えている。

欧州委員会の通商担当者には，戦略的自立に「開かれた」という言葉を加え「開かれた戦略的自立（Open Strategic Autonomy）」と呼ぶケースがみられる。20年8月に辞任したホーガン前欧州委員（通商担当）は在任中の6月の演説で「ポスト・コロナウィルスのグローバル経済に向けたEUの通商政策アプローチ」としてこの言い回しを使った[9)]。自立という表現が通商分野で保護主義的に受け取られることを避ける狙いだったと解釈できる。

5. 日 EU 関係の新展開と課題

日本はEUとの間で経済連携協定（EPA）を19年2月に発効させ，戦略的パートナーシップ協定（SPA）も批准するなど，近年，関係強化が進んでいる。19年9月には安倍晋三首相（当時）がブリュッセルを訪れ，EUとアジアのインフラ協力などに関する文書に署名した。日本とEUの接近の背景には，経済面での相互利益追求だけでなく，中国の台頭，それに米欧関係が冷え込んだことがあった。

メルケル独首相は19年2月に来日した際の演説で，ドイツ国内には自由貿易協定（FTA）への不信感もあったのが，トランプ政権の強硬な通商政策で風向きが変わり，FTAがもてはやされるようになったと説明した[10)]。米国が保護主義に傾く中で，自由貿易の旗を振るパートナーとして日本の価値が高まったことを意味する。アジア地域のインフラなどでの協力については，中国の一帯一路戦略を意識した動きと考えることができる。

トランプ政権はWHOからの脱退を表明したが，日欧は米国に追随しなかった。世界貿易機関（WTO）を巡っても，紛争処理機能を停止状態に追い込んだ米国とは一線を引いている。国際機関と多国間主義を重視する日欧には同調できる点が多く，連携を深める好機になった。日欧の歴史における新展開だといえる。

一方，バイデン政権が米国と欧州の関係を修復し，米欧同盟を主軸にグローバルな課題に取り組む姿勢を明確にした場合，欧州側の日本との連携に向けた熱意は相対的に低下するかもしれない。それでも，中国やインドなど新興国の影響力が高まる世界を米欧だけで取り仕切るのは到底不可能であり，日本が後景に引き下がることは許されない。

日本は自らの国益を守るとともに，米欧中などの利害が対立する分野で調整役やバランサー役を果たすことが求められる。それによって対外的な影響力を確保し，アジアの地域秩序やグローバルな政治経済秩序の安定と強化に貢献することが課題だ。コロナ禍によって国際秩序の不安定さが増したことは，そうした役割の重要性を一段と高めている。

20年にはグローバルな通商秩序をめぐり特筆すべき動きがあった。東アジアの地域的な包括的経済連携（RCEP）協定の合意と，中国の習近平国家主席が環太平洋経済連携協定（TPP11）への参加を「積極的に考える」と表明したことだ。RCEPはインドが不参加のままの見切り発車となったが，中国が加わる初の大規模なFTAとなる。世界の国内総生産（GDP）や貿易額の約３割を占める貿易圏がアジアに出現し，その中核に中国がいることは欧州や米国の警戒心をかき立てるものとなる。

中国がTPPに参加するにはRCEPよりも厳しい基準を満たす必要があり，習主席の真意は定かでない。しかし，通商の地域秩序に積極的に関与したい意向をアピールし，米国主導による対中包囲網の形成をけん制する狙いを読み取るのは難しくない。TPPにはEU離脱でフリーハンドを得た英国も参加希望を表明した。実現すればアジア太平洋地域を超えたグローバルな地理的広がりを持つFTAになる。

中国をどういうかたちでグローバルな通商秩序に組み込むのか。そのためにTPPをどう位置づけて活用したり，WTOを再構築したりするのか。EUが米国とともにこうした通商をめぐる課題にどう取り組むのかは，日本にも大きな影響をおよぼす。

米の離脱後にTPPを11カ国による合意に導いた日本の貢献は海外で高く評価されている。次のステップは一段と複雑さを増すと予想され，アジアの中核国として日本の構想力と実行力が問われる局面となる。

おわりに

コロナ禍が国際秩序との関連で突きつけた問いの一つに，民主主義国家と権威主義国家のどちらがより効果的に感染被害を抑え込むことができるのかというものがあった。民主主義の本家本元である欧州と米国で被害が大きく，共産党独裁の中国のほうがいち早く感染を封じ込め経済回復にも成功したように見えたことから，中国は自国の体制に自信を深めたかもしれない。

民主主義や人権をめぐっては，香港や新疆ウイグル地区の問題が欧米諸国の強い反発を招いた。中国が民主主義に背を向けながら力をつけ，影響力を高めていくことへの恐れと嫌悪感が民主主義国側に広がったことが，コロナ禍に揺れた2020年に現れた断面の一つだった。

新型コロナのような感染症に対して本当に権威主義体制のほうが耐久力や復元力で勝るのか，結論を出すにはもっと長い目で検証する必要がある。いま言えるのは長年，国際秩序を支える柱となってきた自由民主主義が，中国の台頭によって新たな挑戦を受けているということだ。

バイデン氏が民主主義国家によるサミット（首脳会議）を招集する意向を示しているのも，そういう問題意識があってのことだろう。欧州がその際のパートナーとして重要視されるのは間違いない。コロナ後へと続く国際秩序をめぐるせめぎ合いに欧州がどう関わりどんな役割を果たすかは，アジアの地域秩序の展開にも少なからぬ影響をおよぼすものとなろう。

EU自体のコロナ後の姿について，リベラル戦略センター（ソフィア）理事長のイワン・クラステフ氏は20年春時点とみられる考察で，「EUは以前とは異なるものになる」としたうえで，①解体する，②名目だけの連合に変化する，③戦略上の独立を獲得する，④脱グローバリゼーションの脅威によって結びつきが強化され，さらなる統合に向かう――の4つの可能性を示した[11)]。

本章で考察したように，EUはコロナ禍による政治・経済両面のダメージを抑制するように動いており，①や②に陥るリスクは大きくない。一方，④についても，脱グローバリゼーションがコロナ禍の影響で構造的なものとして進むのか否かを見極める必要がある。EUは今後，残る③と同義または類似の概念である戦略的自立性の獲得・強化を検討しながら，さらなる統合の可能性を慎重に探っていくことになると予想される。

コロナ禍を機に改めてあぶりだされた域内の南北と東西の2つの問題は，それらへの適切な対処なしにEUの重要課題の解決は難しいことを明示した。同時に，その2つの問題を突き付けた復興基金の議論で落としどころを探り当てたことは，EUの危機に際しての調整能力が健在であることを象徴的に示した。EUの将来に対する関係者の期待をつなぐものといえるだろう。

［注］

1）「世界新秩序への3つの潮流　イアン・ブレマー氏」『日本経済新聞（電子版）』2020年4月16

日，https://www.nikkei.com/article/DGXKZO58093650V10C20A4TCT000,（2020 年 12 月 15 日アクセス）

2）Joseph S. Nye, Jr., "China and America Are Failing the Pandemic Test," Project Syndicate, April 2, 2020

3）European Commission and High Representative of the Union for Foreign Affairs and Security Policy, "A new EU-US agenda for global change," December 2, 2020

4）"NATO 2030 : United for a New Era, Analysis and Recommendations of the Reflection Group Appointed by the NATO Secretary General," November 25, 2020

5）European Commission and HR/VP contribution to the European Council, "EU-China—A strategic outlook," March12, 2019

6）The Federal Government, "Policy guidelines for the Indo-Pacific," August 2020

7）Anu Bradford, "When It Comes to Markets, Europe Is No Fading Power—The EU Sets the Standards for the Rest of the World," *Foreign Affairs,* February 3, 2020

8）Josep Borrell, "Why European strategic autonomy matters," December 3, 2020, https://eeas.europa.eu/headquarters/headquarters-homepage/89865/why-european-strategic-autonomy-matters_en,（2020 年 12 月 12 日アクセス）

9）"Speech by Commissioner Phil Hogan at Launch of Public Consultation for EU Trade Policy Review - Hosted by EUI Florence," June 16, 2020, https://ec.europa.eu/commission/commissioners/2019-2024/hogan/announcements/speech-commissioner-phil-hogan-launch-public-consultation-eu-trade-policy-review-hosted-eui-florence_en,（2020 年 12 月 11 日アクセス）

10）刀祢館久雄「米中が縮める日欧の距離」『日本経済新聞』2019 年 2 月 21 日付朝刊

11）イワン・クラステフ著，山田文訳『コロナ・ショックは世界をどう変えるか——政治・経済・社会を襲う危機』中央公論新社，2020 年，33 ページ

（刀祢館久雄）

[編者・執筆者・訳者紹介]

植田隆子（うえた　たかこ）　編者　はじめに，第Ⅰ部第3章

博士（学術，津田塾大学）。成蹊大学法学部助教授，国際基督教大学教授，東京大学大学院特任教授，外務省欧州連合日本政府代表部次席大使などを経て，香川大学法学部客員教授，2021年4月より上智大学大学院グローバル・スタディーズ研究科講師。ジュネーブ大学高等国際問題研究所客員研究員（1985–87年），ブリュッセル自由大学欧州研究所（ULB IEE）客員教授（2002年，2013年），オーストリア国際問題研究所招聘研究員（2013年）など歴任。"A Japanese perspective on the beginnings of the OSCE Asian Partnership for Co-operation" in *The OSCE Asian Partnership for Co-operation: Reflections and Perspectives,* OSCE Secretariat, Vienna, 2015. "EU Global Strategy, Expert Opinion," No. 14 in *Towards an EU Global Strategy, Consulting the Experts,* EU Institute for Security Studies, Paris, 2016（EUが策定中の外交安保戦略に関し，EU安保機関が世界で50名の識者から意見を聴取して刊行）。共編著 *Developing EU–Japan Relations in a Changing Regional and Global Context,* Routledge, Oxon, 2018. "A New Era of Japan–Europe Cooperation in a Changing World," Konrad Adenauer Stiftung（KAS）, 2020（https://www.kas.de/en/web/japan/single-title/-/content/a-new-era- of-japan-europe-cooperation-in-a-changing-world）.

岡部みどり（おかべ　みどり）　第Ⅰ部第1章

博士（学術，東京大学），外務省在ルクセンブルク大使館勤務（2000–02年），国際連合大学アカデミックプログラムアソシエイト（2004–06年），ケンブリッジ大学国際関係研究所客員研究員（2006–07年）などを経て，2007年上智大学法学部国際関係法学科准教授，2014年より同教授。
編著『人の国際移動とEU—地域統合は「国境」をどのように変えるのか？』法律文化社，2016年（本書の植田隆子，森井裕一，坂井一成が寄稿）。「欧州移民・難民危機とEU統合の行く末に関する一考察」『国際問題』No. 662，2017年。"How states react to the international regime complexities on migration: a study of cases in South East Asia and beyond," *International Relations of the Asia–Pacific,* Vol. 20, Issue 4, 2021.

高屋定美（たかや　さだよし）　第Ⅰ部第2章

博士（経済学，神戸大学）。近畿大学商経学部専任講師，助教授，教授を経て，2004年より関西大学商学部教授。カリフォルニア大学バークレー校客員研究員（1997–98年），ルーヴェン・カトリック大学（KUL）客員研究員（2008年）。
単著『欧州危機の真実』東洋経済新報社，2011年。単著『検証：欧州債務危機』中央経済社，2015年。「EU経済ガバナンスの課題と挑戦」日本EU学会年報第40号，2020年。

八十田博人（やそだ　ひろひと）　第Ⅱ部第1章

学術修士（東京大学），国際学修士（筑波大学）。大阪大学大学院国際公共政策研究科特任研究員，共立女子大学国際学部専任講師，准教授を経て，2016年より同教授。European University Institute　歴史資料館で資料調査（2018年），イタリアの国民投票（2016年）・総選挙（2018年）・欧州議会選挙（2019年）などを現地調査。
共著『比較外交政策　イラク戦争への対応外交』明石書店，2004年。共著『戦後民主主義の青写真　ヨーロッパにおける統合とデモクラシー』ナカニシヤ出版，2019年。共編著『よくわかるEU政治』ミネルヴァ書房，2020年。

森井裕一（もりい　ゆういち）　第Ⅱ部第2章

学術修士（東京大学）。琉球大学法文学部法政学科専任講師，筑波大学国際総合学類専任講師，東京大学大学院総合文化研究科准教授を経て，2015年より同教授，同大学ドイツ・ヨーロッパ研究センター長（2014～19年）。ギーセン大学（2016年），ベルリン自由大学（2017年），トリーア大学（2018年）などで訪問研究。
編著『ドイツの歴史を知るための50章』明石書店，2016年。「理念と現実の狭間で揺れる独中関係」，『東亜』No. 625，2019年。「EUと加盟国の課題」『国際問題』No. 691，2020年。

坂井一成（さかい　かずなり）　第Ⅱ部第3章

博士（学術，神戸大学）。文部省大臣官房勤務，東京工業大学大学院社会理工学研究科助手，神戸大学国際文化学部講師，同助教授，同大学大学院国際文化学研究科准教授を経て，2013年より同教授。パリ政治学院客員研究員（2000-01年），パリ・ナンテール大学客員教授（2011年），パンテオン・アサス（パリ第2）大学客員教授（2013年）。
単著『ヨーロッパの民族対立と共生〔増補版〕』芦書房，2014年。共編著『よくわかるEU政治』ミネルヴァ書房，2020年。Kazunari Sakai and Gilles Ferragu, “France's Strategy on Migration Issues in the Mediterranean,” *International Relations and Diplomacy,* Vol. 8, No. 2, 2020.

吉武信彦（よしたけ　のぶひこ）　第Ⅱ部第4章

博士（法学，慶應義塾大学）。外務省在スウェーデン大使館勤務（1989-91年），高崎経済大学経済学部助教授を経て，2003年より同地域政策学部教授。ノルウェー国際問題研究所客員研究員（1996-97年），デンマーク国際問題研究所客員研究員（2016年），ノルウェー・ノーベル研究所客員研究員（2016-17年）。
単著『日本人は北欧から何を学んだか―日本・北欧政治関係史入門』新評論，2003年。単著『国民投票と欧州統合―デンマーク・EU関係史』勁草書房，2005年。共著『日本・スウェーデン交流150年―足跡と今，そしてこれから』彩流社，2018年。

武居一正（たけすえ　かずまさ）　第Ⅱ部第5章

法学修士（関西学院大学）。1987年福岡大学法学部専任講師，同助教授を経て，2000年同教授。ルーヴァン・カトリック大学（UCL　ル―ヴァン＝ラ＝ヌーヴ）訪問研究者（1997–99年），リヨン政治学院招聘教授（2017年）。ベルギー国王陛下よりレオポルド勲章オフィシエ章叙勲（2020年）。
「ベルギー憲法裁判所の新権限：“連邦への忠誠”統制について」福岡大学法学論叢61巻4号，2017年。「ベルギーの地方選挙（2018年10月14日）の結果とその影響―憲法的分析―」福岡大学法学論叢63巻4号，2019年。「ベルギー連邦政府（Wilmès Ⅱ）の成立（2020年3月17日）について」福岡大学法学論叢65巻2号，2020年。

家田　修（いえだ　おさむ）　第Ⅱ部第6章

博士（経済学，東京大学）。広島大学経済学部助手，北海道大学スラブ研究センター助教授，教授を経て，2017年早稲田大学社会科学部教授。ハンガリー・セゲド大学（2016年），ロンドン大学スラブ研究所（2016年），ウクライナ・キエフ工科大学（2017年），バーミンガム大学（2019年）などで訪問研究。
編著 *Beyond sovereignty: from status law to transnational citizenship?, Slavic Eurasian Studies,* No. 9, 2006, SRC, Hokkaido University。編著 *Transboundary symbiosis over the Danube III.,* Waseda Univesity Press, 2018.「難民・移民と欧州統合：東欧から見た壁」『歴史学研究』，2018年7月。

市川　顕（いちかわ　あきら）　第Ⅱ部第7章

博士（政策・メディア，慶應義塾大学）。関西学院大学産業研究所准教授，東洋大学国際学部准教授を経て，2020年同教授。クラクフ経済大学訪問研究員（2002–04年）。
編著『EUの社会経済と産業』関西学院大学出版会，2015年。共著『教養としてのヨーロッパ政治』ミネルヴァ書房，2019年。共著『よくわかるEU政治』ミネルヴァ書房，2020年。

志摩園子（しま　そのこ）　第Ⅱ部第8章

国際学修士（津田塾大学）。津田塾大学国際関係研究所研究員，日本国際問題研究所研究員，外務省在スウェーデン大使館勤務，東京成徳大学助教授を経て，2003年昭和女子大学人間社会学部教授，2005年同大学院生活機構研究科教授。1988年以降（1991年を除き），毎年，ラトビア国立図書館，ラトビア国立歴史文書館，ラトビア大学で研究。
単著『物語バルト三国の歴史　エストニア・ラトヴィア・リトアニア』中央公論新社，2004年。共著『変貌する権力政治と抵抗―国際関係学における地域』彩流社，2012年。編著『ラトヴィアを知るための47章』明石書店，2016年。

池本大輔（いけもと　だいすけ）　第Ⅱ部第9章

Ph.D.（政治学，オックスフォード大学）。関西外国語大学国際言語学部専任講師，明治学院大学法学部専任講師，同准教授を経て，2017年より同教授。ケンブリッジ大学歴史学部・ダーウィンカレッジ客員研究員（2017–18年）。
単著 *European Monetary Integration 1970–79: British and French Experiences,* Palgrave Macmillan, Basingstoke, 2011. 単著 "Brexit as a Result of European Struggles over the UK's Financial Sector," in Birte Wassenberg and Noriko Suzuki, eds., *Origins and Consequences of European Crises: Global Views on Brexit,* Peter Lang, Bruxelles, 2020. 共著『EU政治論：国境を越えた統治のゆくえ』有斐閣，2020年。

ヤン・ワータース（Jan Wouters）　第Ⅲ部第1章

博士（法学，ルーヴェン・カトリック大学KUL）。ジャン・モネ・チェア，ルーヴェン・カトリック大学教授，同大学グローバル・ガバナンス研究センター長。パリ政治学院，ルイス大学（ローマ），欧州大学院（ブリュージュ），クイーン・メアリー大学，パンテオン・アサス（パリ第2）大学客員教授，コロンビア大学兼任教授。
J. Wouters, M. Nowak, A.-L. Chané and N. Hachez, eds., *The European Union and Human Rights: Law and Policy,* Oxford University Press, Oxford, 2020; J. Wouters, C. Ryngaert, T. Ruys and G. De Baere, *International Law: a European Perspective,* Hart Publishing, Oxford, 2018; Jan Wouters, "The Institutional Dimension of the EU-UK Relationship after Brexit," *European Foreign Affairs Review,* Vol. 25, Issue 4, 2020.

山本慎一（やまもと　しんいち）　第Ⅲ部第1章（翻訳者）

博士（国際公共政策，大阪大学）。外務省国際平和協力室調査員，広島大学平和科学研究センター研究員などを経て2010年香川大学法学部准教授，2020年同教授。モンゴルのファイブ・ヒルズ訓練場での多国間共同訓練「カーン・クエスト2018」の他，ノルウェー国防軍国際センターなどでもPKO関連調査を実施。
共編著『国際平和活動における包括的アプローチ―日本型協力システムの形成過程』内外出版，2012年。「国連憲章第7章の法的性格―安保理決議の検討を通して」神余隆博・星野俊也・戸崎洋史・佐渡紀子編『安全保障論―平和で公正な国際社会の構築に向けて』信山社，2015年。共編著『国際平和活動の理論と実践―南スーダンにおける試練』法律文化社，2020年。

刀祢館久雄（とねだち　ひさお）　第Ⅲ部第2章

国際政治学修士（青山学院大学）。日本経済新聞社のワシントン，ニューヨーク駐在記者，ジュネーブ支局長，ブリュッセル支局長，経済解説部長，国際部長，日経アメリカ社社長兼米州編集総局長，上級論説委員などを経て，2019年日本経済研究センター研究主幹。
「揺れる欧州の対中関係　実利優先から新たな距離感模索へ」宮本雄二・伊集院敦・日本経済

研究センター編著『技術覇権　米中激突の深層』日本経済新聞出版社，2020年。「EUは危機を機会に変えられるか」一般財団法人　国際経済連携推進センター編『コロナの先の世界　国際社会の課題と挑戦』産経新聞出版，2020年。

＊学会誌掲載論文や単行本への寄稿は，とくに記載がない場合は単著。

新型コロナ危機と欧州

―EU・加盟10カ国と英国の対応―

2021年3月31日　第1版第1刷発行　　検印省略

編著者　植　田　隆　子

発行者　前　野　　　隆

発行所　株式会社　文　眞　堂

東京都新宿区早稲田鶴巻町533

電話　03（3202）8480

FAX　03（3203）2638

http://www.bunshin-do.co.jp/

〒162-0041 振替 00120-2-96437

製作・美研プリンティング

定価はカバー裏に表示してあります

ISBN978-4-8309-5123-7　C3030